中等职业教育护理专业"双元"新形态教材

丛书总主编　陈嘉

老 年 护 理

湖南省医学教育科技学会护理教育专业委员会 组织编写

主编 ⊙ 高竹林　曾慧　敖琴英

中南大学出版社
www.csupress.com.cn

·长沙·

图书在版编目（CIP）数据

老年护理／高竹林，曾慧，敖琴英主编. — 长沙：
中南大学出版社，2025.1
　　ISBN 978-7-5487-5819-8

　　Ⅰ．①老… Ⅱ．①高… ②曾… ③敖… Ⅲ．①老年
医学－护理学 Ⅳ．①R473.59

中国国家版本馆 CIP 数据核字（2024）第 083279 号

老年护理
LAONIAN HULI

高竹林　曾　慧　敖琴英　主编

□出 版 人　林绵优
□责任编辑　李　娟
□责任印制　唐　曦
□出版发行　中南大学出版社
　　　　　　社址：长沙市麓山南路　　　　邮编：410083
　　　　　　发行科电话：0731-88876770　传真：0731-88710482
□印　　装　长沙雅鑫印务有限公司

□开　　本　787 mm×1092 mm　1/16　□印张 21.25　□字数 527 千字
□互联网+图书 二维码内容　字数 165 字　PPT 图片 661 张
□版　　次　2025 年 1 月第 1 版　　　□印次 2025 年 1 月第 1 次印刷
□书　　号　ISBN 978-7-5487-5819-8
□定　　价　69.00 元

中等职业教育护理专业"双元"新形态教材
丛书编审委员会

◇ **主任委员**

陈　嘉

◇ **副主任委员**(按姓氏拼音排序)

何咏梅　黄　辉　黄文杰　雷芬芳

李春艳　廖红伍　席明霞　曾谷清

◇ **秘　书**

肖雪玲

本书编委会

◇ **主　编**

高竹林(长沙博雅卫生中等专业学校)

曾　慧(中南大学湘雅护理学院)

敖琴英(核工业卫生学校)

◇ **副主编**

刘跃华(中南大学湘雅二医院)

卢彦芳(中南大学湘雅二医院)

张雪晴(常德市第一人民医院)

◇ **编　委**(按姓氏拼音排序)

杜　鹃(新疆巴音郭楞蒙古自治州卫生学校)

郭春波(中南大学湘雅二医院)

李　乐(岳阳职业技术学院)

莫全娜(广西壮族自治区北海市卫生学校)

盛丽娟(中南大学湘雅二医院)

杨慧娟(中南大学湘雅二医院)

张　慧(中南大学湘雅二医院)

在当今健康事业蓬勃发展的时代，医疗服务正在向老年、社区、居家等领域拓展，国家卫生健康委和国家中医药管理局聚焦人民群众日益增长的多元化护理服务需求，要求临床基础护理不断加强，护理质量明显提高，护理服务持续改善，护理内涵更加丰富，护理领域拓展延伸，服务模式日益创新，覆盖全人群全生命周期的护理服务更加优质、高效、便捷。基层护理人员作为卫生领域的关键支撑，其重要性日益凸显，培养高素质、技能精湛的基层护理专业人才，是满足社会对优质医疗服务需求的迫切任务。

湖南省医学教育科技学会护理教育专业委员会，专注于护理教育、护理科技以及两者交叉领域，为优化中等职业教育护理专业教学内容，创新教学模式，提升教学质量，以岗位需求为导向、以岗位胜任力为核心，组织学校与医疗机构深度合作编写本套"双元"教材，为学生构建了一个完整、系统且高效的学习体系。

本套中等职业教育护理专业"双元"新形态教材，范围涵盖护理专业的基础课程和核心课程，包括但不限于《生理学基础》《病理学》《护理药理》《护理学基础》《内科护理》《外科护理》《妇产科护理》《儿科护理》《健康评估》《急救护理》《老年护理》《社区护理》《护士人文修养》等。

教材编写适应中等职业教育改革和发展的要求，坚持"三基五性"，特色鲜明。

校企"双元"，共同开发　教材由学校与医疗机构紧密合作，共同确定教材内容、结构和编写要求，确保教材内容的实用性和针对性。编写人员主要是国家级重点中等职业学校护理专业的骨干教师，以及三甲医院临床一线的护理专家。教师们拥有丰富的教学经验，能够准确把握教学重点和难点；而临床护理专家则带来了最新的临床实践经验和行业动态，确保教材内容与实际工作紧密衔接。

书证融通，案例教学　一方面，注重理论知识的系统性和科学性。从人体的生理结构到疾病的发生机制，从基础护理的原理到专科护理的要点，每一个知识点都经过精心梳理和编排，力求准确、清晰地传达给学生，为其奠定坚实的专业理论基础。另一方面，实践导向是本套教材的鲜明特色。我们深知，护理是一门实践性极强的学科，只有通过大量的实践操作和临床体验，学生才能真正掌握护理技能。因此，我们将护士执业资格考试的知识、技能和素养要求通过教材融入课堂教学中，使教材体系既满足学历教育的要求，又涵盖护士职业技能等级考试的考核要点。通过丰富的实践案例和操作指导，引导学生完成学习任务，提高学生的实践能力和综合素质，建立"教、学、做"一体化的教学模式。

数字融合，配套丰富　新形态的呈现方式为教材注入了新的活力。随着信息技术的飞速发展，数字化教学资源成为教育领域的新趋势。本套教材不仅有传统的纸质版本，还配备了丰富的数字资源，如电子课件、微课视频等，支持线上、线下混合式教学，方便学生随时随地学习和巩固。

活页设计，便于更新　全套教材采用活页式设计，以便能根据行业发展和技术进步及时更新教材内容，保持教材的先进性和时效性；同时便于师生根据自己的需要，分类、整理和添加学习材料，有助于复习和巩固知识点。

本套教材适合各类卫生中职学校护理、助产等专业的学生使用，也可供临床护理人员参考。我们希望通过系统的理论和实践训练，使学生掌握扎实的护理基本理论和基本技能，成为实用型护理人才；通过培养学生的职业道德、职业情感和人文关怀能力，使其成为具有高度责任感和使命感的护理人才。

中等职业教育护理专业"双元"新形态教材是校企合作的结晶，是护理专业教育改革与创新的成果。在未来，我们将持续关注护理领域的发展动态，不断更新和完善教材内容，使其始终保持先进性和适应性，以满足不断变化的社会需求和行业要求。我们坚信，在广大师生的共同努力下，这套教材将为培养更多高素质、技能型护理人才发挥重要作用。同时，我们也期待更多学校和医院加入这一行列，共同推动护理专业教育的繁荣发展。

祝愿每一位使用本套教材的学子都能在护理专业的学习道路上取得优异成绩，成长为一名优秀的护理工作者，为"健康中国"的建设贡献自己的力量！

前言

根据教育部《中等职业学校专业教学标准(试行)》，结合护士执业资格考试大纲，为了使教材适应临床护理的实际需要，我们编写了这本《老年护理》。本教材作为护理专业的核心课程之一，在编写时紧扣护理专业的培养目标，贯彻以人为中心的护理理念，结合护士职业资格考试的实际需求，将教考深度融合，并及时更新护理专业的新知识、新技术，旨在培养学生临床思维能力，对接专业职业标准和岗位需求。本教材在内容上以老年人健康为中心，以护理程序为框架，以整体护理观为指导，以老年人的自我保健和健康促进为理念，增加了体现老年人特色的老年综合评估及常见老年综合征护理等内容。在编写结构上，本教材在章前设立学习目标、临床案例及护理问题，强调了学生在知识、技能、职业素养等方面的目标要求，引导学生建立临床思维，提高学生临床观察、分析问题及解决问题的能力；文中插入知识链接、考点提示、护考真题及解析，引导学生了解相关的前沿知识，进一步掌握护考知识点，以实现教考融合常态化；章后设置了思维导图、课后练习、正确答案及分析，可及时检验学生的学习效果。本教材设有二维码，通过扫描二维码可以获得配套PPT课件，方便老师备课，也让学生可以实现自主学习。

本教材编者由教学经验丰富、业务素质高的双师型教师及临床一线的老年护理专家组成，他们均以高度认真负责、科学严谨的态度参与了编写工作。

本教材主要供中等卫生职业教育护理和临床护理人员使用。

本教材的编写得到了各参编院校领导及同仁的帮助和支持，并参考和借鉴了有关著作和文献资料，在此一并表示衷心的感谢！

由于编者经验不足、知识和能力水平有限，教材难免存在不足之处，恳请各位专家及广大师生多提宝贵意见！

高竹林　曾　慧　敖琴英

2024 年 11 月

CONTENTS 目录

第一章
绪 论

学习目标

知识目标：

(1) 能陈述：人口老龄化、老化的概念；老年人年龄与老龄化社会的划分标准；老年护理的目标与原则；老年护理从业人员的素质。

(2) 能阐述：人口老龄化的趋势与现状；老化的特点；人口老龄化带来的影响与对策。

能力目标： 能运用老年护理的原则对老年人正确实施整体护理。

素质目标： 具有尊老、敬老、爱老、助老的职业素养，能以高度的责任心、爱心、耐心与细心对待老年人。

案例导入

案例

随着社会的进步与发展，人口老龄化已成为当今世界人们普遍关注的重大社会问题。据我国第七次全国人口普查数据显示，我国 60 岁及以上人口为 2.64 亿人，占总人口的 18.7%，其中 65 岁及以上人口为 1.9 亿人，占总人口的 13.5%。预计到 2025 年底，我国 65 岁以上人口占比将达到 15%，我国将步入深度老龄化阶段。

思考

1. 导致人口老龄化的因素有哪些？
2. 中国人口老龄化发展具有哪些特点？
3. 人口老龄化给社会带来哪些挑战？

随着经济、社会、文化的发展和科学技术水平的不断提高，人类的预期寿命显著延长，人口老龄化已成为全球性重大社会问题。人口老龄化给经济社会发展带来诸多挑战，但作为人均寿命延长的必然结果，它既是人类社会文明进步的重要体现，也为老年护理的研究和发展提供了机遇。深入研究老年人健康问题，培养适合社会发展需求的高素质老年护理人才，为老年人提供优质护理服务，是实现健康老龄化和积极老龄化的重要途径。

第一节　老年人与人口老龄化

一、老年人的年龄划分

(一)世界卫生组织对老年期的年龄划分标准

世界卫生组织(World Health Organization，WHO)根据经济社会发展情况对老年人年龄划分的标准有两种。发展中国家将 60 岁及以上的人群定义为老年人，而发达国家则将 65 岁及以上的人群定义为老年人。

根据人的生理心理结构变化，WHO 将人的年龄界限做了新的划分：44 岁及以下为青年人，45~59 岁为中年人，60~74 岁为年轻老年人(the young old)，75~89 岁为老的老年人(the old old)，90 岁及以上为非常老的老年人(the very old)或长寿老年人(the longevous)。

(二)我国老年期年龄划分标准

参照发展中国家年龄划分标准，中华医学会老年医学分会于 1982 年建议把 60 岁作为我国划分老年人口的起始年龄标准。现阶段我国老年人按时序年龄划分标准为：45~59 岁为老年前期，即中老年人；60~89 岁为老年期，即老年人；90~99 岁为长寿期，即长寿老人；100 岁及以上为寿星，即百岁老人。

二、人口老龄化与老龄化社会

(一)人口老龄化的概念

人口老龄化(aging of population)简称人口老化，指在社会人口年龄结构中，老年人口在总人口中的比例不断上升的动态过程。经济社会的发展和人们生活水平的提高、出生率和死亡率的下降、平均预期寿命的延长、人口的迁徙等已成为人口老龄化的主要影响因素。

(二)人口老龄化的常用评价指标

1. 老年人口系数(old population coefficient)　即老年人口比例，是指某国家或地区老年人口数占总人口数的百分比，是评价人口老龄化程度的重要指标。计算公式：

老年人口系数(%)=(60 岁或 65 岁以上人口数/总人口数)×100%

2. 老年抚养系数(aged dependency ratio)　又称老年人口负担系数，指老年人口数占劳动力人口数的百分比，体现劳动者负担老年人的轻重程度。计算公式：

老年抚养系数(%)=(60 岁或 65 岁以上人口数/15~59 或 15~64 岁人口数)×100%

3. 平均预期寿命(average life expectancy)　简称平均寿命或预期寿命，是指通过回顾性死因统计和其他统计学方法计算出特定年龄组人群能生存的平均年数。它是反映人类健康水平和死亡水平的综合指标。通常将出生时的平均预期寿命作为评价人口老化程度的重要指标。平均预期寿命是以死亡为终点。

4.健康预期寿命(active life expectancy) 是指个人在良好状态下的平均生存年数,即在健康条件下的期望寿命,也是指老年人能够维持良好日常生活与活动功能的年限。它反映了生命的数量和质量,并重点关注生命的质量,是衡量人口健康状况的一个综合指标。健康预期寿命以日常生活能力丧失为终点。

(三)老龄化社会

老年人口系数是评价一个国家(或地区)人口老龄化程度的重要指标。WHO 根据发展中国家和发达国家不同人口年龄结构的状况,制定了不同的人口老龄化标准:发展中国家60岁及以上人口占总人口比例的 10%以上,发达国家 65 岁及以上人口占总人口比例的7%以上,该国家(或地区)即为老龄化国家(或地区),达到此标准的社会称为老龄化社会(表 1-1)。

表 1-1 老龄化社会的划分标准

类型	发达国家	发展中国家
老年人年龄界限	65 岁及以上	60 岁及以上
青年型(老年人口系数)	<4%	<8%
成年型(老年人口系数)	4%~7%	8%~10%
老年型(老年人口系数)	>7%	>10%

三、人口老龄化对策

(一)人口老龄化的现状与趋势

1.世界人口老龄化的现状与趋势

人口老龄化是当今世界人口发展的普遍趋势。1950 年至 2000 年是世界人口数量快速增长的 50 年,而在随后的 2000 年至 2050 年间,世界人口的年龄结构将迅速老化。换言之,在 21 世纪上半叶,世界多国将逐步迈入老龄化社会。

(1)全球人口老龄化的发展速度加快:随着社会经济发展、医疗条件的改善与受教育机会的增加,人们的寿命正在延长。联合国《2019 年世界人口展望》数据显示,2019 年10 月 31 日,世界人口已经达到 77 亿,65 岁及以上的老年人口已经达到 7.03 亿,世界人口老龄化日趋严重。世界银行的数据显示,2020 年全球已有 99 个国家和地区步入老龄化社会。

(2)发展中国家老年人增长速度加快:发展中国家的人口老龄化起步较晚,但增长十分迅速。从 20 世纪 60 年代开始至今,发展中国家老年人口增长率已是发达国家的 2倍。预计到 2025 年,发达国家老年人口将从 2.62 亿增至 4.06 亿,发展中国家老年人口将从 4.81 亿增至 16 亿,全球 80%老年人将生活在发展中国家。

(3)人口老龄化的区域分布有差异:世界银行数据显示,2019 年世界主要发达国家中老龄化程度最高的是日本，达到28%；老龄化程度在20%~24%之间的主要发达国家包括：意大利(23.01%)、葡萄牙(22.36%)、芬兰(22.14%)、希腊(21.94%)、德国(21.56%)；撒哈拉以南非洲国家老龄化程度最低。

（4）人口平均期望寿命延长：19世纪许多国家人口平均期望寿命约40岁，20世纪末则达到60~70岁，一些国家已经超过80岁。WHO 2020年统计数据显示，日本人口平均期望寿命位列世界第一，为84.3岁；瑞士位于日本之后，平均期望寿命83.4岁；寿命最大增幅出现在非洲，人均寿命提高9.4岁，达到60岁。

（5）女性老年人比例高：据联合国最新统计数据显示，全球人口平均寿命73.2岁，女性75.9岁、男性70.5岁。其中，摩纳哥居首位，女性88.5岁、男性84.4岁；日本，女性87.7岁、男性81.7岁；美国，女性81.8岁、男性76.9岁；中国，女性80.9岁、男性75.2岁。由于存在性别间的死亡差异，女性老年人口占老年人口的比例较高。

（6）高龄老年人快速增长：80岁以上的高龄老年人是老年人口中增长最快的群体。联合国数据预测从2019年到2050年，全球80岁以上人口的数量将从1.43亿增至4.26亿。预计2050年全球高龄老年人将占老年人口总数的1/5。

2. 中国人口老龄化的现状与趋势

中国是世界上老年人口数量最多、增长速度最快的国家，于1999年底进入人口老龄化国家的行列。中国人口老龄化的趋势为：人口老龄化将伴随整个21世纪；2030年至2050年是人口老龄化最严峻的时期；高龄化和重度人口老龄化的现象将日益突出；中国将面临人口老龄化和人口总量过多的双重压力。中国人口老龄化与其他国家相比，具有如下特征：

（1）老年人口规模大：国家统计局发布《第七次全国人口普查公报》：我国60岁及以上人口为2.64亿人，占总人口的18.70%，其中65岁及以上人口为1.9亿人，占总人口的13.50%，老年人口规模呈增量提速的发展趋势。预计2025年我国65岁以上人口占比将达到15%，我国将正式进入深度老龄化阶段。

（2）人口老龄化发展速度快：据统计，我国人口年龄结构从成年型转变为老年型仅用了18年左右的时间，与发达国家相比，发展速度迅猛。65岁老年人口比例从7%上升到14%，中国只用了27年的时间，而发达国家大多用了45年以上的时间。2010年至2020年，我国60岁及以上人口比重上升了5.44%，65岁以上人口上升了4.63%，人口老龄化速度加快意味着应对老龄化的挑战将更加严峻。

（3）地区发展不均衡：表现为东部沿海经济发达地区人口老龄化的速度和程度远远快于西部经济欠发达地区。第七次全国人口普查数据显示，65岁及以上老年人口比重最高的地区和最低的地区之间相差约12%，我国人口老龄化地区发展的差异性说明了中国应对人口老龄化的复杂性。

（4）人口老龄化城乡倒置：第七次全国人口普查数据显示，农村60岁、65岁以上老年人的比重分别为23.81%、17.72%，比城市分别高出7.99%、6.61%。老龄人口分布的城乡差异、农村经济发展和服务水平滞后，进一步凸显了我国应对农村人口老龄化问题的紧迫性和严峻性。

（5）老年人口高龄化趋势显著：十年来，我国人口平均期望寿命不断提高。2020年80岁及以上人口有3580万人，占总人口比重2.54%，比十年前增加1485万人，提高了

0.98%，人口高龄化趋势明显。高龄老年人的多病共存、失能、半失能和失智比例不断升高，高龄老人的养老服务需求也越来越大。

（6）性别比例差异大：女性老年人比例高于男性。据统计，在我国80岁及以上老年人中，女性占比63.1%，男性占比36.9%；在百岁老年人中，女性比例为77%。

（7）文化程度不断提高：第七次全国人口普查数据显示，在60岁及以上人口中，拥有高中及以上文化程度的有3669万人，比十年前增加了2085万人；高中及以上文化程度的人口占比13.9%，比十年前提高了4.98%。

（8）人口老化与经济发展不平衡：我国人口老龄化与社会经济发展不相适宜。发达国家在人口老龄化程度不高时，经济已达到较高的水平，即"先富后老"。而我国是在经济条件欠发达时进入了老龄化社会，即"未富先老"。

（二）中国人口老龄化带来的影响

1. 社会负担加重　民政部《2020年度国家老龄事业发展公报》显示：截至2020年11月1日零时，全国老年人口抚养比为19.70%，比2010年提高7.80个百分点。到2022年末，老年人口抚养比达到了21.8%，比2020年又提高了2.10个百分点。这表明我国人口老龄化进程不断加快，老年抚养系数不断上升，劳动人口的经济负担也在不断加重。

2. 社会保障压力增大　人口老龄化使国家用于老年人社会保障的费用增加，政府用于支付养老金、医疗费、福利养老救助等的费用不断攀升。人口老龄化导致的劳动力减少和庞大的财政支出，都给国家带来沉重的负担。

3. 现有产业结构需要调整　随着我国老龄化社会不断加速，老年人的需求不断增加，而我国老龄事业和老龄产业发展不平衡、不充分，老龄产业发展较为滞后，现有的产业结构无法满足老年人口日益增长的物质文化需求。因此，国家需要调整现有的产业结构，大力发展老龄产业，来满足老年人群的特殊需要。如增加老年人所需要的产业、社会服务业等，改造不适合老年人居住的住宅、街道，发展老年人衣、食、住、行、用、文等各种消费产业。

4. 传统养老模式受到影响　社会老龄化的发展也伴随着少子化家庭和空巢家庭的增多，传统的家庭养老模式已难以满足日益增长的养老需求，急需强化社会养老功能。我国的养老模式正处于转型阶段，在未来较长的一段时期内，将呈现家庭养老与社会养老并存的局面。养老问题已成为老龄化社会面临的最主要的经济和社会问题。

5. 医疗保健服务需求加剧　人口老龄化导致失能、失智老年人口增加，这也进一步加剧了应对人口老龄化问题的严峻性和复杂性。据统计，我国失能或部分失能老年人约有4000万人，75%以上的老年人至少患有一种慢性疾病，老年人健康问题日益凸显。衰老和老年人慢性疾病高发不仅消耗大量卫生资源，还对家庭和国家造成极大负担，同时，对医护人员、医疗保健、生活服务、健康管理的需求也急剧增大。

6. 社会养老服务能力亟待提升　相较于我国老年人对社会养老服务的需求，我国的老龄工作起步较晚，老年护理人员缺乏，老龄工作经费投入不足，基层服务网络薄弱，对老年人开展的服务项目种类有限，内容单一，覆盖率低，服务水平仍需提升。为老年人提供的活动场所和服务设施的不完善导致老年人的参与率和受益率较低。截至2020年底，我国共有各类养老机构和设施32.9万个，养老床位821万张，每千名老年人拥有养老床位仅

31.1张。而发达国家每千名老年人拥有的养老床位是50~70张。由此可见，我国社会养老服务与发达国家相比还有一定的差距。

此外，在我们的养老服务机构中，养老服务人员数量不足，总体素质偏低，服务的质量不高，难以满足老年人的多种养老服务需求，这些问题都有待解决。

(三)中国人口老龄化的对策

1.加速经济发展　虽然我国人口基数大，但随着人口老龄化进程加速，人口红利逐渐减少。因此，我们要充分发挥劳动力资源丰富的优势，把握经济发展机遇，加快发展步伐，为应对老龄化高峰奠定坚实基础。为此，需制定针对性措施，包括提升教育质量，强化劳动者教育水平和劳动技能，以人才红利替代人口红利，为经济增长提供长久的支撑。

2.建立和完善养老福利政策与保障体系　中共中央、国务院印发的《国家积极应对人口老龄化中长期规划》指出，在养老保障方面，要健全覆盖全民、统筹城乡、公平统一、可持续的多层次社会保障体系。

(1)进一步整合基本养老保险制度，引入与缴费无关的零支柱养老金，完善多层次、多支柱养老金体系。进一步完善企业年金制度和个人养老金制度，使社会养老保障体系更为均衡与可持续。

(2)完善有关政策，广泛动员社会各界力量，多渠道筹措资金，发展养老福利事业，不断健全社会养老机制，建立适合我国国情及经济发展水平的社会保障制度。重点为低收入老年人、经济困难的失能或半失能老年人提供无偿或低收费的供养与护理服务。通过政府补贴等方式，对纳入分散供养特困人员和建档立卡贫困人口范围的高龄、失能、残疾老年人实施居家适老化改造。

(3)建立与健全老年人医疗保险和保健制度。医疗保健是老年人众多需求中最为突出和重要的。为老年人提供基本医疗保险，满足他们的基本医疗需求。加强老年人群慢性病的早期筛查、干预及分类指导，扩大医联体提供家庭病床、上门巡诊等居家医疗服务的范围。推动医疗机构、社区与家庭之间的长期照护服务体系建设，发展"互联网+照护服务"，促进家庭养老床位和护理型养老床位建设，切实解决失能老年人的长期照护服务问题。

3.健全养老服务体系　积极应对人口老龄化需要从经济、社会、文化等多方面着手。而完善养老服务体系是积极应对人口老龄化的关键内容之一。

(1)积极推进基本养老服务体系建设。基本养老服务体系已经成为当前养老服务体系建设的重点。一是要推动各地区尽快在国家养老服务清单的基础上制订本地区的清单；二是要加强基本养老服务供给能力建设，增加资金投入，尽快弥补基本养老服务供给中存在的服务设施、人员和经费等方面的短板；三是加快长期护理保险制度建设，为基本养老服务体系建设提供保障。

(2)推动居家、社区与机构养老服务协调发展。首先，要支持家庭发展，继续发挥家庭养老的基础性作用。其次，大力推动社区养老服务能力建设，通过积极推进社区养老服务机构和设施的规范化建设，加大对社区养老服务业的支持力度。最后，促进养老机构多层次发展，以满足老年人的多层次需要。

(3)加快医养康养结合。加强医养康养资源建设，推动医养康养资源衔接与整合。建立基层卫生机构和养老机构的衔接机制，实现医疗卫生和养老服务的有机结合。依托医疗卫生机构、养老机构、服务性企业等建立医养康养联合体，进一步推进医疗卫生体系改革，加强基层卫生机构健康管理职能。

(4)大力发展银发经济。养老服务是银发经济的核心内容。大力发展银发经济可以更好地利用市场机制来增加养老服务供给和产品供给。政府对银发经济在土地供应、税费减免、金融服务等方面提供一系列支持措施，系统推进银发经济发展；积极推进适老化改造和银发用品制造强国建设，突破供给侧制约；实施积极的产业扶持政策，利用政府采购拉动产业发展，培育银发用品市场；加大市场监管力度，优化银发消费市场环境，为老年人提供更优质、更周到的服务。

4. 构建老年友好型社会　尊老敬老是中华民族的传统美德，尤其在老龄化社会的中国，更应关爱、尊重老年人，形成良好的社会风尚，以实现健康老龄化，促进社会和谐与发展。

(1)加强老年人权益保障。完善老龄法律法规体系；加强老年人权益保障普法宣传；完善老年人监护制度；建立适老型诉讼服务机制。

(2)打造老年宜居环境。结合实际，出台适合家庭适老改造标准，鼓励家庭开展适老化改造，便于老人居家活动；落实无障碍环境建设法规、标准和规范，让老人参加社会活动更加安全与便捷。

(3)营造社会敬老氛围。开展中华敬老文化宣传；实施敬老文化传承和创新工程；开展敬老系列活动，形成良好的敬老社会风气。

5. 创建优良环境，实现健康老龄化与积极老龄化

(1)健康老龄化(aging of the health)是指发展和保持老年健康生活所需的功能能力的过程。功能能力对所有人而言意味着有能力按照自己的价值观去做人做事。它是 WHO 提出并积极推行的老年人健康目标。即在老龄化社会中，多数老年人的生理、心理和社会功能均处于良好状态，同时，社会和经济发展不会因过度人口老龄化受到显著影响。主要包括以下三方面：

1)老年人个体健康，包括老年人生理、心理健康以及良好的社会适应能力。

2)老年人口群体的整体健康，延长健康期望寿命，并促进与社会整体的协调发展。

3)环境健康，包括物理环境、居住环境等硬件环境，以及文化观念、制度政策等软件环境。环境对老年人个体和群体实现健康老龄化具有基础性、保障性的作用。

(2)积极老龄化(active aging)　2002 年 4 月，在西班牙马德里召开的第二次老龄问题世界大会上，提出了"积极老龄化"的概念。它是在健康老龄化基础上提出的新观念，强调老年群体和老年人不仅在机体、心理、社会方面保持良好的状态，而且要积极地面对晚年生活，作为家庭和社会的重要资源，继续为社会做出有益的贡献。

【知识链接】

健康老龄化行动十年

联合国大会宣布 2021—2030 年为"联合国健康老龄化行动十年"，并要求 WHO 主导实施工作。"联合国健康老龄化行动十年"是一项全球合作行动，意在汇集政府、民间社会、国际机构、专业人士、学术界、媒体和私营部门的力量，开展为期十年的协调、催化和协作行动，促进更长寿和更健康的生活。

它按照 WHO 的《关于老龄化与健康的全球战略和行动计划》和《联合国马德里老龄问题国际行动计划》，支持实现《联合国 2030 年可持续发展议程》和可持续发展目标。

"2021—2030 年联合国健康老龄化行动十年"旨在通过以下四个领域的集体行动减少健康不平等现象，改善老年人及其家庭和社区的生活：改变我们对年龄和年龄歧视的看法、感受和行为；以培养老年人能力的方式发展社区；提供顺应老年人需求的"以人为本"的综合护理和初级保健服务；为有需要的老年人提供高质量的长期护理服务。

第二节　老年护理学概述

一、老年护理学及相关概念

（一）老年学

老年学（gerontology）是研究老年人的生理、心理特征和社会行为方式等方面的特点和变化规律，及如何维护与增进老年人身心健康的学科。它是一门多学科的交叉学科，研究范围主要包括老年生物学、老年医学、老年护理学、老年社会学、老年心理学等。

（二）老年医学

老年医学（geriatrics）是老年学的一个分支，也是医学科学的一个组成部分。它是在医学科学的基础上研究人体衰老的起因、发生机制、发展过程和影响衰老的有关因素，探究老年性疾病的防治规律，增进老年人的健康，提高人类平均寿命和生活质量的临床医学。老年医学包括老年基础医学、老年临床医学、老年流行病学、老年预防医学（包括老年保健）、老年社会医学等。

（三）老年护理学

老年护理学（gerontological nursing）是一门研究、诊断和处理老年人对自身现存和潜在健康问题反应的学科，也是以老年人群为研究对象，研究老年人的身心健康和疾病护理特点与预防保健的学科。老年护理学从老年人的生理、心理、社会文化以及发展的角度，探究自然、社会、文化教育和生理、心理因素对老年人健康的影响。老年护理学起源于现有的护理理论和社会学、生物学、心理学、健康政策等学科理论，是护理学的一个分支，与社会科学、自然科学相互渗透。

二、老年护理的目标与原则

老年护理的重点在于通过护理干预延缓老年期的衰老性变化，减少各种危险因素给老年人带来的消极影响，消除和减低自我照顾的限制，最大限度地维持和促进老年人的最佳功能状态。老年护理的最终目标是提高老年人的生活质量，让他们能舒适、有尊严地生活直至安宁离世。

(一)老年护理的目标

1. 增强自我照顾能力 护理老年人，特别是护理虚弱、高龄老人时，要善于利用老年人本身的资源，以健康教育为干预手段，采取多种措施，尽可能强化、巩固和维持老年人的自我照顾能力及自我护理能力，避免其过分依赖他人，从而维持和促进老年人功能健康。

2. 延缓衰退及恶化 广泛开展健康教育，帮助老年人学习保健知识，提高老年人的自我保护意识，鼓励和增强老年人有利于健康的行为，改变不良生活方式，增进和维持身心健康；早发现、早诊断、早治疗，防止病情恶化；预防并发症的发生，促进康复；通过三级预防策略，延缓衰退与恶化。

3. 提高生活质量 护理的目标不仅是疾病的好转、寿命的延长，还应保持老年人的心理和社会功能均处于良好状态。因此，需要提高其生活质量，体现其生命的意义和价值，使老年人在健康的基础上长寿，提高健康预期寿命，更好地为社会服务。

4. 做好安宁疗护 应综合评估、分析、识别、预测临终老年人的需求，给予临终老年人生理、心理和社会多方面的支持和帮助，缓解或减轻痛苦，维护其尊严，帮助老年人无痛苦、舒适地度过人生的最后时光，并给予家属安慰。

(二)老年护理的原则

老年人在生理、心理、社会适应能力等方面不同于其他年龄组人群，同时老年疾病也有其特殊性，决定了老年护理具有自身的规律。根据老年护理工作的特殊规律和专业要求，在护理实践中应遵循相关的护理原则以实现护理目标。

1. 满足需求 人的健康与其需求的满足程度有着非常密切的关系。护理人员应增强对机体老化的认识，将正常和病态老化过程及老年人独特的心理、社会特性与一般护理学的知识与技术相结合，及时发现老年人现存的和潜在的健康问题和需求，提供能满足老年人多种需求和照护的护理活动，促进老年人的健康发展。

2. 面向社会 老年护理的对象不仅包括老年患者，还包括健康老年人、老年人的家属、家庭照顾者。老年护理工作场所也不仅在医院，还有家庭、社区乃至全社会。相较而言，家庭护理和社区护理可以较大程度减轻家庭和社会的负担，具有重要意义。

3. 整体护理 由于老年人的健康受生理、心理、社会适应能力等多方面因素的影响，尤其老年患者常患有多种疾病，疾病之间交互影响，护理人员应树立系统化整体护理的理念，研究多种因素对老年人健康的影响，为老年人提供多层次、全方位的护理。一方面要求护理人员对患者全面负责，在工作中注重患者身心健康的统一，解决患者的整体健康问题；另一方面要求护理实践、护理管理、护理制度、护理科研和护理教育各个环节能整体配合，为老年护理水平的整体提高提供保障。

4. 个体化护理 衰老是人必定会经历的一个自发的、全身性的、复杂的过程。自然界所有生物都会衰老，但影响衰老的因素错综复杂，不同的个体衰老情况会表现出一定的差异，特别是出现病理性衰老时，老年个体状况差异更大。因此，老年护理既要遵循一般性护理原则，又要根据个人特点，实施有针对性的个体化护理。

5. 早期防护 很多老年性疾病如高血压、高脂血症、动脉粥样硬化、糖尿病、骨质疏松症等发病演变时间长，一般起病于中青年时期，因此，一级预防应该及早实施。老年护理应于中青年时期开始实施，进入老年期则要更加关注。要全面了解老年人常见病的病因、危险因素和保护因素，及时采取有效的预防措施，防止老年疾病的发生和发展。对于慢性病患者、残疾老年人，应根据情况尽早实施康复医疗和护理。

6. **连续照护**　由于老年疾病病程长、并发症和后遗症多，加之机体老化，多数老年患者的生活自理能力下降，甚至出现严重的生理功能障碍，对护理工作有较大的依赖性。老年人需要连续性照顾，如医院外的预防性照顾、心理护理、家庭护理等。因此，为老年患者提供长期护理是必要的。对不同年龄段的老人均应实施细致、耐心、连续的护理，减轻老年人因疾病和残疾所遭受的痛苦，缩短临终依赖期，对其生命的最后阶段提供系统的护理和社会支持。

三、老年护理从业人员的素质要求

由于老年期的特殊改变和老年人对健康需求的不断提高，老年护理从业人员也必须具备良好的综合素质。

(一)基本素质

1. **高度的责任心和无私的奉献精神**　老年人由于机体功能的衰退，大多患有一种或多种疾病，因此有更多的健康问题和需求，对护理人员的依赖性较大，需要老年护理人员以高度的责任心和良好的奉献精神给予老年人关爱。对待所有老人均应一视同仁，以足够的爱心、细心和耐心，全身心地投入工作，为老年人提供个性化的最佳护理服务。

2. **"慎独"精神**　"慎独"是护理道德修养的最高目标和标准，也是在人内心深处的一种潜在的责任意识。老年疾病，往往病程长、病情重，护理人员更应具有严肃认真、一丝不苟的态度，严格履行岗位职责，认真恪守"慎独"精神。无论患者患有何种疾病，处于昏迷还是清醒状态，护理人员均应自觉地对老年人的健康负责。

3. **良好的沟通能力和团队合作精神**　由于老年人身心特点的复杂性和特殊性，在开展各项护理工作时常需要多部门合作，也需要老年人及其家庭照顾者的配合。老年护理从业人员必须具备良好的沟通能力和团队合作精神，促进医疗专业人员、老年人、家庭照顾者之间的信息交流，及时发现问题并解决问题，以便更好地为老年人的健康服务。

(二)专业素质

由于老年人全身各系统器官的功能逐渐衰退，身患多种疾病，因而对护理工作的要求更高。可见，老年护理是一门具有挑战性的专业。老年护理人员既要掌握扎实的专业知识，还要具备社会学、心理学、伦理学、健康教育、人际沟通、法律法规等人文社会学方面的知识，这样才能综合分析老年人存在的健康问题，并全方位解决问题，满足老年人的健康需求。

(三)能力素质

老年护理从业人员应具备各项综合能力，如娴熟的护理技能、细致的观察能力、正确的判断能力、良好的分析问题和解决问题的能力、增强老年人自我护理的能力等。老年护理不仅是在医院,更多的是在社区和家庭中进行。因此,护理人员要能独立分析和解决老年人的健康问题。由于老年人身心变化的特殊性,护理人员应具备敏锐的观察力、准确的判断力,及时发现老年人存在的健康问题及各种细微的变化,并能采取针对性措施,及时满足老年人的健康需求。

四、老年护理学的发展

老年护理学的发展起步较晚,伴随老年医学而发展。它作为一门独立的综合性与应用性学科,经历了以下四个阶段的发展:理论前期(1900—1955年),这一时期没有任何理论作为指导护理职业活动的基础;理论基础初期(1955—1965年),老年护理的理论随着护理学专业理论和科学研究的发展也开始探索、建立和发展,第一本老年护理教材问世;推行老年人医疗保险福利制度后期(1965—1981年),此期老年护理的专业活动与社会活动相结合;全面发展和完善时期(1985年至今),形成了较为完善的老年护理学理论,并不断指导护理实践。

(一)国外老年护理学的发展

老年护理学作为一门学科最早出现于美国,1900年老年护理作为一个独立的专业被确定下来,至20世纪60年代,美国已经形成了较为成熟的老年护理专业。1966年美国护理学会成立了"老年病护理分会",确立了老年护理专科委员会,老年护理真正成为护理学中一个独立的分支。1970年,老年病护理执业标准首次正式公布。1975年,开始颁发老年护理专科证书,同年,《老年护理杂志》诞生,并将"老年病护理分会"更名为"老年护理分会",进一步明确了老年护理的服务对象是全体老年人而不仅是患病的老年人。1976年,美国护理学会提出发展老年护理学,关注老年人现存的和潜在的健康问题,从护理的角度和范畴执行业务活动,老年护理教育从此显示出其完整的专业化发展历程。1993年,美国护士可以参加证书考试以取得特殊的老年护理的执业执照。自20世纪70年代以来,美国老年护理教育不断发展,开展了老年护理实践的高等教育和训练,如培养高级执业护士(advanced practice nurses,APNs)。2008年,美国护士认证中心将老年临床护理专家资格认证列入专科证书注册考试范畴。2010年,美国护士协会《老年护理:执业领域及实践标准》出版。WHO在欧洲地区也发表了护士注册后接受继续教育的《老年护理专科课程指南》,阐述了老年护理专科课程的主要核心科目。

老年护理学在国外医护界逐渐受到重视,许多国家已成立了老年护理专科组织,提倡专业化的老年护理实践,以提升老年人的照护质量。国外除将老年护理技能纳入注册护士的培养课程外,还将其列入在职护士的继续教育中。美国护士协会和加拿大老年护理协会分别编写了《老年护理学实践范围与标准》和《老年护理能力与实践标准》,明确了老年护理学作为独立专科提供优质化老年护理实践的重要性。很多西方国家已经设有老年护理高级实践护士(如开业护士和临床护理专家),他们需要具备老年高级护理知识和技能,其护理对老年人的健康相关结局有深远的影响。德国老年护理始于18世纪,在20世纪60年代得以迅速发展。日本养老服务理念鲜明,以支持老年人自立为基本理念,拥有比较完善的老年护理保障体系。把老年护理延伸至各个护理专科,使不同类型的专科护士均具备一定的老年护理相关知识与技能,是国外老年护理学的重要发展里程碑,对护理专科组织的发展方向和专科课程的设置改革具有重大的影响。

（二）我国老年护理学的发展

我国老年护理学的发展经历了一个漫长的过程。据记载，我国老年医疗、强身、养生活动已有 3000 多年历史，而现代科学的中国老年学与老年医学的研究则开始于 21 世纪 50 年代中期。20 世纪 80 年代以来，老年工作逐渐受到政府的重视，成立了中国老龄问题委员会，建立了老年学和老年医学研究机构，促进了我国老年学的发展，老年护理也得以发展。长期以来，医院护理在老年护理占主导地位，如综合性医院设立的老年病科，主要以系统划分病区，按专科管理患者。20 世纪 80 年代中期，在一些大城市设立老年病专科医院与老年病门诊，按病情的不同阶段，提供不同的治疗护理、生活护理、心理护理、康复护理与临终关怀。医院老年护理对满足老年人医疗需求发挥了重要作用。

1988 年，我国第一所老年护理院在上海成立，老年人专业护理机构逐步发展，各地相继成立了不同形式的老年人长期护理机构，如老年护理院、老年服务中心、老年公寓、托老所等，为社区内的高龄病残、独居老人提供上门医疗服务和生活照顾，对重病老人建立档案，定期巡回医疗咨询，老年人可优先接受入院治疗、护理服务和临终关怀服务等。服务对象、内容和层次都有快速的拓展，逐渐在一定程度上适应人口老龄化的需要。

我国老年护理学科发展和老年护理教育起步较晚。20 世纪 90 年代，随着中国老年学会老年医学委员会的成立和老年医学的发展，我国老年护理教育迅速发展，许多护理院校陆续开设老年护理专业，全国各地老年护理教育培训增多，国际老年护理方面的学术交流逐步开展。1996 年，中华护理学会提出要发展和完善我国社区的老年护理，1999 年，学会增设老年病护理分会，并于 2016 年成立了中国老年护理联盟。但与发国家相比，我国的老年护理教育与实践较为滞后，老年护理从业人员的数量、被重视程度、专业知识和技能亟需提高。

2017 年，中华护理学会正式开始老年专科护士培训工作。为及时适应新时期老年护理的发展需求，规范提供老年护理服务，切实提高老年护理服务能力与水平，2019 年，国家卫生健康委员会与国家中医药管理局发布了《老年护理专业护士培训大纲（试行）》《老年护理实践指南（试行）》《关于加强老年护理服务工作的通知》，其强调：公立三级医院要承担辖区内老年护理技术支持、人才培训等任务，发挥帮扶和带动作用；鼓励二级医院设置老年医学科为老年患者提供住院医疗护理服务；护理院、康复医院、护理中心、康复医疗中心等医疗机构要为诊断明确、病情稳定的老年患者提供护理服务；社区卫生服务中心、乡镇卫生院等基层医疗卫生机构要为老年患者特别是失能老年患者提供居家护理、日间护理服务等；通过家庭医生签约服务等多种方式，为老年患者提供疾病预防、医疗护理、康复护理、慢性病管理、安宁疗护等一体化服务。

随着老龄化的快速发展，老龄健康问题日趋多样化和复杂化，老年护理学研究也随之发展。护理研究生教育设立了老年护理学研究方向，有些高校也相继开展了老年护理学方向硕士生、博士生培养。老年护理学的对外交流逐渐增多，部分院校与国外同行建立了有关老年护理教学、科研、护理服务等合作关系，开展老年健康护理相关合作研究项目，有力推动了我国老年护理学研究与国际交流的发展。

第三节 老化的概念与老化改变

一、老化的概念与特点

(一)老化的概念

老化又称衰老,是所有生物种类在生命延续过程中的一种生命现象。即生物体自成熟期后,随着年龄增长,在形态和功能上发生的不可逆的进行性、衰退性变化。

老化可分为生理性老化和病理性老化。生理性老化也称正常老化,是指生物体成熟后随年龄增长而发生的生理性、衰退性变化。病理性老化又称异常老化,即在生理性老化的基础上,因某些生物、心理、社会及环境等因素所致的老化。两者较难区分,往往相互影响,从而加速老化过程。

(二)老化的特点

1. 累积性 老化不是一朝一夕所致,而是在日复一日,年复一年的岁月变迁中,机体结构和功能上发生的一些轻度或微小的变化长期累积的结果,这些变化是不可逆的。

2. 普遍性 老化是多细胞生物普遍存在的生物学现象,同种生物的老化进程基本相同。

3. 渐进性 老化是一个持续渐进、逐步加重的演变过程,老化的征象往往在不知不觉中出现。

4. 内生性 老化属于生物本身固有的特性,不是环境所导致的。环境因素可加速老化或延缓老化,但不能阻止老化。同种生物老化的征象大致相同。

5. 危害性 老化导致机体结构和功能衰退,甚至丧失,使机体容易罹患各种疾病,最终导致死亡。

二、各系统的老化改变

(一)老年人感官系统老化改变

1. 视觉 老年人角膜边缘基质常出现灰白色环状类脂质沉积,即"老年环"。角膜变平,屈光力减退引起远视和散光。晶状体体积增大、弹性降低、混浊变性,易出现老视、白内障。

2. 听觉 老年人耳廓表皮松弛、凹窝变浅、收集声波和辨别方向的能力降低。耳垢干硬,易堆积从而阻塞中耳,并造成传音性耳聋。老年人常伴有耳鸣,开始为间歇性,可逐渐发展为持续性,耳鸣呈高频性。听觉高级中枢对声音信号分析减慢,对声音的反应和定位功能减退,导致老年人在噪声环境中听力功能明显下降。

3. 味觉和嗅觉 老年人的味觉和嗅觉功能均有不同程度的下降,导致其对食物的敏感性降低,对气味的辨别能力降低,其中,男性减退更为明显。

4.本体觉　老年人脊髓神经纤维减少，大脑皮质的躯体感觉神经传导速度减慢，导致痛觉、触觉、温度觉、位置觉、压觉、运动觉均减弱。所以，老年人对烫伤、冻伤及内脏病变引起的疼痛反应迟钝，行走时对路况不能做出准确判断，易发生跌倒。

(二)老年人运动系统老化改变

1.骨　老年人骨皮质变薄，骨密度降低，骨质疏松，骨骼中有机物质含量减少，骨韧性降低，脆性增强，易发生骨折。

2.关节及附属机构　老年人关节软骨退化，软骨的弹性和韧性减退，滑膜萎缩、变薄，滑液减少、黏稠；老年人骨质硬化，且骨质增生易形成骨刺，加之韧带、腱膜、关节纤维化而僵硬，导致关节活动受到严重影响，易引起疼痛。

3.肌肉组织　老年人肌纤维变细，肌肉量减少、重量减轻，肌肉韧带萎缩，肌力减低，行走缓慢，易疲劳，加之脊髓和大脑功能衰退，反应迟钝。

(三)老年人呼吸系统老化改变

1.鼻、咽、喉　老年人鼻黏膜萎缩，腺体分泌功能减退，鼻黏膜加温、加湿和防御功能下降；其咽部黏膜和淋巴组织萎缩，易发生呼吸道感染；咽喉黏膜、肌肉发生退行性变或神经通路障碍，吞咽功能失调，进食时易发生呛咳、误吸甚至窒息。

2.气管、支气管　老年人气管、支气管黏膜上皮萎缩，鳞状上皮化生，分泌免疫球蛋白功能下降，防御能力减退；气管软骨钙化，弹性减退，平滑肌萎缩，纤毛运动减弱，咳嗽反射减弱，呼吸道清理分泌物、异物的能力降低，容易发生呼吸道感染。

3.肺　老年人肺组织萎缩，气道阻力增加，使呼气末肺残气量增多，肺泡萎缩、弹性下降，肺不能有效扩张，通气不足；肺泡数量减少、肺泡相互融合，气体交换面积减少，换气功能降低。

4.胸廓及呼吸机　老年人脊柱呈退行性改变，胸廓呈桶状；肋软骨钙化，肋骨活动度减少，胸廓顺应性减低，呼吸机和膈肌萎缩，肺活动度受限。因此，老年人活动时易出现胸闷、气促、呼吸困难。

(四)老年人消化系统老化改变

1.口腔　老年人口腔黏膜上皮萎缩，过度角化，对各种理化刺激抵抗力差，容易发生口腔黏膜慢性炎症和溃疡；牙釉质磨损、变薄，牙龈萎缩，牙根暴露。牙齿部分或全部缺失，食物残渣易残留，龋齿、牙周炎发生率增多；唾液腺分泌减少，对淀粉的消化能力减弱。

2.食管　老年人食管肌肉萎缩、收缩力减弱、蠕动减慢，食物排空时间延长，易引起吞咽困难和食管内食物残留；食管下段括约肌松弛，易导致胃食管反流，增加误吸风险。

3.胃　老年人胃黏膜变薄，平滑肌萎缩，胃蠕动减慢，排空延迟；胃液分泌减少，消化功能减弱，影响营养素的消化吸收，容易出现营养不良。

4.肠　老年人小肠黏膜萎缩，肠液分泌减少，消化吸收功能减退；平滑肌变薄，收缩蠕动无力，肠内容物排空时间延长，水分重吸收增多，容易发生便秘。

5.肝脏、胆囊、胰腺　老年人肝细胞数量减少、变性，结缔组织含量增加，容易发生肝纤维化和肝硬化；肝功能减退，易出现药物性肝损害；胆囊及胆管壁变厚，弹性减退，胆固醇增多，易发生胆囊炎和胆石症；胰腺分泌胰液、胰酶减少，影响营养素消化和吸收。

（五）老年人循环系统老化改变

1.心脏　老年人心脏增大，心肌细胞纤维化，心包膜下脂肪沉淀增加，使心脏顺应性下降；心脏瓣膜纤维化、钙化，易导致狭窄及关闭不全；传导系统退行性改变，起搏细胞和传导细胞减少，心肌兴奋性、自律性降低，心脏神经调节能力下降，容易出现心律失常；心肌收缩力下降，心排血量减少，影响各脏器血液灌注。

2.血管　动脉管壁弹性纤维减少、胶原纤维增加、内膜粥样硬化，造成管腔狭窄，外周阻力增加，使血压升高；老年人由于心血管系统逐渐硬化，大血管弹性纤维减少，压力感受器敏感度下降，血管顺应性降低，血管的收缩功能失调，易导致体位性低血压。

（六）老年人泌尿生殖系统老化改变

1.肾脏　老年人肾实质减少，肾皮质退化变薄，肾功能逐渐减退，肾小球数量减少，肾血流量减少，肾单位逐步萎缩、退化，肾小球滤过率下降、内生肌酐清除率下降，肾浓缩稀释功能降低，昼夜排尿规律紊乱。

2.输尿管　老年人输尿管肌层变薄，支配肌肉活动的神经细胞减少，收缩力降低，使尿液进入膀胱的速度减慢，且容易反流，引起肾盂肾炎。

3.膀胱　老年人膀胱容量减少，肌肉萎缩、纤维组织增生，收缩力减弱，支配膀胱的自主神经功能障碍，使排尿反射减弱，常出现尿频、夜尿增多、尿失禁或排尿困难。

4.尿道　老年人尿道肌肉萎缩、纤维化，括约肌松弛，导致排尿无力或尿失禁。

5.生殖系统　老年男性睾丸缩小，性激素分泌减少，前列腺增生；老年女性卵巢萎缩，雌激素水平降低，阴道上皮萎缩、变薄，阴道防御和自净能力下降。

（七）老年人内分泌系统老化改变

1.甲状腺　老年人甲状腺缩小，T_3水平下降，基础代谢率降低。

2.甲状旁腺　老年人甲状旁腺细胞减少，甲状旁腺激素的活性下降，易出现骨质疏松。

3.肾上腺　老年人肾上腺质量减轻，皮质、髓质细胞减少，肾上腺皮质激素分泌下降，血清醛固酮水平下降，导致老年人在应急状态下的应激反应能力降低。

4.胰腺　老年人胰腺萎缩，胰腺功能减退，胰岛素分泌减少，导致 2 型糖尿病发生率增高。

（八）老年人神经系统老化改变

1.脑　老年人脑重量减轻，脑组织萎缩，脑体积减少；脑室扩大，脑回变窄、脑沟增宽变深。脑细胞中出现神经纤维缠结、脂褐质、马氏小体和类淀粉物沉积等改变是脑老化的重要特征。

2.神经递质　老年人神经细胞功能下降，神经递质合成减少，可出现记忆力减退，运动功能减退，表现为运动障碍，动作迟缓和帕金森病；生理反射减弱或消失；自主神经功能减退，出现血压不稳，对温度变化适应不良。

3.脑血管 老年人脑血管发生退行性变，脑动脉出现不同程度粥样硬化，脑血流减少，脑供血不足，导致脑组织缺氧，影响脑功能。

(敖琴英)

✦ 【本章小结】

老化的概念与特点

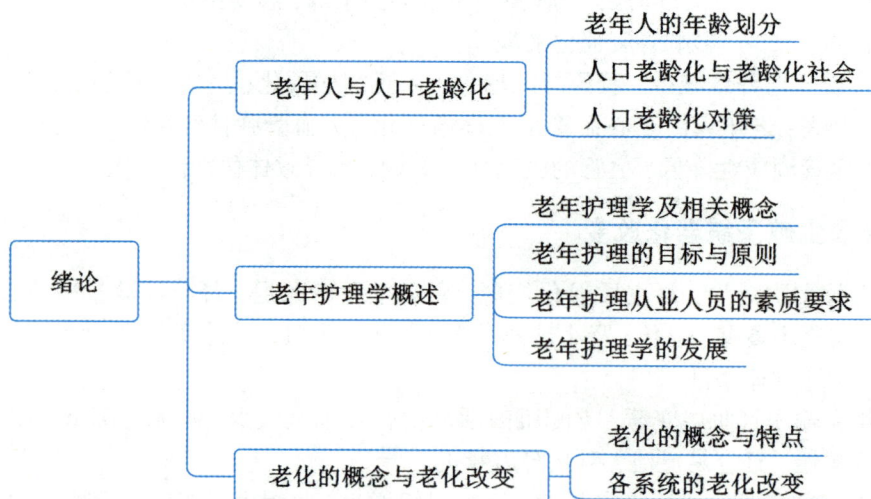

✦ 【自测题】

一、选择题

A1 型题

1.老年护理作为一门学科最早出现于(   )。

A.中国   B.英国

C.美国   D.日本

E.韩国

2.日本在哪一年推进老年护理保险制度的改革(   )。

A.1990 年   B.2000 年

C.2004 年   D.2006 年

E.2011 年

3.老年护理被确定为一门独立的专业是在哪一年(   )。

A.1966 年   B.1900 年

C.1961 年   D.1975 年

E.1976 年

4.老年护理在我国得到重视和发展始于哪个时期(   )。

A.20 世纪 50 年代   B.20 世纪 60 年代

C.20 世纪 70 年代   D.20 世纪 80 年代

E.20 世纪 90 年代

5. 下列哪项是反映人口老龄化的主要指标(　　)。

A. 老年人口系数　　　　　　　　　B. 年龄中位数

C. 老年人口负担系数　　　　　　　D. 老龄化指数

E. 平均期望寿命

6. 关于老年期内分泌系统老化特点错误的是(　　)。

A. 甲状旁腺激素的活性下降,易出现骨质疏松

B 肾上腺皮质激素分泌下降,老年人在应急状态下的应激反应能力降低

C. 性激素水平下降

D. 甲状腺素生成降低,基础代谢率降低

E. 糖代谢功能增强

7. 我国人口老龄化进程中的高峰阶段是指(　　)。

A. 2000 年—2010 年　　　　　　　B. 2010 年—2025 年

C. 2000 年—2025 年　　　　　　　D. 2010 年—2050 年

E. 2025 年—2050 年

8. 下列哪项不属于老化的特征(　　)。

A. 内生性　　　　　　　　　　　　B. 渐进性

C. 规律性　　　　　　　　　　　　D. 普遍性

E. 危害性

9. 发达国家对老年人年龄划分标准为(　　)以上。

A. 55 岁　　　　　　　　　　　　　B. 60 岁

C. 65 岁　　　　　　　　　　　　　D. 70 岁

E. 75 岁

10. 关于老年人呼吸系统的生理变化,不正确的是(　　)。

A. 上呼吸道的防御和保护功能降低

B. 由于通气与换气功能均减退,血氧分压和血二氧化碳分压也均减退

C. 肺弹性降低,回缩力减退,有效呼吸面积减少

D. 肺与胸廓的顺应性下降

E. 呼吸肌萎缩

A2 型题(11~12 题共题干)

李奶奶,70 岁,近半年来,眼睛开始视物模糊,白天外出常有畏光、流泪等症状,同时双侧高频听力下降伴耳鸣,并患有高血压十余年。近日,李奶奶到医院就诊。入院时测生命体征如下:体温 36.7 ℃,脉搏 86 次/min,呼吸 18 次/min,血压 160/96 mmHg。

11. 关于李奶奶可能出现的感官系统老化的改变不正确的是(　　)。

A. 老年环　　　　　　　　　　　　B. 老视

C. 晶状体混浊　　　　　　　　　　D. 耳廓弹性降低

E. 温度觉增强

12. 李奶奶还可能患有哪种疾病(　　)。

A. 老年慢性胃炎　　　　　　　　　B. 老年肺炎

C. 老年性耳聋　　　　　　　　　　D. 老年痴呆症

E. 胃食管反流

A2 型题(13~15 题共题干)

王爷爷,72 岁,患有高血压、糖尿病 15 年,且患有老年白内障和退行性骨关节病,一年前老伴去世,独生女儿定居国外,现王爷爷入住老年疗养院。

13. 下列哪项不属于为王爷爷实施护理的目标(　　)。

A. 增强王爷爷的自我照顾能力

B. 延缓其病情恶化及衰退

C. 提高他的生活质量

D. 满足他的需求

E. 力求延长寿命

14. 哪项不属于为王爷爷提供护理时应遵守的原则(　　)。

A. 提供整体护理 　　　　　　　　B. 实施个性化护理

C. 尽可能满足其需求 　　　　　　D. 提供连续性照护

E. 全力满足家长需求

15. 在日常照护王爷爷中,要做好除哪项之外的照护措施(　　)。

A. 防跌倒 　　　　　　　　　　　B. 监测血压

C. 监测血糖 　　　　　　　　　　D. 阻止器官老化

E. 防止老年性骨折

二、简答题

1. 中国人口老龄化带来的影响有哪些?

2. 简述老年护理从业人员应具备的素质。

自测题答案

一、1. C　2. C　3. B　4. D　5. A　6. E　7. E　8. C　9. C　10. B　11. E　12. C　13. E　14. E　15. D

二、1. 中国人口老龄化带来的影响有:(1)社会负担加重;(2)社会保障压力增大;(3)现有产业结构需要调整;(4)传统养老模式受到影响;(5)对医疗保健服务需求加剧;(6)社会养老服务能力急需提升。

2. 老年护理从业人员应具备以下素质:(1)基本素质:高度的责任心和无私的奉献精神;"慎独"精神;良好的沟通能力和团队合作精神;(2)专业素质:扎实的专业知识、人文社会学方面的知识;(3)能力素质:老年护理从业人员应具备各项综合能力,如娴熟的护理技能、细致的观察能力、正确的判断能力、良好的分析问题和解决问题的能力、增强老年人自我护理的能力等。

第二章
老年综合评估

✦ 学习目标

知识目标：
(1) 能复述老年综合评估的概念。
(2) 能陈述老年综合评估的流程。
(3) 能阐明老年综合评估的注意事项。
(4) 能列举老年综合评估的主要内容及评估方法。

能力目标：能运用所学，对老年人进行全面、系统的健康评估，筛查出老年人现存的和潜在的健康问题。

素质目标：
(1) 树立尊老爱老观念，学会倾听、观察，耐心、细致地与老年人沟通交流，以全面、准确地收集老年人的健康信息。
(2) 增强对老年人功能评估和功能维护的意识。

✦ 案例导入

案例

患者，男，81 岁，退休工人，5 年前无明显诱因出现头晕，无恶心呕吐，无耳鸣耳痛，无言语不清，无意识障碍。2 月前下蹲后突发摔倒，意识清晰，但行走不稳，头晕加重，于当地医院就诊，诊断为"1.多发性脑梗死；2.高血压 3 级（很高危）；3.头面部挫伤；4.双侧颈动脉硬化并多发斑块形成；5.高脂血症；6.前列腺增生"，予以改善循环、调压降脂等治疗后出院。但患者自觉头晕症状无明显好转，为求进一步治疗至上级医院就诊。近 2 月患者自觉疲倦乏力，入睡困难，多思多虑，食欲尚可，大便正常，夜尿每晚 5~6 次，体重下降 3 kg。

思考

1. 对该患者进行老年综合评估，需评估哪些内容？
2. 对该患者进行老年综合评估时，注意事项有哪些？

老年综合评估，是从老年人整体出发，多维度、系统、全面地评估其健康状况，它是确认老年人健康问题,制订适宜的治疗、康复、照护计划并予以实施的重要前提,也是现代老年医学的核心技术之一。本章将从老年人躯体健康、精神与心理健康、社会健康三个维度系统阐述老年综合评估的内容和方法。通过系统评估和适当干预,最大程度地维持或改善老年人健康和功能状态,提高其生活质量。

第一节　概述

一、老年综合评估的概念及意义

随着年龄增长,老年人各种生理机能和储备能力逐渐下降,在此基础上,往往还罹患多种慢性疾病与老年综合征(geriatric syndrome, GS),接受多种药物治疗,存在不同程度的躯体功能障碍,一些复杂的精神心理、社会因素也会影响到老年人的健康状态。因此,老年人的病情往往隐匿复杂,给临床诊疗和护理工作带来极大的挑战。传统的医学评估(病史询问、体格检查及辅助检查)局限于疾病评估,不能系统、全面地反映老年人功能、心理和社会方面的问题,已满足不了老年人健康评估的需求,需要一种更系统、全面的评估方法,即老年综合评估(comprehensive geriatric assessment, CGA)。

老年综合评估,是指采用多学科方法评估老年人的躯体情况、功能状态、心理健康和社会环境状况等,并制订以保护老年人健康和功能状态为目的的治疗计划,最大程度地提高老年人的功能水平和生活质量。它区别于传统医学评估的最大特点在于:①多维度评估,包括生理、功能、心理和社会等各个层面,尤其注重患者的功能状态;②多学科评估,它是老年多学科团队合作,实施诊断和处理的整合过程,以便为患者提供全程、连续、全方位的"一站式"服务。

【知识链接】

老年多学科团队管理模式

老年多学科团队管理模式是在传统医学诊治的基础上,以老年科医生、护士、营养师、精神卫生科医生、康复师或某些专科医生等组成的多学科团队为支撑,以老年综合评估工具为手段,不定期地对老年患者疾病、功能状态等做全面评定,制订出贯穿住院和出院后、全面且个体化的治疗计划的老年病诊疗新模式。

来源:中华医学会老年医学分会.老年综合评估技术应用中国专家共识[J].中华老年医学杂志,2017,36(12):471-477.

老年综合评估是现代老年医学的核心技术之一,也是筛查老年综合征的有效手段之一。它能及时发现老年人现存的和潜在的健康问题,根据其医疗、心理和社会需求等进行早期干预,以维持或改善老年人的功能水平,提高其生活质量,并改善其居住环境的适宜性。另外,通过评估,还可以判断老年人应该接受哪个层次的医疗服务,根据评估情况将其安置在医院、护理院、社区或家庭进行治疗或照护,以利于更有效地利用医疗资源。正确掌握和合理应用老年综合评估技术，对老年患者急性期诊治、亚急性期的中期照护和长期照料、临终关怀等都具有极其重要的指导作用和临床应用价值。

二、老年综合评估的起源与发展

老年综合评估的概念始于 20 世纪 30 年代末，由英国女医师 Marjory Warren 博士首先提出。当时她从一家综合医院被调派到一家长期疗养院，疗养院里有 700 多位患有慢性病且长期卧床的老年患者。她开始对这些老年人进行全面、详细的评估并给予适当的康复治疗，使其中大多数人摆脱了卧床状态，最后约 1/3 的老年人康复出院。据此，Marjory Warren 博士提出，老年人在入住养老机构前均应接受全面的评估与康复治疗，老年综合评估的发展由此开始。此后，老年综合评估的概念逐渐被临床所接受。20 世纪 70 年代，美国退伍军人医院首先在住院老年人中应用了老年综合评估，后来又应用于门诊患者，发现老年综合评估能早期发现老年人复杂的医疗问题，干预后能够降低医疗费用、提高患者满意度。1987 年，美国国家健康研究院组织相关学科专家共同拟定了老年综合评估的相关内容，并作为老年医学一种新技术推广应用。

我国老年医学发展起步相对较晚，老年综合评估应用经验相对较浅，目前尚存在评估标准不统一、量表冗杂不便使用、研究数据不够充分及多学科协作开展困难等问题。但相信，随着老年医学的不断发展与进步，以及老年综合评估技术的进一步推广与普及，会进一步推动我国新型高效的老年医疗服务体系建设，不断提升老年人的健康水平，助推健康中国的积极老龄化和健康老龄化。

三、常用的老年综合评估工具

为了更好地对老年人进行科学、规范的综合评估，国内外众多老年医学专家研发出了多种有效的老年综合评估工具，并使之不断发展和完善。

国外老年综合评估起源较早，至今已建立了多种综合性的老年综合评估量表，主要有 1975 年由美国杜克大学研发的老年人资源与服务评估量表（older Americans resources and services，OARS）、1977 年 Gurland 创立的综合评价量表（comprehensive assessment and referral evaluation，CARE）和 1993 年欧洲专家组创建的老年评估系统问卷（EASY-Care）等。

近年来，我国老年综合评估发展迅速，越来越多的专家学者在此领域开展研究。国内综合性的老年综合评估工具主要包括：1994 年夏昭林等将 OARS 量表结合我国老年人群实际情况进行修改和整合形成的 OARS 量表中文版，2012 年胡秀英等通过对相关文献研究和德尔菲法研制的中国老年人健康综合功能评价量表，2015 年茅范贞等在 OARS、CARE 等多个量表基础上，通过德尔菲法和预试验构建的老年健康功能多维评定量表等。

另外，老年综合评估有很多常用的单项测评工具，如：简易营养评价法（mini-nutritional assessment，MNA）、简易营养评价精法（mini-nutritional assessment short form，MNA-SF）、简易精神状态量表（mini-mental state exa mination，MMSE）、MORSE 跌倒量表（morse fall scale，MFS）、老年抑郁量表（geriatric depression scale，GDS）、焦虑自评量表（self-rating anxiety scale，SAS）等。此类量表用于评估老年人某一方面情况较为准确、便捷，在国际上已被广泛使用，但单个量表只能评定老年人的单项指标，最终还应综合各项测评结果，得出最终结论。

四、老年综合评估的内容

完整的老年综合评估内容涵盖老年人躯体健康、精神与心理健康、社会健康等方面。躯体健康评估包括健康史、体格检查、功能状态、辅助检查以及老年综合征的评估(如跌倒、吞咽障碍、营养不良、衰弱、肌少症、尿失禁、便秘、睡眠障碍、疼痛、认知障碍、谵妄、压力性损伤等);精神与心理健康评估主要关注老年人认知功能、有无焦虑和抑郁等;社会健康评估包括角色与家庭功能、经济文化状况、社会支持、照顾者负担和环境评估等内容。

五、老年综合评估的流程

(一)选择适宜的评估对象

老年综合评估适用于60岁以上,已出现活动功能下降(尤其是最近恶化者)、伴有老年综合征、老年共病、多重用药、合并有精神方面问题、社会支持问题(如独居、缺少社会支持)及多次住院者。但合并有严重疾病(如疾病终末期、重症疾病等)、严重痴呆、完全失能的老年人及健康老年人不适合完整的老年综合评估,因为他们不能从中获益或获益很少,可酌情对其针对性开展部分评估。

(二)选择合适的评估工具

目前对老年综合评估工具的选择并没有统一的规定,可使用综合评估量表直接进行评估,也可通过单项测评工具对老年人健康状况的各维度进行评估后再进行综合分析。

(三)实施评估并整理归纳形成问题表

老年综合评估对评估人员有一定的要求。对参与评估的人员要进行培训并考核合格,使评估人员能正确理解、使用评估量表,采取科学、规范的方法进行评估。将评估获得的资料整理归纳形成问题表,此表可依患者病情和诊断的变化而随时修改。问题表不拘泥于传统疾病的诊断格式,但要包括短期或长期医疗诊断及问题(危及生命的急性疾病、慢性疾病的急性发作、亚急性和慢性疾病以及老年综合征)、所有影响日常生活能力的症状及危险因素(即使不是疾病诊断),以及可能需要积极干预或对将来处理有影响的因素(如独居)。

(四)制订防治计划并实施

组织多学科团队的相关人员会诊。会诊目的:①明确目前的健康问题,重点关注影响预后的主要问题,如可治性的医疗问题及功能状态,寻找可矫正的问题并加以处理,是老年人治疗的首要任务。②分析哪些干预措施有助于维持老年人的功能水平和独立生活能力,整合各学科人员的治疗建议,并结合老年人的实际情况,拟定一个合理、可行、综合的防治计划,包括药物、饮食、运动、康复、心理、环境及社会等内容,同时要避免不同专业的治疗重复和冲突。如建议较多,应分清主次和先后次序,主要措施应是那些短期内可见明显效果的治疗方法。③明确治疗目标。④判断预后。防治计划的实施以老年科医生和护士为主,相关专业人员参与。医务人员的耐心指导、老年人的积极参与和家属的支持与监督是获得良好效果的关键。

(五)评价实施效果

实施措施后定期对评估对象再次进行评估，观察其健康问题的变化。若老年人无法达到预期的治疗目标时，应分析其可能原因，并做出适当的修正或调整治疗目标。必要时追踪随访，根据老年人问题的复杂程度、治疗方式和预期恢复情况，决定随访时间和细节。

六、老年综合评估的注意事项

(一)提供适宜的环境，选择适当的时间

应尽量提供安静、整洁、舒适的环境，减少外界噪音，保持室内空气清新，并提供足够的照明。应根据老年人的体力、精力等安排适当的时间进行评估，必要时分次进行，避免其过度疲劳。

(二)争取老年人和家属的积极配合

初次见面时，护士应先自我介绍，向老年人解释评估目的和所需时间，并尽量让老年人及其家属了解评估的积极意义，争取他们的积极配合，避免因为产生误解而排斥评估。评估开始前应提醒照顾者，评估过程中除非护士要求照顾者回答，否则应避免代替老年人回答问题。

(三)尊重老年人，注意隐私保护

评估应在尊重、知情同意的前提下进行。评估过程中要态度和蔼、语调温和、耐心体贴，使用礼貌的称谓及指导用语。对于患者的隐私问题，评估者应明确表明态度，严格遵守职业道德，妥善保管相关资料，并承诺保密。

(四)运用适当的沟通技巧

老年人常有视力、听力和/或认知功能减退等问题，可能会妨碍有效的沟通。交流时，应面对老年人，让他能看到你的嘴唇运动，说话语速应减慢、音调放低，询问时一次只提一个问题，而且问题要简单清楚，并给老年人足够的时间思考和理解，必要时可书写表达或使用助听器。在与老年人交谈的过程中，要注意倾听，不要随意打断他们的谈话，不要随意评论其谈话内容，不要急于做出判断等，适时做出适宜的反应，如点头、微笑、轻微的应答、必要的重复和强调。另外，与老年人交流不仅限于语言，表情、动作等非语言沟通也很重要，可使用触摸、手势或实物等来提升与老年人交流的有效性。

第二节 老年人躯体健康评估

老年人躯体健康评估是老年综合评估中最基本、最重要的内容，包括健康史、体格检查、功能状态、辅助检查以及老年综合征的评估。其中，常见老年综合征如跌倒、吞咽障

碍、营养不良、衰弱、尿失禁、便秘、睡眠障碍、疼痛、认知障碍、谵妄、压力性损伤等的评估与护理将在本书第六章一并详细介绍，本节重点阐述前四方面内容。

一部分老年人患病时具有典型的症状和体征，而相当一部分老年人因衰老和病残交织在一起，疾病表现不典型，即疾病应有的症状不出现，而表现为非特异性症状，甚至无任何症状。如老年肺炎和感冒可仅有食少、乏力等表现，而缺乏呼吸道症状；老年人心力衰竭可先表现为精神症状、腹胀、腹痛等，这些非特异性症状是一种患病信号，但并不能明确患何种疾病。轻微症状的背后可能隐藏严重的疾病。因此，收集老年人躯体健康相关资料，应在了解老年人基本信息的基础上，详细询问健康史，并进行全面的体格检查和必要的辅助检查，筛查老年综合征，并评估其功能状态，尽可能为诊断和治疗提供充分的依据。

一、健康史

老年人遇到的健康问题远比成年人多而复杂，表现也多样化，对老年患者进行病史询问时，评估内容和方法要根据患者情况进行相应调整和补充。如有些老年人因文化和教育背景的关系，可能将一些病理变化（如跌倒、尿失禁等）误认为是衰老的必然表现，而未告知医护人员。另外，老年人也可因认知功能减退，对症状的描述或表达模糊不清，导致病史不准确或不充分。对此，可采取一些措施补救，如针对某些关键症状直接提问（表2-1）、请其家人和/或照顾者补充病史等，以协助判断病情。

表2-1　各系统的关键症状

系统	关键症状
呼吸系统	呼吸困难加重、持续性咳嗽
心血管系统	端坐呼吸、水肿、心绞痛、间歇性跛行、心悸、头昏、晕厥
消化系统	咀嚼困难、吞咽困难、腹痛、大便习惯改变
泌尿生殖系统	尿频、尿急、夜尿、排尿困难或中断、尿失禁、血尿、阴道出血
肌肉骨骼系统	疼痛、无力
神经系统	视力模糊、听力减退、站不稳或跌倒、一过性局部症状

(一)主诉及现病史

主诉是指患者自诉其寻求医疗救助的症状与发生的时间。老年人病史询问的基本内容与其他年龄段的成年人大致相同。对主要症状应该询问其部位、性质、严重程度、开始时间、持续时间、发生频率、有无诱发因素、症状加重和/或减轻的相关因素、伴随症状及之前的处理经过等。此外，需要询问患者是否还有其他不适症状。患者的病历和自带的相关资料，如检验报告，以及一些经询问但确认没有发生的重要症状（有助于鉴别诊断），都是属于现病史所需要收集的内容。

病史询问还需了解这些症状对患者日常生活的影响，如是否引起功能障碍，以及患者的情绪反应，即疾病对患者心理、社会和功能的影响。

老年患者在初次就诊时，可能会说出许多不适，家属和/或照顾者也会补充老年人没注意到或忘记提出的问题。医务人员会感觉淹没在一大堆问题中而没有头绪,在有限的时间内,很难收集齐全适当的资料并快速做出决定。因此,在多种问题有待解决时,建议首先处理可能危及生命或紧急的问题;若没有紧急问题时,则可以先处理患者、家属或照顾者最关心的问题;若多种问题与同一疾病相关时,则应先控制这个疾病,这样可同时解决多种问题。

(二)既往史

包括过去主要疾病及住院史、手术史、疫苗接种史、输血史、肝炎和结核病史等。与成年人不同的是,老年人常常患有多种慢性疾病。因此,既往史对于准确全面判断病情十分重要。如原患有抑郁症的老年人,近来又出现乏力、纳差、消瘦等症状,可能是抑郁症复发所致。

(三)用药史

老年人常接受多种药物治疗,不仅依从性较差,而且容易发生药物不良反应。详细了解其用药史,包括所有处方药和非处方药的名称、剂量、频次、用法、效果、有无不良反应,是非常必要的。如有药物过敏史,应避免再次使用相同的药物。建议老年人在每次就诊时,把近期所用药物全部带来检查,以确认是否存在多重用药,并根据其情况停掉不必要的药物。

(四)个人生活习惯及社会经济史

包括民族、宗教信仰、过去职业、婚姻状况、家庭经济情况、饮食习惯、睡眠情况、运动情况,有无吸烟、饮酒、喝咖啡、嚼槟榔等嗜好等。

(五)家族史

需了解老年人家庭成员有哪些,老年人和谁一起居住,其家庭成员的健康状态等。如患有与遗传相关的疾病、与家庭饮食和生活习惯相关的疾病、传染病等均应记录,如癌症、精神心理疾病、内分泌疾病、心血管疾病、肾脏病、传染病等。

【护考真题链接】2021 年-A1 型题

收集健康资料,不包括的信息是(　　　　)。

考点:健康资料收集内容

A. 患者年龄、民族、职业
B. 既往病史
C. 患者家庭经济状况
D. 家属业余兴趣
E. 患者饮食状况

答案:D

分析:健康资料的收集是为了更好地全方面了解患者健康状况,收集家属的业余兴趣信息不能够了解患者的健康状况(D 错,为本题正确答案);患者健康资料的收集包括:一般资料(A 对)、主诉及现病史、既往史(B 对)、用药史、个人生活习惯及社会经济史(CE 对)、家族史等。

二、体格检查

老年人体格检查的顺序不同于成年人。对于老年人,应尽量减少体格检查中不必要的姿势变化。可先采取坐位检查(血压、脉搏、头部、五官、颈部、心肺及上肢),后平卧位检查(腹部、乳腺、生殖泌尿、下肢),再侧卧位检查(腰背部、肛门指检)。

(一)生命体征

1.体温 老年人基础体温比成年人低,且体温调节能力低下。一些发热性疾病的体温升高不如成年人明显,即使严重感染(如肺炎、败血症)也可无发热。所以,即使老年人体温正常也不能排除感染。如一昼夜体温波动在 1 ℃ 以上应视为发热,如出现高热表示感染严重。

2.脉搏 老年人的正常脉搏与年轻人一样,都是 60~100 次/min,正常情况下脉搏与心率相等。老年人常患有心肺疾病、服用降压药等,都会影响脉搏。房颤患者常出现脉搏短绌,也称绌脉,即患者同一单位时间内脉率少于心率,听诊心律完全不规则,心率快慢不一,心音强弱不等。测量绌脉时应由两位护士执行,一人听心率,另一人测脉率,两人同时开始,同时结束,测量时间为 1 min。

> 考点:绌脉测量方法

> 🔊【护考真题链接】2022 年-A2 型题
>
> 患者,男,62 岁,因房颤住院治疗,心率 114 次/min,心率、脉率不一致。此时护士测量脉搏与心率的方法是( )。
> A.同一人先测心率,后测脉率
> B.同一人先测脉率,后测心率
> C.两人分别测脉率和心率,同时起止
> D.两人分别测脉率和心率后求平均值
> E.一人测心率,然后另一人测脉率
> 答案:C
> 分析:房颤患者常出现脉搏短绌,也称绌脉。绌脉指同一单位时间内,脉率少于心率,听诊心律完全不规则,心率快慢不一,心音强弱不等。因此,测量绌脉时应由两位护士测量,一人听心率,另一人测脉率,两人同时开始,同时结束,测量时间为 1 min(C 对,ABDE 错)。

3.血压 根据《中国老年高血压管理指南 2023》的定义,老年高血压是指年龄≥65 岁,在未使用降压药物的情况下,非同日 3 次测量血压,收缩压≥140 mmHg 和/或舒张压≥90 mmHg。老年人单纯收缩期高血压多见,脉压常增大。脉压是反映动脉弹性的重要指标,也是心血管事件发生的预测因子。正常人脉压值多在 30~40 mmHg,老年人常可达 50~100 mmHg。老年人如伴有严重动脉硬化,袖带加压时可能难以压缩肱动脉,导致所测血压值高于动脉内测压值的现象,称为假性高血压。老年人血压明显升高而无靶器官损害时应考虑此可能性,可做 Osler 试验,即将袖带缠于上臂,袖带下缘距肘窝 2~3 cm,充气使其压力超过收缩压 20 mmHg 以上，此时如能摸到桡动脉搏动，称 Osler 试验阳性，提示假性高血压可能。必要时还应测量老年人立位、卧位血压和餐前、餐后血压，以了解其有无直立性低血压和餐后低血压。

【知识链接】

餐后低血压

餐后低血压（postprandial hypotension，PPH）：是指餐后血压较餐前下降而表现出的一组临床综合征。符合下列 3 条标准之一，即可诊断：①餐后 2 h 内收缩压比餐前下降 20 mmHg 以上；②餐前收缩压不低于 100 mmHg，而餐后小于 90 mmHg；③餐后血压下降未达到上述标准，但出现餐后心脑缺血症状（心绞痛、乏力、晕厥、意识障碍）。测量方法：清晨患者清醒后在其早餐前 15 min 测量餐前血压，并于餐后 60 min 再测量血压。

来源：王建业. 老年医学[M]. 北京：人民卫生出版社，2023.

4. 呼吸　老年人呼吸 >25 次/min 时，提示下呼吸道感染、心力衰竭或其他疾病，因为呼吸增快往往早于其他症状和体征。

(二) 身高、体重

应将老年人的身高、体重测量结果与过去情况进行比较。老年人身高降低主要是由于椎间盘变性、脊柱变形、椎体压缩性骨折所致的躯干变短；其次，膝、髋关节病变也可使身高变矮。体重快速下降提示老年人可能有失水、营养不良或抑郁症等。除了肥胖体重会增加外，应注意水肿、甲状腺功能低下等也会导致体重增加。

(三) 皮肤

老年人皮下组织萎缩，因此，出现皮肤松弛和干燥不一定是脱水。老年人的皮肤温度和浅表静脉的充盈度对判断血容量有一定的价值。如手足温暖，手下垂 4~5 s 手背静脉充盈，提示循环血量充足；手足发凉，手下垂超过 4~5 s 而静脉不充盈，提示血容量不足；相反，举手 4~5 s 而手背静脉不排空，提示血容量可能过多。皮肤溃疡多与下肢血管或神经病变有关；卧床不起老年人常发生压力性损伤。

(四) 头部

对意识状态突然发生变化的老年人应注意检查有无头部外伤。老年人常有视力减退，简单的评估方法是让其阅读报纸或书页的标题和内容，如有问题则要去眼科接受进一步检查。评估听力之前，检查有无耵聍栓塞或中耳炎。听力的简易测定方法是在受检者耳后 15 cm 处，轻声说出几个词，若受检者不能正确重复一半以上的字时，表示听力减退，需请耳科医师进一步检查。注意检查老年人牙托是否合适，有无牙周疾病和舌下病变等，后者要考虑早期恶性肿瘤的可能，必要时活检。

(五)颈部

评估老年人颈部活动范围、甲状腺、颈静脉充盈度等。颈项强直作为脑膜刺激征对老年人来讲并不可靠,因为它常见于痴呆、脑血管病、颈椎病、颈部肌肉损伤和帕金森病患者。检查甲状腺时,可让老年人头部后仰并做吞咽运动。颈静脉充盈程度能直接反映右心房压力和容积的变化。

(六)胸部

老年人,尤其是患有慢性支气管炎者,常呈桶状胸改变,胸廓弹性丧失,胸廓扩张受限。在没有疾病的情况下,老年人肺基底部可有少量湿性啰音,常随体位改变交互位于卧侧,常在深呼吸后消失,多与肺边缘组织膨胀不全有关。部分慢性支气管炎患者的湿性啰音长期存在,部位固定,严格的抗炎治疗也不能让其消退。驼背或脊柱侧弯可引起心脏移位,此时心尖搏动不能作为心脏大小的指标。老年人第四心音常见,但多无临床意义,而奔马律则提示心功能衰竭。

(七)腹部

腹部检查时注意有无手术瘢痕和腹部膨隆。肥胖可以掩盖一些腹部体征。消瘦者因腹壁变薄、松弛,有腹膜炎时也可能不产生腹壁紧张,而肠梗阻时很快出现腹部膨隆。腹部搏动性肿块应考虑腹主动脉瘤或主动脉前方包块的可能,前者向侧面和前面搏动,水平直径>3 cm,有血管杂音;后者仅仅是传播搏动。有时可在左下腹扣及粪块,注意勿误诊为肿瘤。耻骨上区的叩诊可了解有无尿潴留。常规直肠指检,有助于发现直肠癌、前列腺肥大、前列腺癌等。老年女性应定期做妇科检查,注意有无子宫脱垂及萎缩性阴道炎等病变。

(八)四肢

1.上肢　包括手部功能和肩部功能,这对维持老年人的独立生活能力非常重要。手部功能检查方法:①检查者将两个手指置于老年人掌中,要求对方紧握,判断其握力大小;②让老年人用拇指和食指夹住一张纸,而检查者用力将纸抽出,以检测其力量。这两项功能异常,往往提示老年人生活自理有困难,需要他人帮助或住养老院。肩部功能评估可要求受检者将两手交叉置于枕后或相扣置于下背部,如能顺利完成,表示肩关节活动范围正常;若有疼痛、无力等症状,需进一步评估。

2.下肢　包括皮肤温度、颜色、足背动脉和胫后动脉搏动、有无皮肤损害或水肿等。如双侧下肢发凉,多与寒冷环境、焦虑不安或全身问题有关。单侧下肢发凉则可能为下肢动脉供血不足,多伴有皮肤干燥、毛发减少、足外侧溃疡。可让老年人平卧抬高肢体45°,3 min 后取坐位,下肢下垂,观察足掌皮肤温度与颜色,如抬高肢体有皮肤苍白、发凉,下垂10 s 未恢复,而在2~3 min 出现深紫绀性潮红,往往提示肢体动脉供血不足,应警惕血栓性脉管炎、动脉硬化性闭塞、动脉栓塞或多发性大动脉炎等。下肢静脉循环不良时,可出现患肢肿胀、色素沉着、足内侧溃疡等。

(九)神经系统

随着年龄的增长,老年人神经传导速度变慢,对刺激反应的时间延长,因此可出现不同程度的记忆力减退、易疲劳、注意力不易集中、平衡能力降低、反应变慢、动作不协调、生理睡眠缩短等。老年人因肌腱弹性降低和神经传导减慢,跟腱反射可减弱或消失。老年人常有肌肉萎缩,尤其是手部小肌肉明显,如没有肌肉功能的缺失,可认为是正常的。

三、功能状态评估

功能状态主要指老年人日常生活活动能力和肢体运动功能状态,其完好与否直接影响老年人的生活质量。

(一)日常生活活动能力评估

老年人的日常生活活动能力受年龄、视力、疾病、运动功能、情绪等因素影响,其评估应结合生理、心理和社会健康状况综合考虑。它不仅是老年人功能状态的指标,也是评估老年人是否需要补偿服务的指标。日常生活活动能力可分两个层次评估。

1. 基本日常生活活动能力(basic activity of daily living, BADL)　表示维持老年人基本生活所需的自我照顾能力,如沐浴、穿衣、梳洗、大小便、进食、下床、行走等。可用Barthel指数(表2-2)、Katz指数等测定。其中Barthel指数是应用最广的量表,单纯评定基本日常生活活动能力,首选该量表。该表总分为100分,得分越高,自理能力越高,独立性越好,依赖性越小。得分61~99分,提示轻度依赖,日常生活少部分需要他人照护;41~60分,提示中度依赖,日常生活大部分需要他人照护;≤40分,提示重度依赖,日常生活全部需要他人照护。

表 2-2　Barthel 指数

项目	评分	得分
1. 进食	0:依赖他人 5:需部分帮助(夹菜、盛饭等) 10:全面自理	
2. 洗澡	0:需他人帮忙 5:可独立完成	
3. 修饰	0:需要帮助 5:可独立完成洗脸、刷牙、剃须及梳头	
4. 穿脱衣服	0:依赖他人 5:需部分帮助 10:全面自理(系/开纽扣、拉拉链、穿鞋等)	
5. 大便控制	0:失禁或昏迷 5:偶尔失禁(<1次/周) 10:能控制	

续表 2-2

项目	评分	得分
6. 小便控制	0：失禁或昏迷 5：偶尔失禁(<1 次/d)或需他人帮忙处理 10：能控制	
7. 如厕	0：依赖他人 5：需部分帮助 10：自理，能自己到厕所及离开	
8. 床椅转移	0：完全依赖，不能坐 5：需大量帮助，需 2 人或 1 个强壮/熟练的人帮助 10：需少量帮助(1 人)或指导 15：自理(从床到椅子，然后回来)	
9. 行走 (平地 45 m)	0：完全不能完成 5：在轮椅上独立活动 10：需 1 人帮助步行(体力或语言指导) 15：可独立步行(可用辅助工具)	
10. 上下楼梯 (10~15 个台阶)	0：不能完成 5：需帮助(体力或语言指导) 10：可自行上下楼梯(可用辅助工具)	
总 分		

2. **工具性日常生活活动能力**(instrumental activity of daily living，IADL)　表示老年人在家进行自我护理活动与独立生活的能力，如打电话、购物、煮饭、家务、洗衣、使用交通工具、理财、服药等，可采用 Lawton-Brody 工具性日常生活活动功能评估量表进行评估。如有工具性日常生活活动能力障碍，需提供相应的生活服务如送餐服务、代购物品等，尽可能维持老年人的独立生活能力。也可采用日常生活能力量表(ADL)综合评定老年人的 BADL 和 IADL。该量表共 14 个条目，其中 6 个 BADL 条目、8 个 IADL 条目。总分为 56 分，得分>14 分提示存在不同程度的功能下降。单项分 1 分为正常，2~4 分为下降。凡有 2 项或 2 项以上≥3 分，或总分≥22 分，提示有明显功能障碍(表 2-3)。

表 2-3　日常生活能力量表(ADL)

指导语：现在我想问您一些有关您每天需要做的事情，我想了解您可以自己做这些事情，需要别人帮助，还是您完全没办法做这些事？(1 自己完全可以做；2 有些困难；3 需要帮助；4 自己完全不能做。请圈上最适合的情况)

躯体生活自理量表		工具性日常生活活动量表	
1. 行走	1 2 3 4	1. 使用公共车辆	1 2 3 4
2. 吃饭	1 2 3 4	2. 做饭菜	1 2 3 4
3. 穿衣	1 2 3 4	3. 做家务	1 2 3 4

续表 2-3

躯体生活自理量表		工具性日常生活活动量表	
4. 梳头、刷牙等	1　2　3　4	4. 吃药	1　2　3　4
5. 洗澡	1　2　3　4	5. 洗衣	1　2　3　4
6. 定时上厕所	1　2　3　4	6. 购物	1　2　3　4
		7. 打电话	1　2　3　4
		8. 处理自己的财务	1　2　3　4
总分			

(二)肢体运动功能状态

随着年龄增加，老年人骨骼肌丢失、肌力降低、步态不稳定、移动/平衡能力下降常见，这也是跌倒的重要原因。跌倒可导致骨折、软组织损伤、脑损伤甚至死亡。准确地评估老年人肌肉力量和功能，了解老年人肢体运动功能状态，对于减少跌倒，降低骨折风险至关重要。评估内容包括以下几方面。

1.肌力　指肌肉收缩时产生的最大力量。国际上普遍应用的肌力分级方法是 Lovett 肌力分级法(表 2-4)，由美国哈佛大学矫形外科学教授 Robert Lovett 于 1916 年提出。

表 2-4　肌力分级标准(Lovett 肌力分级法)

分级	标准
5 级	能抗重力及最大阻力，完成全关节活动范围的运动
4 级	能抗重力及轻度阻力，完成全关节活动范围的运动
3 级	不施加阻力，能抗肢体重力，完成全关节活动范围的运动
2 级	解除重力的影响，能完成全关节活动范围的运动
1 级	可触及肌肉的收缩，但不能引起关节的活动
0 级	不能触及肌肉的收缩

2.关节活动度　老年人肌力下降的同时，骨质和关节软骨也会有退化，导致不同程度的关节功能减退甚至功能丧失。为了更好地了解老年人的关节活动范围，制订合理的康复计划，有时需要对老年人进行关节活动度评定，即对关节活动幅度的大小进行评估，内容包括：①主动活动，不需借助外力，由被测者本身的肌肉运动所完成的动作；②被动活动，所测关节周围的肌肉无主动收缩能力，全依靠外力才能活动的关节动作；③关节活动轴，身体某部位的关节在屈伸、外展、内收或旋转等时，所围绕的关节轴线。关节活动度的测量可用于评估老年人关节受损后活动功能丧失的程度及关节活动功能的恢复程度。

3.平衡与步态　平衡功能是指人体在日常活动中维持自身稳定性的能力。当人体重心垂线偏离稳定基底时，正常情况下机体会立即通过主动或反射性的活动使重心垂线返回到稳定基底内，这种功能称为平衡功能，它是人体保持姿势与体位、完成各项日常活动的基本保证。平衡能力障碍和步态异常是老年人跌倒的重要因素,评估老年人平衡能力及步态,并针对性进行适宜的康复训练和健康教育,可以降低其跌倒的风险。

(1)计时起立-行走试验(timed up and go test):主要了解老年人的移动能力和步态,适用于能行走的老年人。如老年人行走不稳可使用助步器来测试。让老年人从座高46 cm的椅子上起身,尽快往前走3 m,然后转身走回,在椅子上坐下(共6 m)。记录其背部离开椅背到再次坐下,靠到椅背所用的时间。测试过程中不能给予任何躯体的帮助。<10 s时视为正常,≥15 s为阳性,20 s内完成者能独立活动,20~29 s者有轻度依赖,≥30 s者为重度依赖。观察老年人有无坐立不稳、起身困难、转身不连续、身体摇晃、路径偏移、抬脚高度降低、步幅缩小、走路磕磕绊绊、脚下打滑或几乎跌倒等情况,如发生跌倒,说明有严重异常。不能完成试验者可见于髋、膝、踝关节病变,下肢或背部肌无力,小脑共济失调,帕金森病、脑卒中后遗症等。

(2)5次起坐试验(five-times sit-to-stand test,FTSST):主要了解老年人下肢肌力。受试者双手交叉放于胸前,从座高46 cm的椅子上起身,站立并坐下5次,尽可能快且不用手臂支撑,完成时间<10 s为正常。如完成时间>10 s或不能完成5次起坐,表明下肢股四头肌无力,跌倒风险高,对预测将来发生功能障碍很有价值。

(3)改良Romberg试验:主要了解老年人平衡功能。受试者先两脚分开站立,与肩同宽,如能保持平衡,可依次并脚站立,前后半脚站立,前后脚站立,每一步骤分别评估睁眼和闭眼的平衡性,记录维持平衡的时间,维持时间>10 s为正常。如10 s内不能维持平衡者,跌倒风险增加。睁眼时不能维持平衡,提示视觉平衡能力受损;闭眼时不能维持平衡,提示本体感平衡能力受损。

(4)Tinetti步态平衡评估量表:此量表不仅可检测老年人有无行动障碍,而且能量化其严重程度,辨别出步态和平衡项目中最易受影响的部分,有利于制定治疗计划。具体内容(见表2-5、表2-6)。步态测试最高分12分,平衡测试最高分16分,总分28分,<19分提示跌倒风险高,19~24分提示有跌倒的危险性。

表2-5　Tinetti步态评估量表

患者需完成的任务	步态的描述	得分
1.起始步态"开始"后立即开始	0:有些犹豫或多次尝试后开始 1:毫不犹豫	
2.步伐的长度或高度	0:迈步时右足跟没超过左足足尖 1:迈步时右足跟超过左足足尖	
	0:右足不能完全离开地板 1:右足能完全离开地板	
	0:迈步时左足跟没超过右足足尖 1:迈步时左足跟超过右足足尖	
	0:左足不能完全离开地板 1:左足能完全离开地板	

续表 2-5

患者需完成的任务	步态的描述	得分
3. 步态均匀	0：左右步幅不相等（估计） 1：左右步幅几乎相等	
4. 步态的连续性	0：迈步停顿或不连续 1：迈步基本是连续的	
5. 路径 （患者连续走 3 m 以上，观察其路径偏移情况）	0：明显的偏离（>30 cm） 1：中度偏离或使用步行辅助器 2：直线无需步行辅助器	
6. 躯干	0：明显摇晃或使用步行辅助器 1：不摇晃，但行走时膝盖或背部弯曲，或张开双臂 2：不摇晃，不弯曲，不使用胳膊，不使用步行辅助器	
7. 步宽	0：行走时双足跟几乎相碰 1：双足跟分离	
步态测试得分		

表 2-6　Tinetti 平衡评估量表

患者需完成的任务	对平衡的描述	得分
1. 坐位平衡	0：在椅子上倾斜或滑动 1：稳定，安全	
2. 起立	0：必须有帮助 1：能，用胳膊辅助才能完成 2：不用胳膊辅助即能立起	
3. 试图起立	0：必须有帮助 1：能，需要 > 1 次的尝试 2：能起立，1 次成功	
4. 瞬间的站立平衡（前 5 s）	0：不稳（如移动足、身体摇晃） 1：稳，但使用拐杖或其他支持 2：稳，不需拐杖或其他支持	
5. 站立平衡	0：不稳 1：稳，但两足距离增宽（两足跟间距>10 cm），使用拐杖或其他支持 2：两足间距窄，不需要支持	
6. 用肘推 （受试者双足尽可能靠紧，测试者用手掌轻推受试者）	0：开始即跌倒 1：摇摆、抓物体和人来保持平衡 2：稳定	

续表 2-6

患者需完成的任务	对平衡的描述	得分
7. 闭眼（双足站立要求同6）	0：不稳 1：稳	
8. 旋转360°	0：步伐不连续 1：步伐连续	
	0：不稳（摇摆、抓物） 1：稳定	
9. 坐下	0：不安全（距离判断失误，跌进椅子） 1：用胳膊或移动不顺畅 2：安全，移动顺畅	
平衡测试得分		
步态测试+平衡测试总分		

四、辅助检查

老年人多种疾病与衰老交织在一起，使其检查结果变得异常复杂，需要区分是衰老表现还是病理变化。老年人实验室检查的阳性率很高，只有极少数是衰老所致。如把异常结果误认为衰老，将导致诊疗延误；如将衰老视为病理变化，则会接受不必要的药物治疗，增加药物不良反应的风险。初诊的老年人可遵医嘱进行一些筛选性检查，如血常规、肝肾功能、电解质、血糖、血脂、大便常规、尿常规、胸部 X 线检查和心电图等，以初步判断可能存在的问题。进一步检查需考虑该检查对患者的危险性、疾病的可治性、治疗对预后和生活质量的影响，也需要了解患者和家属的意愿。尤其是安排有创性检查时，应考虑该检查结果是否会影响医疗决策，如不管检查结果有无异常，都不会影响医疗决策和预后时，则没有必要安排此项检查，以减少非必需或有创性检查对老年人的伤害。

第三节　老年人精神与心理健康评估

老年人面临着退休、身体功能退化、疾病、丧偶等问题，这些问题可能会给老年人的心理造成很大的压力，引起精神和心理方面的问题，并影响其身体健康和社会功能状态。老年人的精神与心理健康状况评估包括认知功能、情绪和情感等方面。通过评估，可判断老年人有无精神或心理障碍及其严重程度，并可确定老年人是否有判断来自外界环境的危险和正确处理危险的能力，如找到认知损害的基础病因和可治性病因，并及时进行适当的处理。

一、认知功能评估

认知功能包括个体的感知觉、记忆、理解判断、思维能力、语言能力、注意力及定向力等方面。老年人的认知功能受年龄影响很大，它随着自然衰老的过程而下降，但与年龄相关的认知功能减退速度往往较为缓慢，不影响老年人的日常生活能力。痴呆老年人的认知功能减退，则足以影响其正常的日常生活。二者的区别在于痴呆引起的是严重的、不可逆的、全面的退化。认知功能评估是早期发现痴呆的重要手段之一。常用的筛查评估工具有简易精神状态检查量表（mini-mental state exa mination，MMSE）、画钟试验（clock drawing test，CDT）、蒙特利尔认知评估量表（montreal cognitive assessment，MoCA）、简易智能评估问卷（short portable mental status questionnaire，SPMSQ）等。其中 MMSE 是国内应用最广泛的痴呆筛查工具，也是评价其他量表时最常用的参照。

1. MMSE　此量表共 30 个条目，主要检测定向力、注意力、计算力、记忆力、语言能力及视觉空间能力等（表 2-7）。总分 30 分，初中及以上文化得分≤24 分、小学文化≤20分、文盲≤17 分时，提示有认知功能损害。其主要局限性在于：①受年龄和文化程度的影响较大。高智商或受过高等教育的人可出现假阴性结果，而高龄、教育水平低、感官障碍者可出现假阳性结果；②强调语言功能，非语言条目偏少，对右半球和额叶功能障碍不够敏感；③不能用于痴呆的鉴别诊断，作为认知功能减退的随访工具也不够敏感。

表 2-7　简易精神状态检查量表（MMSE）

指导语：现在我要问您一些问题，来检查您的注意力和记忆力。大多数问题很容易回答。年纪大了，记忆力和注意力会差一些，我尽量讲慢一点，请您努力回答正确。

1. 今年的年份	1	0	17. 79-7（72）	1	0
2. 现在是什么季节	1	0	18. 72-7（65）	1	0
3. 今天是几号	1	0	19. 回忆：皮球	1	0
4. 今天是星期几	1	0	20. 回忆：国旗	1	0
5. 现在是几月份	1	0	21. 回忆：树木	1	0
6. 你住在哪个省（市）	1	0	22. 辨认：手表	1	0
7. 你住在什么县（区）	1	0	23. 辨认：铅笔	1	0
8. 你住在什么乡、镇（街道）	1	0	24. 复述：四十四只石狮子	1	0
9. 现在我们在几楼	1	0	25. 按卡片要求做（闭眼睛）	1	0
10. 这里是什么地方	1	0	26. 用右手拿纸	1	0
11. 复述：皮球	1	0	27. 双手将纸对折	1	0
12. 复述：国旗	1	0	28. 将纸放在大腿上	1	0
13. 复述：树木	1	0	29. 写一句完整句子	1	0
14. 100-7（93）	1	0			
15. 93-7（86）	1	0			
16. 86-7（79）	1	0	30. 按样作图	1	0

总分：

2. CDT　要求受试者画一个包含所有时点的钟面，然后标出一个具体时间（如 8：20，11：10）。此试验主要检测组织能力和视觉空间能力，可反映额叶、颞顶叶的功能，而这两方面是 MMSE 涉及较少的。评分方法有多种，常用四分法。画一个封闭的圆圈记 1 分，

12 个数字正确记 1 分, 数字位置正确记 1 分, 指针位置正确记 1 分。4 分为正常, 0~3 分说明有认知功能下降。

研究表明, 联合运用 CDT 和 MMSE 筛查痴呆, 其敏感性和特异性显著优于单用 CDT 或 MMSE, 尤其在认知功能下降的早期。还可将 CDT 和复述 3 个名词共同组成为简易认知评估工具(Mini-Cog), 近年来已被证实为筛查痴呆的有效工具, 且对文化程度低的人群也具有较高的敏感性和特异性。若受试者画钟有误, 且对 3 个名词的复述有问题, 应怀疑痴呆可能。

【知识链接】

简易认知评估工具(Mini-Cog)

简易认知评估工具由 CDT 和 3 个回忆条目组合而成。先让受试老年人听 3 个不相关名词, 1 min 后回忆复述, 答对一个词给 1 分。然后做 CDT, 要求受试老年人画一个带有所有时间数字的钟面, 然后用箭头标出一个具体时间, 表盘标注正确得 2 分, 有一处不正确得 0 分, 总分 5 分。得分 0~2 分为试验阳性, 3~5 分为试验阴性。与 MMSE 相比, Mini-Cog 较不容易受教育和语言的影响, 对非英语和高中以下的人群也具有较高的敏感度和特异度。

来源: 胡秀英, 肖惠敏. 老年护理学[M]. 第 5 版. 北京: 人民卫生出版社, 2022.

二、焦虑评估

焦虑是一种老年人常见的情感障碍, 表现为与现实处境不相符的、没有明确对象和具体内容的担心和焦虑, 并伴有明显的自主神经症状、坐立不安和肌肉紧张。患者常被误诊为高血压、冠心病、胃肠功能紊乱等, 需要医护人员提高警惕, 及时识别并予以适当干预。可先用简单的询问作为筛查手段, 如"您是否常感到非常紧张、担心或提心吊胆?", 回答"是"者, 需进一步采用相关量表评估。其中, 焦虑评估量表(self-rating anxiety scale, SAS)在国内应用广泛, 主要用于评定焦虑患者的主观感受(表 2-8)。它包含 20 个条目, 评定近一周内症状出现的频率, 每个条目采用 1~4 分评分, 其中 5 个条目(5、9、13、17、19)是反向计分。将 20 个条目得分相加, 即得到粗分; 用粗分乘以 1.25 以后取整数部分, 就得到标准分。标准分分界值为 50 分; 50~59 分为轻度焦虑; 60~69 分为中度焦虑; ≥ 70 分为重度焦虑。

表 2-8 焦虑自评量表(SAS)

指导语: 下面有 20 条文字, 每一条文字后有四个方格, 分别表示: 1 没有或很少时间; 2 少部分时间; 3 相当多时间; 4 绝大部分或全部时间。请根据您最近一周的实际感觉, 在最恰当的方格里划一个钩。

项目	1	2	3	4
1. 我觉得比平常容易紧张或着急				
2. 我无缘无故地感到害怕				

续表 2-8

项目	1	2	3	4
3. 我容易心里烦乱或觉得惊恐				
4. 我觉得我可能将要发疯				
*5. 我觉得一切都很好，也不会发生什么不幸				
6. 我手脚发抖打颤				
7. 我因为头痛、颈痛和背痛而苦恼				
8. 我感到容易衰弱和疲乏				
*9. 我觉得心平气和，并且容易安静坐着				
10. 我觉得心跳得很快				
11. 我因为一阵阵头晕而苦恼				
12. 我有晕倒发作，或觉得要晕倒似的				
*13. 我吸气、呼气都感到很容易				
14. 我手脚麻木和刺痛				
15. 我因为胃痛和消化不良而苦恼				
16. 我常常要小便				
*17. 我的手常常是干燥温暖的				
18. 我脸红发热				
*19. 我容易入睡并且一夜睡得很好				
20. 我做恶梦				

注：标有"＊"的题为反向计分，其余为正向计分。

三、抑郁评估

老年人抑郁症很常见，但表现不典型，可能被认知损害、帕金森病等所掩盖，诊断有一定的难度。可先用简单的询问作为筛查手段，如"您是否经常觉得悲伤或压抑?"，回答"是"者，需进一步评估。常用的评估量表如老年抑郁量表（geriatric depression scale，GDS-15）（表2-9）。该量表用以评估老年人最近一周的感受，共15个条目，每个条目分为"是"和"否"两个选项。测评时，正向条目"是"记为1分，"否"记为0分；条目1、5、7、11、13是反向条目，需反向计分。总分为15个条目的得分相加。得分0~4分为正常；5~8分提示轻度抑郁；9~11分提示中度抑郁；12~15分提示重度抑郁。

表 2-9　老年抑郁量表（GDS-15）

指导语：根据题目，请选择最切合您最近一周以来的感受的答案。

	是	否
*1. 您对您的生活基本上满意吗?	☐	☐

续表 2-9

	是	否
2. 您的很多活动都减少，兴趣爱好都下降了吗？	☐	☐
3. 您是否感到生活空虚？	☐	☐
4. 您是否经常感到厌倦？	☐	☐
*5. 您是否感觉大多数时间您都充满活力？	☐	☐
6. 您是否常有不祥的预感？	☐	☐
*7. 您是否在大多数时间都感到幸福快乐？	☐	☐
8. 您经常觉得无助吗？	☐	☐
9. 与外出干些新鲜事相比，您更愿意呆在家里吗？	☐	☐
10. 您是否在记忆方面存在很多问题？	☐	☐
*11. 您是否认为现在还活着真是棒极了？	☐	☐
12. 您是否觉得您现在的生活状态毫无意义？	☐	☐
*13. 您觉得自己精力充沛吗？	☐	☐
14. 您觉得您目前的状况毫无希望吗？	☐	☐
15. 您觉得大多数人比您过得好吗？	☐	☐
总分		

注：标有"＊"的题回答"否"计 1 分，其余回答"是"计 1 分。

第四节　老年人社会健康评估

社会健康评估是老年综合评估的重要组成部分，有助于更好地了解老年人的角色与家庭功能、经济文化状况、社会支持系统情况、社会心理状况、照顾者负担以及居家环境的安全性等，以正确指导老年人积极参加社会活动，并提供环境改造方面的建议。

一、角色与家庭功能评估

角色评估的目的是明确老年人对角色的感知、对承担的角色是否满意和有无角色适应不良等，以便及时采取干预措施，避免角色功能障碍给老年人带来的生理和心理上的不良影响。可以通过交谈和观察收集资料。如询问老年人：最近一周做了些什么事情，哪些事占去了大部分时间，有没有参加集体活动，有什么兴趣、爱好，退休后是否适应，觉得现在过得怎么样等。老年人离退休后的主要活动场所是家庭。老年人的健康知识、信念、行为都会受到其他家庭成员的影响，所以家庭与老年人的健康密切相关。需要了解老年人家庭成员的基本资料、家庭成员关系、家庭功能与资源以及家庭压力等。

二、经济状况评估

经济情况是决定老年人能否得到适宜医疗和生活照护的重要因素，对老年人的物质生活和文化生活有广泛影响。可以通过评估老年人收入能否满足其个人需要、是否需要他人支持等来衡量。目前我国老年人经济支持主要来源于离退休金、国家补贴、养老保险、家人供给等。可以通过询问以下问题来了解老年人经济情况，如"您的经济来源有哪些?"，"家庭有没有经济困难?"，"您的医疗费用支付形式是什么?"等。

三、文化评估

应了解老年人的文化背景、生活习惯、习俗、是否有宗教或其他信仰等。在任何情况下，都要尊重老年人的文化、宗教信仰。生前预嘱也是老年医疗护理服务的重要内容。一方面，老年人可能因认知损害、急性疾病等不能对治疗选择作出表态，需要事先讨论老年人对医疗护理的总目标和选择，并指定代理人。另一方面，老年人临终时，应了解其对死亡的态度，是否愿意接受高级生命支持(如呼吸机、气管插管等)。有时需要进一步讨论延长生命、生活质量和生命支持的经济负担等内容。目的是充分尊重老年患者的知情权和自主权，帮助其减轻痛苦，有尊严地离开，并合理利用医疗资源。

四、社会支持评估

社会支持是指个体从社会支持网络获得的心理上和物质上的支持性资源。良好的社会支持一方面可以对应激状态下的个体提供保护，增强个体对压力的适应和应对能力，另一方面对维持一般的良好情绪体验具有重要意义。社会支持可来源于家人、朋友、同事和健康从业人员等。对于无法独立生活的老年人，家人和朋友能否提供帮助是决定其居家养老还是需入住养老院的重要因素。即便是健康老年人，也需了解老人如果患病后由谁来照顾，以便提早明确这些社会支持问题。

社会支持包含两类，一类是客观的或实际的支持，包括物质上的直接援助、社会网络和团体关系的存在和参与；另一类是主观的、体验到的情感上的支持，即个体在社会中被尊重、理解、支持的情感体验和满意程度。但个体对社会支持的利用存在很大差异，有的人虽可获得支持，却拒绝接受别人的帮助。因此，对老年人社会支持系统的评估要把其对支持的利用情况作为评估的第三维度。

评估老年人社会支持系统可采用肖水源设计的社会支持评定量表(social support rating scale, SSRS)(表2-10)。该量表包含客观支持、主观支持和对支持的利用度3个维度，共10个条目，设计合理、有效、简便，条目易于理解无歧义，具有良好的信效度，适合我国人群使用。3个维度总得分越高，说明社会支持程度越好。

表 2-10　社会支持评定量表(SSRS)

指导语：下面的问题用于反映您在社会中所获得的支持，请按各个问题的具体要求，根据您的实际情况填写，谢谢您的合作。

评估项目	评估选项	评分标准
1. 您有多少关系密切，可以得到支持和帮助的朋友？(只选一项)	(1)一个也没有 (2)1~2 个 (3)3~5 个 (4)6 个或 6 个以上	1 2 3 4
2. 近一年来您：(只选一项)	(1)远离家人，且独居一室 (2)住处经常变动，多数时间和陌生人住在一起 (3)和同学、同事或朋友住在一起 (4)和家人住在一起	1 2 3 4
3. 您和邻居：(只选一项)	(1)相互之间从不关心，只是点头之交 (2)遇到困难可能稍微关心 (3)有些邻居很关心您 (4)大多数邻居都很关心您	1 2 3 4
4. 您和同事：(只选一项)	(1)相互之间从不关心，只是点头之交 (2)遇到困难可能稍微关心 (3)有些同事很关心您 (4)大多数同事都很关心您	1 2 3 4
5. 从家庭成员得到的支持和照顾	A. 夫妻(恋人) B. 父母 C. 儿女 D. 兄弟姐妹 E. 其他成员(如嫂子)	每项从无/极少/一般/全力支持分别计 1~4 分
6. 过去，在您遇到急难情况时，曾经得到的经济支持和解决实际问题的帮助的来源有：	(1)无任何来源 (2)下列来源(可选多项) A. 配偶；B. 其他家人；C. 亲戚；D. 同事；E. 工作单位；F. 党团工会等官方或半官方组织；G. 宗教、社会团体等非官方组织；H. 其它(请列出)	无任何来源计 0 分； 有几个来源就计几分
7. 过去，在您遇到急难情况时，曾经得到的安慰和关心的来源有：	(1)无任何来源 (2)下列来源(可选多项) A. 配偶；B. 其他家人；C. 亲戚；D. 同事；E. 工作单位；F. 党团工会等官方或半官方组织；G. 宗教、社会团体等非官方组织；H. 其它(请列出)	无任何来源计 0 分； 有几个来源就计几分

续表 2-10

评估项目	评估选项	评分标准
8. 您遇到烦恼时的倾诉方式：（只选一项）	（1）从不向任何人倾诉 （2）只向关系极为密切的 1~2 个人倾诉 （3）如果朋友主动询问您会说出来 （4）主动倾诉自己的烦恼，以获得支持和理解	1 2 3 4
9. 您遇到烦恼时的求助方式：（只选一项）	（1）只靠自己，不接受别人帮助 （2）很少请求别人帮助 （3）有时请求别人帮助 （4）有困难时经常向家人、亲友、组织求援	1 2 3 4
10. 对于团体（如党组织、宗教组织、工会、学生会等）组织活动，您：（只选一项）	（1）从不参加 （2）偶尔参加 （3）经常参加 （4）主动参加	1 2 3 4
总分		

注：客观支持分：2、6、7 条目之和；主观支持分：1、3、4、5 条目之和；对支持的利用度：8、9、10 条目之和。

五、照顾者负担评估

年龄超过 75 岁的老年人与社会隔绝是很普遍的，因此，常需要照顾人员。要了解照顾者的能力、工作量以及被接受程度，并重视照顾者关注的重点问题，如询问照顾者"您在照顾这位老年人时，最担心的是什么？"。必要时可用照顾者负荷量表（caregiver burden inventor，CBI）进行评估（表 2-11）。CBI 评估照顾者在照顾患者时的主观感觉，共 24 个条目，每个条目分"非常同意、有些同意、中立态度、有些不同意、非常不同意"五个等级，分别计 4、3、2、1、0 分，得分范围为 0~96 分，得分越高，说明照顾者负担越重。

表 2-11 照顾者负荷量表（CBI）

为了照顾患者，您有这样的感觉 （选项注释：A：非常同意；B：有些同意；C：中立态度；D：有些不同意；E：非常不同意）	A	B	C	D	E
1. 我觉得我没有足够的睡眠	4	3	2	1	0
2. 我觉得身体相当疲惫	4	3	2	1	0
3. 我觉得照顾患者让我生病	4	3	2	1	0
4. 我觉得我的健康受到影响	4	3	2	1	0
5. 我和我的家人相处没有像以前一样融洽	4	3	2	1	0
6. 我以患者为耻	4	3	2	1	0
7. 我觉得我的婚姻出了问题（已婚者回答） 我觉得我的终身大事受到影响（未婚者回答）	4	3	2	1	0

续表 2-11

8. 我对患者的行为感到不好意思	4	3	2	1	0
9. 我觉得我家务活或工作做得没像以前那么好	4	3	2	1	0
10. 我为照顾患者所做的努力并没有得到其他家人的欣赏与肯定	4	3	2	1	0
11. 我觉得那些能帮忙但又不肯帮忙的亲人让我生气	4	3	2	1	0
12. 我对自己与患者的互动感到生气	4	3	2	1	0
13. 当朋友来访见到患者，我觉得不自在	4	3	2	1	0
14. 我讨厌患者	4	3	2	1	0
15. 患者需要我协助他处理许多日常生活事物	4	3	2	1	0
16. 患者依赖我	4	3	2	1	0
17. 我必须一直注意患者，以防他出现危险情况	4	3	2	1	0
18. 我必须协助他做许多最基本的照顾事项	4	3	2	1	0
19. 我忙于照顾患者而没有时间休息	4	3	2	1	0
20. 因照顾患者，我觉得人生有许多事情我没有经历过	4	3	2	1	0
21. 我希望我能逃离这情境	4	3	2	1	0
22. 照顾患者的工作影响了我的社交生活	4	3	2	1	0
23. 我觉得照顾患者让我心力交瘁	4	3	2	1	0
24. 我期盼在此时事情会变得不一样了	4	3	2	1	0

六、环境评估

环境评估内容包括环境的安全性和资源的可利用性。对于虚弱和有活动或平衡障碍的老年人，需重点评估居家环境的安全性。如居室光线是否充足，地面是否平整、干燥、防滑、无障碍物，便器高度是否合适，浴室内是否使用防滑垫或防滑砖，马桶周围、浴缸或淋浴间是否有扶手，椅子、沙发高度是否合适、有无扶手等。可采用改良居家危险因素评估工具(表 2-12)、预防老年人跌倒家居环境危险因素评估表(表 2-13)等进行评估。根据评估结果开出环境改造的处方，如移除可能导致老年人跌倒的杂物；安装扶手、拉杆、电话或其他安全呼叫设备；浴缸或淋浴间使用防滑垫等，以提高环境的安全性，对预防老年人跌倒和其他不良事件的发生具有重要意义。在资源可利用性方面，主要是评估失能老年人需要何种生活服务，如送餐服务、整理家务、代购物品、代缴税款、医疗护理等项目。目的是尽可能为老年人提供必要的帮助，维持其独立生活的能力。

表 2-12 改良居家危险因素评估工具

序号	评估内容	是(0分)	否(1分)
1	居家灯光是否合适	☐	☐

续表 2-12

序号	评估内容	是(0分)	否(1分)
2	电灯开关是否容易打开	☐	☐
3	地面上未放置杂乱的东西	☐	☐
4	浴缸或浴室内是否使用防滑垫或者使用了防滑瓷砖	☐	☐
5	洗刷用品是否放在容易拿到的地方	☐	☐
6	马桶周围、浴缸或淋浴间是否有扶手	☐	☐
7	是否容易在马桶上坐下和站起来	☐	☐
8	椅子、沙发高度是否合适,是否有扶手(容易从沙发椅上站起来)	☐	☐
9	家具是否放置在合适的位置,使您开窗或取物时不用把手伸得太远或弯腰	☐	☐
10	室内是否有电话或其他安全呼叫设备	☐	☐

表 2-13 预防老年人跌倒家居环境危险因素评估表

序号	评估内容	评估方法	选项 (是;否;无此内容)	
			第一次	第二次
地面和通道				
1	地毯或地垫平整,没有褶皱或边缘卷曲	观察		
2	过道上无杂物堆放	观察(室内过道无物品摆放,或摆放物品不影响通行)		
3	室内使用防滑地砖	观察		
4	未养猫或狗	询问(家庭内未饲养猫、狗等动物)		
客厅				
1	室内照明充足	测试、询问(以室内所有老年人能否看清物品的表述为主,有眼疾者除外)		
2	取物不需要使用梯子或凳子	询问(老年人近一年内未使用过梯子或凳子攀高取物)		
3	沙发高度和软硬度适合起身	测试、询问(以室内所有老年人容易坐下和起身作为参考)		
4	常用椅子有扶手	观察(观察老年人的习惯用椅)		

续表 2-13

序号	评估内容	评估方法	选项 (是;否;无此内容)	
			第一次	第二次
卧室				
1	使用双控照明开关	观察		
2	躺在床上不用下床也能开关灯	观察		
3	床边没有杂物影响上下床	观察		
4	床头装有电话	观察(老年人躺在床上也能接打电话)		
厨房				
1	排风扇和窗户通风良好	观察、测试		
2	不用攀高或不改变体位可取用常用厨房用具	观察		
3	厨房内有电话	观察		
卫生间				
1	地面平整,排水通畅	观察、询问(地面排水通畅,不会存有积水)		
2	不设门槛,内外地面在同一水平	观察		
3	马桶旁有扶手	观察		
4	浴缸/淋浴房使用防滑垫	观察		
5	浴缸/淋浴房旁有扶手	观察		
6	洗漱用品可轻易取用	观察(不改变体位,可直接取用)		

(刘跃华)

【本章小结】

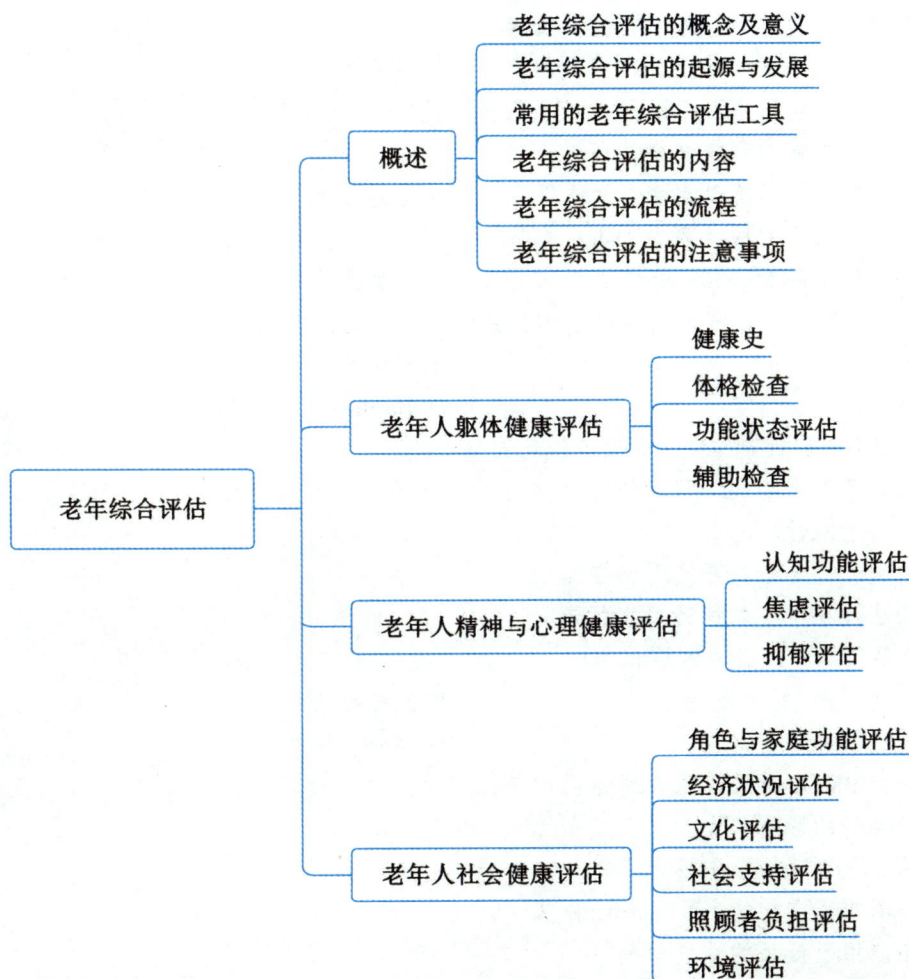

老年综合评估
- 概述
  - 老年综合评估的概念及意义
  - 老年综合评估的起源与发展
  - 常用的老年综合评估工具
  - 老年综合评估的内容
  - 老年综合评估的流程
  - 老年综合评估的注意事项
- 老年人躯体健康评估
  - 健康史
  - 体格检查
  - 功能状态评估
  - 辅助检查
- 老年人精神与心理健康评估
  - 认知功能评估
  - 焦虑评估
  - 抑郁评估
- 老年人社会健康评估
  - 角色与家庭功能评估
  - 经济状况评估
  - 文化评估
  - 社会支持评估
  - 照顾者负担评估
  - 环境评估

【自测题】

一、选择题

A1 型题

1.老年综合评估中最基本、最重要的内容是(　　)。

A.躯体健康评估　　　　　　　　　　B.精神与心理健康评估

C.居家环境安全性评估　　　　　　　D.社会健康评估

2.下列哪一类老年人群不适合做完整的老年综合评估(　　)。

A.已出现活动功能下降,最近恶化的老年人

B.伴有老年综合征的老年人

C.老年共病、多重用药的老年人

D.疾病终末期的老年人

3.老年综合评估的注意事项描述错误的是(　　)。

A.尽量提供安静、整洁、舒适的环境

B.尊重老年人,注意隐私保护

C.必要时分次进行,避免其过度疲劳

D.为提高效率,尽量让照顾者代替老年人回答问题

4.对老年人生命体征的评估描述不正确的是(　　)。

A.老年人基础体温比成年人低

B.高热往往提示感染严重,如体温正常则排除感染

C.疑有假性高血压时可做 Osler 试验

D.必要时应测量立位、卧位血压和餐前、餐后血压

5.单纯评定基本日常生活活动能力,首选的量表是(　　)。

A. ADL 量表　　　　　　　　　　　B. MMSE

C. Katz 指数　　　　　　　　　　　D. Barthel 指数

6.下列有关计时起立–行走试验描述错误的是(　　)。

A.主要了解老年人的移动能力和步态

B.适用于能行走的老年人

C.受试者行走不稳可使用助步器

D.测试过程中可以扶助患者行走

7.主要了解下肢肌力的测试是(　　)。

A.计时起立–行走试验　　　　　　　B. 5 次起坐试验

C.改良 Romberg 试验　　　　　　　D. Tinetti 步态评估

8.关于 MMSE 局限性的表述错误的是(　　)。

A.受年龄的影响较大

B.受文化程度的影响较大

C.强调非语言功能,语言条目偏少

D.不能用于痴呆的鉴别诊断

9.不属于社会支持系统评估维度的是(　　)。

A.客观支持　　　　　　　　　　　　B 主观支持

C.对支持的利用度　　　　　　　　　D.照顾者负担

10.对于衰弱和有活动或平衡障碍的老年人,下列哪项居家环境设计合理(　　)。

A.椅子配有扶手且高度适宜,便于起身

B.卫生间铺设光滑的地板砖

C.室内过道摆放经常需要使用的杂物

D.各房间之间设门槛以隔开

A2 型题

11.患者,男,83 岁,因反复胸闷、气促十年余,加重 5 天入院。入院后护士予 Barthel 指数评分,得分为 50 分,则该患者自理能力等级属于(　　)。

A.无依赖　　　　　　　　　　　　　B.轻度依赖

C.中度依赖　　　　　　　　　　　　D.重度依赖

12.患者,女,74岁,因突发左侧肢体乏力、行走不稳1天入院。入院后评估患者左下肢能抗重力及轻度阻力,完成全关节活动范围,左下肢肌力分级属于(　　)。

A.1级　　　　　　　　　　　B.3级

C.4级　　　　　　　　　　　D.5级

13.患者,女,78岁,因反复气促、乏力5年,加重3天入院。护士采用5次起坐试验评估患者下肢肌力,完成时间(　　)内为正常。

A.5 s　　　　　　　　　　　B.10 s

C.15 s　　　　　　　　　　　D.20 s

14.患者,男,82岁,因反复头晕乏力8年,加重2天入院。护士采用计时起立-行走试验评估患者的移动能力和步态,患者所用的时间为25 s,则该患者属于(　　)。

A.正常,能独立活动　　　　　B.轻度依赖

C.中度依赖　　　　　　　　　D.重度依赖

15.患者,女,78岁,近两月自觉情绪低落,疲倦乏力,入睡困难,老年抑郁量表(GDS-15)评分为8分,根据评价标准,该患者存在(　　)。

A.轻度抑郁　　　　　　　　　B.中度抑郁

C.重度抑郁　　　　　　　　　D.无抑郁

二、简答题

1.简述老年综合评估的意义。

2.简述老年综合评估的适宜对象。

自测题答案

一、1.A　2.D　3.D　4.B　5.D　6.D　7.B　8.C　9.D　10.A　11.C　12.C　13.B　14.B　15.A

二、1.老年综合评估是现代老年医学的核心技术之一,也是筛查老年综合征的有效手段之一。它能及时发现老年人现存的和潜在的健康问题,根据其医疗、心理和社会需求等进行早期干预,以维持或改善老年人的功能水平,提高其生活质量,并改善其居住环境的适宜性。另外,通过评估,还可以判断老年人应该接受哪个层次的医疗服务,根据评估情况将其安置在医院、护理院、社区或家庭进行治疗或照护,以利于更有效地利用医疗资源。正确掌握和合理应用老年综合评估技术,对老年患者急性期诊治、亚急性期的中期照护和长期照料、临终关怀等都具有极其重要的指导作用和临床应用价值。

2.老年综合评估适用于60岁以上,已出现活动功能下降(尤其是最近恶化者)、伴有老年综合征、老年共病、多重用药、合并有精神方面问题、社会支持问题(如独居、缺少社会支持)及多次住院者。但对于合并有严重疾病(如疾病终末期、重症疾病等)、严重痴呆、完全失能的老年人及健康老年人不适合完整的老年综合评估,因为他们不能从中获益或获益很少,可酌情对其针对性开展部分评估。

第三章
老年人日常生活护理

学习目标

知识目标：

(1)能陈述：老年人日常生活护理中影响有效沟通的因素；老年人皮肤特点、皮肤清洁、饮食、活动的护理要点。

(2)能复述：老年人日常生活护理的原则；与老年人沟通常用的形式；老年人日常衣着注意事项。

(3)能理解老年人日常生活护理的重要性。

能力目标：

(1)具有为老年人提供日常清洁、饮食、活动指导的能力；与老年人进行有效沟通的能力；为老年人提供性生活卫生指导的能力。

(2)具有运用本章所学老年康复辅助器具相关知识，指导老年人及照顾者选择合适的康复辅助器具，及了解应用注意事项的能力。

素质目标：

(1)培养严谨、细致、慎独的职业素养。

(2)养成将责任心、爱心、耐心融入护理工作的行为习惯，在老年人日常生活护理中体现尊老、敬老、爱老、助老的职业情怀。

案例导入

案例

张奶奶，70岁，体重65 kg。既往有高血压、糖尿病和关节炎，服用普萘洛尔、格列本脲、双氯芬酸钠等药物。3个月前在户外活动时不慎跌倒，导致右侧股骨颈骨折，被家人紧急送往医院进行治疗，目前正在康复中。张奶奶自理能力受损，部分日常生活需要协助，如行走、沐浴等。近期不愿与人交流，自述没胃口、睡眠差。

思考

1.列举张奶奶日常生活中可能存在的问题，分析相关因素。

2.如何对张奶奶实施日常生活护理？请制订一份护理计划。

随着年龄的增长，老年人机体老化引起的健康问题也随之增多，日常生活能力及质量也有所下降。老年人日常生活护理这一项综合性工作，旨在帮助老年人完成日常生活中的基本活动，使之保持独立性、自尊和幸福感，维持身心健康、提升生活质量。

第一节　概述

一、老年人日常生活护理的重要性

老年人日常生活护理的重要性在于维护他们的健康、安全和幸福，同时保证他们能够以舒适的方式度过晚年生活。

(一)有利于健康的促进与维护

老年人的身体机能逐渐衰弱，容易出现各种健康问题。通过日常生活护理，可以及时监测其健康状况，预防疾病的发生，保持身体健康。

(二)有利于增强安全与保障

老年人可能存在走动不便、认知能力下降等问题，容易发生意外。做好日常生活护理可以确保他们的安全，减少意外事件的发生。

(三)有利于促进心理健康

孤独、抑郁是老年人常见的心理问题。通过提供情感支持、社交活动等护理措施，可以促进老年人的心理健康，减少抑郁情绪。

(四)有利于提高生活质量

良好的日常生活护理可以帮助老年人保持身体健康与精神愉悦，提高生活质量，让他们过上更加舒适、幸福的生活。

二、老年人日常生活护理的原则

(一)尊重老年人

尊重老年人的个人权利、意愿和选择，保持沟通和理解，让他们感到被尊重和关爱。鼓励老年人充分发挥自理能力，使其独立完成尽可能多的日常生活活动。提供情感支持和理解，帮助老年人处理生活中的压力和挑战，促进其心理健康，减少孤独感和抑郁情绪。

(二)个性化护理

人们常能从自己的个性中发现及肯定自我价值。老年人具有丰富的社会经验，自我意识较强，应根据老年人的个体差异和需求，提供个性化的护理服务，考虑他们的喜好、习惯和健康状况，制订相应的护理计划。

(三)安全和舒适

确保老年人的生活环境安全、整洁,保护老年人的隐私,提供舒适的生活条件。防止坠床、交叉感染、服错药物及生活用水、电、燃气等意外事件的发生,对可能出现的危险因素多加提醒与防范,以保障他们的安全。

(四)营养与活动

提供营养均衡的饮食,确保老年人获得足够的营养,以满足身体健康的需求,从而改善免疫系统、骨骼和心血管的状况。鼓励老年人进行适当的身体活动和锻炼,保持身体健康和灵活性,预防疾病的发生。

(五)定期监测

老化的改变、疾病的影响可能对老年人的健康甚至生命造成威胁,应定期监测老年人生理指标、心理状态等状况,及时发现问题并采取相应的措施,预防疾病的发生和进展。同时,确保老年人定期接受体检,发现潜在问题时及时采取必要措施,保障他们的健康。

第二节　与老年人的沟通

一、沟通的概念及形式

沟通是指信息、思想、情感等在个体之间传递和交流的过程。在人际关系中,沟通至关重要,它可以促进理解、建立互信、解决问题,同时也是表达自己、分享感受的重要方式。无论是哪种形式的沟通,都需要双方的积极参与、倾听和理解,以确保信息传达的准确性和交流的有效性。在老年人日常生活护理中,应注意根据老年人的特点,选择有效的、可操作的沟通方式。

沟通形式多种多样,主要包括以下几种:

(一)口头沟通

通过口头语言进行交流,包括面对面的对话、电话交谈、会议演讲等形式。老年人往往拥有丰富的生活经验和智慧,在交谈时要保持尊重、耐心和同理心,确保沟通的有效性和舒适性。

注意事项:根据老年人的反应速度,控制好语速,尽量使用简单明了的语句,避免复杂的词汇和长句;为确保信息被正确理解,可以适时重复关键信息或询问对方是否明白;对于有听力障碍的老年人要注意说话时的音量,必要时可以靠近一些或者适当提高音量。

(二)书面沟通

通过书面文字进行交流,包括书信、邮件、报告、备忘录等形式。书面沟通要确保信息传达清晰、有效,同时要考虑老年人的文化程度。

注意事项：与老年人进行书面沟通时要注意书写规范，字体清晰，大小适中，排版整齐，内容简洁明了；注意称呼和表达的语气；必要时可以提供辅助工具，如放大镜、老视镜、有色背景等协助阅读；也可留下联系方式以便反馈交流。

（三）非语言沟通

通过身体语言、面部表情、姿势、眼神等方式进行交流，这种沟通方式通常比语言更直观、更真实。对于因认知障碍而无法顺利表达理解谈话内容的老年人来说，非语言沟通极其重要。

注意事项：老年人的心理认知状态不同于儿童，避免采用拍抚头部等让人感觉不适的动作；要尊重老年人的个性，了解其社会文化背景，多运用老年人反映良好的沟通模式。

（四）视觉沟通

通过图片、图表、图像等视觉元素进行交流，能够直观地传达信息。在与老年人进行视觉沟通时，要充分考虑老年人视觉老化这一现象，选择宽敞明亮的场所，使用高对比度的颜色组合，以助于分辨视觉元素。

注意事项：多采用清晰、简洁的视觉元素，避免复杂或细节较多的视觉元素，避免采用闪烁或快速变化的图像。

（五）电子沟通

利用电子设备进行交流，包括电子邮件、短信、社交媒体等形式。与老年人进行电子沟通时，需要考虑到他们是否熟悉和习惯使用电子设备。在沟通过程中要有耐心，使用简单易懂的语言进行表达，提供清晰的指导和支持，让老年人有更多的时间来适应学习。

注意事项：务必强调保护个人信息和隐私的重要性，教育老年人要保护好自己的信息安全，避免遭受网络电信诈骗。

（六）群体沟通

可在团队或群体中进行交流，包括会议、讨论、团队合作等形式。群体沟通对老年人来说是一种重要的社交和信息交流方式，例如组织老年人参加各种社交活动、健康讲座、文化艺术活动、志愿者活动等。老年人可以在群体中建立联系、分享经验、获得支持和互动，提升生活质量并保持社交活动的丰富性。

（七）跨文化沟通

在不同文化背景下进行交流，需要考虑文化差异和沟通方式的适应性。在当今多元文化社会中，越来越多的老年人喜欢外出旅游，感受和了解不同的风土人情。在沟通交流时，我们要尊重老年人的文化背景和价值观，耐心倾听老年人对其他文化的看法和观点。鼓励其主动学习不同文化背景下的沟通方式，促进不同文化间的理解和交流，有助于建立和谐的跨文化关系。

二、影响有效沟通的因素

良好的沟通能力是建立良好人际关系、解决问题、推动工作和生活发展的重要基础。

老年人的有效沟通能力受到多种因素的影响，帮助老年人克服沟通障碍，提升沟通能力，对于维护他们的心理健康，增进社交互动和提高生活质量都具有重要意义。影响老年人有效沟通的因素有很多，可以从沟通者、信息、接收者和环境四个维度来分析：

（一）沟通者因素

1. 专业技能　语言表达能力、沟通技巧、医学和护理知识。
2. 态度　对老年人的尊重、耐心倾听、同理心。
3. 情绪状态　情绪波动可能会影响沟通者的表达和理解能力。

（二）信息因素

1. 清晰度　信息是否明确、易于理解。
2. 信息量　信息量是否适中，避免信息量过多导致难以消化或过少导致信息不足。
3. 表达方式　语言的选择（口头或书面）、非语言信息的运用等。
4. 安全与隐私　老年人对现代沟通工具和技术的熟悉程度会影响他们的沟通方式和效果，技术差距可能会导致沟通障碍。另外，信息的安全性、隐私性等因素可能会降低沟通的有效性。

（三）接收者因素

1. 生理因素　影响老年人沟通的生理因素包括永久性生理缺陷和暂时性生理不适。永久性生理缺陷，如听力、视力障碍，可导致老年人沟通能力长期受限；暂时性生理不适，如疼痛、饥饿、疲劳等，对沟通的影响时效较短，当影响因素得到控制或消失后，沟通可以正常进行。

> **【护考真题链接】2019 年-A2 型题**
>
> 患者，男，68 岁。农民，无文化。胃癌术后，护士在探视时间与其进行交谈，交谈过程中，护士手机来电，护士立刻将手机关闭。患者感到伤口阵阵疼痛，并很烦躁，探视患者的女儿轻轻安慰，最终交谈无法再进行下去，不得不中止。导致此次交谈失败的个人生理因素是患者（　　）。
>
> A. 无文化　　　　　　　　　B. 情绪烦躁
> C. 年龄较大　　　　　　　　D. 伤口疼痛
> E. 女儿在场
> 答案：D
> 分析：影响沟通的因素包括生理因素，生理因素又包括永久性生理缺陷和暂时性生理不适。永久性生理缺陷可致老年人沟通能力长期受限，暂时性生理不适对沟通的影响时效较短，当影响因素得到控制或消失后，沟通可以正常进行。

2. 认知能力　包括注意力、记忆力、理解力和思维速度，这些能力的下降会影响老年人的理解能力、记忆力和思维清晰度，从而影响他们的沟通效果。
3. 情绪和心理状态　老年人的情绪和心理状态会直接影响其沟通效果。情绪稳定和积极的老年人更容易进行有效沟通。心理健康问题，如抑郁、焦虑等，会影响老年人的情绪表达和沟通意愿，降低有效沟通的可能性。

4. 个人经验和价值观 老年人不同的生活经历和文化背景都可能影响他们的沟通方式和理解能力。

(四) 环境因素

1. 物理环境 噪音、温度过冷或过热、空间布局不合理、时间紧迫等环境因素，可能导致沟通障碍。

2. 社会环境 包括文化环境和社交环境。文化环境如语言、习俗和社会角色期望等，不同文化背景可能导致沟通信息的误解。老年人所处的社会支持系统和社交环境，对其沟通能力的影响很大，孤独感、社交孤立等问题可能影响他们的沟通表现，而良好的社交环境支持和互动程度，能够促进老年人的沟通互动和交流。

三、促进有效沟通的方法

有效的沟通应具有信息交换顺畅、相互理解正确、反馈响应及时等特点。信息的传递是沟通的核心，包括事实、观点、想法或情感。相互理解是沟通的基础，需要发送者和接收者对信息有共同的理解。

提高与老年人的沟通效果，需要充分考虑老年人的身体、心理和感官特点，以及他们的生活环境和文化背景。此外，需要更好、更全面地理解老年人的需求和感受，与其建立良好的信任关系。

(一) 尊重和耐心

始终要以尊重的态度对待老年人，给予他们足够的时间和空间表达自己，耐心倾听，认真回应他们的需求和感受。根据老年人的生理特点，采用适当的沟通方式，语言沟通简洁清晰，语速适中，非语言沟通动作协调、恰当，避免出现不耐烦或轻视。

(二) 建立信任关系

沟通者学会站在老年人的角度思考问题，理解他们的生活环境和文化背景；根据老年人的个性特点调整沟通方式，适时共情；关注老年人日常生活细节，如饮食习惯、活动能力、社交互动等，及时发现其潜在的需求和问题，在不断的互动和关怀中建立信任。

(三) 定期反馈

定期对老年人进行反馈和评估，以确保提供的支持和服务符合他们的需求和期望，同时也为后续沟通提供经验和保障。

(四) 学习与成长

当老年人面临困难和挑战时，给予支持和鼓励，帮助其建立自信和应对能力。同时，医护人员、养老照护者、家庭成员，要持续学习相关知识和技能，以便更好地理解老年人的需求和感受，为他们提供更加贴心、个性化的支持和服务。

第三节　皮肤清洁与衣着卫生

皮肤清洁与衣着卫生是老年人日常生活护理中必不可少的内容。老年人的皮肤因老化和疾病因素的影响，更容易出现损伤或感染。保持皮肤清洁与衣着卫生可以减少细菌感染的风险，预防皮肤疾病和其他健康问题的发生。此外，足部护理的重要性不容忽视，保持足部干燥与清洁可预防足部真菌感染，避免因此引起的不适、疼痛和并发症。总之，做好皮肤清洁与衣着卫生护理不仅有助于老年人保持健康，增强自信心，还能提升其生活舒适度和幸福感。

一、皮肤清洁

（一）老年人皮肤的特点

1.皱纹和皮肤松弛　皮肤中的胶原蛋白和弹性纤维随着年龄的增长逐渐减少，导致皮肤失去弹性，出现皱纹和松弛现象。

2.色素沉着　随着年龄的增长，皮肤中的色素沉着增加，易出现皮肤斑点、肤色不均匀等问题。

3.皮肤干燥粗糙　随着年龄的增长，皮肤的天然保湿因子减少，皮脂分泌减少，导致皮肤容易干燥、粗糙，例如足部皲裂。

4.浅感觉减弱，表面敏感性降低　随着年龄的增长，皮肤触觉、温觉、痛觉减弱，皮肤变薄，失去弹性和抵抗力，容易受到外界刺激和损伤，且创伤后的皮肤自愈能力下降。

5.疾病风险增加　老年人血管脆弱性增加，容易出现皮肤血管网状红斑、静脉曲张等问题。同时随着年龄增长，老年人皮肤容易出现瘙痒、湿疹、皮肤癌等问题。

> **🔊【护考真题链接】2018 年-A1 型题**
>
> 护士对 75 岁的老年患者进行皮肤状况评估。下列信息中，表明患者的皮肤存在潜在的问题是(　　)。
>
> A.皮肤弹性减弱　　　　　　　　B.皮肤色素沉着增多
>
> C.皮肤存在硬结　　　　　　　　D.皮肤表面干燥、粗糙
>
> E.皮肤皱纹增多
>
> 答案：C
>
> 分析：老年人随着年龄的增长，皮肤出现皱纹增加、松弛、弹性减弱、色素沉着增多、表面干燥粗糙等均属于正常现象。

（二）皮肤清洁的一般护理

1.沐浴

沐浴可清除污垢、保持毛孔通畅，有利于预防皮肤疾病。老年人可根据自身习惯和地

域特点，选择合适的沐浴次数。皮脂腺分泌旺盛，出汗较多的老年人，沐浴次数可适当增加。沐浴时间一般以 10 ~ 15 min 为宜，沐浴的室温调节在 24 ℃ ~ 26 ℃，水温则以 35 ℃ ~ 40 ℃ 为宜，皮肤 pH 值在 5.5 左右。

考点：老年人洗浴

注意事项：①沐浴室标识清晰且明显，可酌情增设适老化设施；沐浴室地面铺设防滑垫，必要时可安装扶手或座椅，避免发生跌倒；沐浴室门切勿反锁，必要时可安装紧急呼叫器。②沐浴时调节水温，先放冷水，再放热水，以防烫伤；可增设暖风系统，沐浴前提前调节好室温，避免着凉。③皮肤褶皱部位如腋下、肛门、外阴等沐浴时需着重清洁，并仔细检查有无损伤、瘙痒、湿疹等皮肤问题。④避免空腹或饱餐后沐浴，以免引起低血糖、低血压等不适，从而影响食物的消化吸收。⑤沐浴时应避免使用碱性肥皂，宜选择弱酸性的硼酸皂、羊脂皂或沐浴液；沐浴用的毛巾应柔软，擦拭宜轻，以免损伤角质层。

2. 头发护理

老年人的头发通常稀疏、发质脆且易脱落。由于每天头发表面会积累皮脂腺分泌物，同时附着细菌，若不及时清洁，容易影响头发的健康。做好头发的清洁和保养，既可以减少头发的脱落，还有助于改善自我形象。老年人的发质各不相同，干性发质建议每周清洗 1 次，油性发质每周清洗 2 次，选择适合相应发质的洗护用品，避免使用对发质或头皮产生刺激或损伤的产品。洗发时，水温要适中，时间不宜太长，不可用尖锐指甲抓挠头皮，对于卧床不起的老年人，可采用充气式洗头盆(图 3-1)或仰卧洗头盆(图 3-2)协助其床上洗发。

注意事项：可用木梳或牛角梳梳理头发，每日 3 次，每次不少于 30 min，以疏通经络促进头部血液循环，达到护发效果。老年人如需染发，需注意控制染发的频率，并谨慎选择染发剂，确保染发剂中苯二胺、醋酸铅、过氧化氢等化学成分的浓度不超过国际安全标准。在使用染发剂之前，务必进行皮肤测试，避免发生过敏反应。

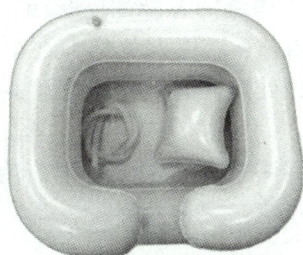

图 3-1　充气式洗头盆

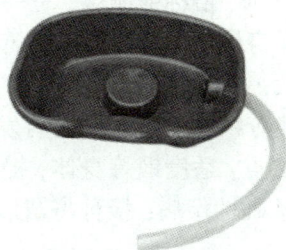

图 3-2　仰卧洗头盆

3. 手足护理

可用带放大镜的指(趾)甲剪，定期修剪指(趾)甲；可在热水泡脚后用磨石板清除足部过厚的角化层，再涂抹护肤品，预防皲裂。

有手足皲裂的老年人可在晚间沐浴后或用热水泡手足后，涂上护手霜、护脚霜，再戴上棉质手套、袜子，穿戴一晚或 1 ~ 2 h，可以有效改善皲裂状况。使用药效护肤品时，首先要观察老年人皮肤能否耐受，是否过敏。

(三)常见皮肤问题

1. 瘙痒

老年瘙痒症，指由某些系统疾病，如糖尿病、肝肾疾病、寄生虫病、甲状腺功能异常、胆道疾病、肿瘤等，药物或皮脂腺分泌功能减退，皮肤干燥和退行性萎缩等因素引起的慢性皮肤瘙痒。过冷或过热，皮毛、化纤粗糙衣物，酒精、咖啡、浓茶，鱼、虾、蟹等海鲜饮食因素也可诱发瘙痒。瘙痒症易引起皮肤破损和感染，护理时要重点关注皮肤的完整性，预防继发感染。

护理要点：①选择合适的沐浴频次，水温不宜过热，避免使用刺激性护肤品。②饮食宜清淡，忌烟酒、咖啡、浓茶，少食辛辣刺激性食物。③查找病因，对症处理。可使用低浓度类固醇霜剂涂擦患处，适当应用抗组胺类药物及温和的镇静剂减轻瘙痒，防止皮肤继发性损害。④协助老年人修剪指甲。讲解和示范转移瘙痒的技巧和方法，如用指腹按摩代替抓挠；通过松弛疗法转移注意力；采用呼吸放松法减轻焦虑；在不影响血运情况下，轻轻拍打瘙痒部位，用皮肤刺激法缓解瘙痒。⑤做好健康教育，指导老年人养成良好的生活习惯，合理休息，劳逸结合，保证睡眠，加强体育锻炼，增强机体免疫力，保持积极乐观的心态。

2. 湿疹

湿疹，通常指皮炎湿疹类疾病，是一类慢性、炎症性、瘙痒性皮肤病。这类疾病可能同时或先后发生多种瘙痒性皮损，如红斑、丘疹、斑丘疹、水疱、糜烂、渗出、脱屑、结痂、苔藓样变等。湿疹容易复发，严重影响患者的生活质量。部分皮炎湿疹类疾病具有相对明确的病因，如接触性皮炎、感染性皮炎、乏脂性皮炎、自身敏感性皮炎等，或者具有相对特征性的皮损特点，如钱币状皮炎、脂溢性皮炎等。

护理要点：保持皮肤清洁，避免接触刺激性物质，使用温和的洗浴产品，避免抓挠。规范足疗程的治疗并且积极预防。

3. 带状疱疹

带状疱疹，俗称蛇缠腰，是一种由水痘-带状疱疹病毒引起的感染性皮肤病，常伴有神经痛，并在身体单侧出现带状分布的皮疹。随着年龄的增长，老年人免疫力逐渐下降，带状疱疹成为常见的皮肤问题之一。带状疱疹主要表现为患处皮肤有针扎样疼痛，周围绕以红晕，可伴有结痂。发疹前可有发热、乏力等全身症状。

护理要点：适度锻炼身体，提高自身免疫力，避免食用辛辣刺激食物；规范治疗、控制好已有的基础性疾病；接种疫苗以有效预防疾病。

二、衣着卫生

(一)老年人衣着的特点

老年人选择服饰应考虑实用性、方便性、安全性，要有利于健康和穿脱，兼顾美观和颜色搭配，以提高他们的生活质量。

(二)老年人日常衣着的注意事项

1. 选择适宜的材质

老年人体温中枢调节功能降低，对寒冷的抵抗力和适应力降低。老年人皮肤较薄，对外界刺激的敏感性增强。因此，在炎热的时节，应选择柔软、透气、吸湿性好的衣物，以防中暑；在寒冷的时节，应选择保暖性能较好的衣物，以防感冒和冻伤。衣服面料选择，以质地松软、舒适为宜，内衣应选择柔软的棉质面料。

2. 选择合适的衣服

衣服方便穿脱对于老年人来说非常重要。即便是肢体残障者，也要尽量鼓励其参与衣服的穿脱过程，以最大限度保持和发挥其残存功能。因此，在衣服款式的选择上，应尽量选择易于穿脱的衣服。

上衣多选择开衫，避免套头衫，开衫尽量选择拉链式，避免纽扣式，拉链应留有较大指环，以便于拉动，如确实需要使用纽扣，应注意不宜过小，要方便老年人自行系扣。做饭时衣服的袖口不宜过宽，避免着火或碰倒厨具碗碟。

老年人的平衡感降低。因此，裤子、裙子长度不宜过长，裤脚最好不要太宽松，裙摆不宜过大，以免行走时绊倒。腰带宜选择松紧腰，以便穿脱。

3. 选择舒适的鞋子

老年人选择鞋子，应考虑舒适、轻便、有良好的支撑性和防滑性能。尽量不选择要系鞋带的鞋子，以防鞋带松脱踩踏跌倒。鞋子大小要合适，鞋子太大，行走时不跟脚，容易跌倒；鞋子太小，可能因压迫和摩擦造成皮肤破损，特别是患有糖尿病的老年人应更加注意。鞋底要有一定的厚度，老年人脚部肌肉因老化而发生萎缩，鞋底太薄、太硬，行走时硌脚，鞋底过平则无法为足弓提供足够的支撑，行走容易产生疲劳。最重要的是，老年人应选择具有防滑功能的鞋，无论是在室内还是室外，均要防止发生滑倒。

4. 其他

尊重老年人的审美观念，充分考虑老年人衣着的社会性，在尊重其原有生活习惯的基础上，注意衣服的款式和颜色要适合其个性、年龄以及社会活动需求。老年人可选择喜爱的色调，大方别致的款式，合适的饰品装饰，以展现他们的优雅气质，增进心情愉悦。

第四节　饮食与排泄

一、饮食与营养

饮食与营养是维持生命和健康的基本需要。老年人的饮食与营养是日常生活护理中的重要环节，合理的饮食和营养不仅能够维持身体健康，还能预防营养不良，增强免疫力，促进康复，延缓衰老。

随着年龄的增长，特别是 65 岁以上的老年人，机体衰老的特征日益凸显，生理上的变化会影响老年人摄取、消化食物和吸收营养的能力，增加罹患各种疾病的风险，再加上心理、经济、社会因素的影响，使得老年人对饮食和营养有着特殊的需求。

（一）老年人营养代谢特点

1. 基础代谢率降低

基础代谢率（basal metabolic rate，BMR）是指在近期状态下维持身体正常生理功能所需的最低能量消耗率。基础代谢率受多种因素影响，包括年龄、性别、体重、身高、肌肉质量和代谢活性等。一般来说，女性的基础代谢率比男性低，老年人的基础代谢率比年轻人低。此外，老年人身体在静息状态下消耗的能量减少。

2. 能量利用率下降

能量利用率是指人体摄入的能量中，用于支持基本代谢和生理功能的比例。能量利用率受许多因素影响，包括基础代谢率、体重、体成分、运动水平、消化吸收能力等。老年人在相同活动水平下，能量利用率降低，会导致能量过剩，进而导致体重增加和其他健康问题。

3. 水分代谢减缓

维持健康与生命所需要的营养素有六大类，包括三种产能的宏量营养素（蛋白质、脂类、碳水化合物）、无机盐、各种维生素和水，其中水是各种营养代谢与利用过程中不可或缺的物质，约占人体重量的60%。随着年龄的增长，老年人身体组织中水分含量减少以及肌肉组织减少，体内总水分含量下降。此外，肾脏功能的老化也会影响机体水平衡的调节。

> 考点：老年人热量的来源

（二）老年人的营养需求

1. 碳水化合物

碳水化合物是提供能量的重要营养素，也是构成组织和保护肝脏功能的重要物质。随着年龄增加，体力活动和代谢活动逐步减少，人体对热能的消耗也相应减少，过剩的能量导致超重或肥胖，甚至诱发一些常见的老年病。一般来说，60岁以后能量的摄入较年轻时减少20%，70岁以后减少30%。同时，老年人的胰岛素对血糖的调节作用减弱，导致对糖的耐受能力减退，为避免饮食造成血糖水平波动过大，应注意饮食中糖类的供给，宜选择低血糖生成指数的食物，如谷类、薯类。老年人总碳水化合物的摄入量宜占总热量的60%~70%。

2. 蛋白质

蛋白质是人体组织细胞的重要组成成分。摄入不足，会影响组织的合成代谢与细胞更新，加速组织器官的衰老；摄入过多，会加重肝脏和肾脏负担，进而损害肝肾功能。老年人消化功能减退，蛋白质吸收率降低，食物中蛋白质摄入不足的风险大于摄入过量。因此，应为老年人提供丰富且容易吸收的蛋白质，摄入量男性约60 g/d，女性约50 g/d，蛋白质供给能量占总热量的10%~15%，优质蛋白质应占摄入蛋白质总量的50%以上，如鱼、虾、瘦肉、牛奶、蛋、禽类、豆类等，每日不宜集中在一餐摄入大量蛋白质。

3. 脂类

脂类包括脂肪和类脂。脂肪的主要成分是储存在脂肪细胞中的甘油三酯，是主要产能营养素之一，占老年人总能量的20%~25%。老年人体内脂肪组织随年龄增加而增多，胆汁分泌减少，酯酶活性降低，对脂肪的消化和利用减慢，膳食中摄入过多脂肪会加重消化系统的负担。因此，食物摄入脂肪总量不应高于50 g/d，尽量以富含不饱和脂肪酸的植物油为主，如菜籽油、橄榄油、亚麻油等。类脂主要包括磷脂和胆固醇。磷脂是细胞膜、神经髓鞘等人体细胞的组成成分，对身体健康尤其是脑健康作用明显。胆固醇对老年人健康的作用容易被忽略，胆固醇过量会增加动脉粥样硬化的风险，胆固醇摄入不足会影响机体脂类物质的吸收，尤其是脂溶性维生素的吸收以及钙、磷代谢等。植物中不含胆固醇，所以纯素食不利于健康，但胆固醇摄入量每天不宜超过 300 mg。

4.膳食纤维和维生素

膳食纤维是碳水化合物中不能被人体消化酶所分解的多糖类物质，存在于谷物类、薯类、豆类、蔬果类等食物中，具有改善肠道功能、降低血糖和胆固醇、控制体重、预防结肠癌等恶性肿瘤的作用。

维生素在维持身体健康、调节生理功能、延缓衰老过程中起着极其重要的作用，包括脂溶性维生素(维生素 A、维生素 D、维生素 E、维生素 K)和水溶性维生素(维生素 C、B族维生素)两大类。大多数维生素在体内不能自行合成、合成较少或不能在组织中贮存，故食物中必须适时供给足量的维生素。

维生素 A，在动物肝脏、蛋黄中含量较高。老年人缺乏维生素 A 可致夜盲症和皮肤粗糙；维生素 A 过量会导致急性或慢性中毒。

维生素 D，在动物肝脏、蛋黄和海鱼中含量较高。老年人缺乏维生素 D 可致骨质疏松和骨质软化症；维生素 D 过量会导致高钙血症和高钙尿症。

维生素 E，含量较丰富的植物性食物有各种压榨植物油、果蔬类、坚果类，和动物食物中的瘦肉、乳类、蛋类、鱼肝油等。老年人缺乏维生素 E 会加速组织细胞老化、脂褐素生成、免疫力下降；维生素 E 过量会出现头痛、眩晕、恶心、血栓性静脉炎、肺栓塞、心力衰竭等。

维生素 C，在新鲜的蔬菜与水果中含量丰富。老年人缺乏维生素 C 可引起坏血病，表现为机体各个组织器官出血，免疫力下降；维生素 C 过量可引起尿酸盐排泄量增加，促进泌尿系统结石形成。

B 族维生素充足有利于维持正常的代谢和良好的食欲，但人体自身无法合成，需要通过摄入食物获得，虽然对其需求不高但必不可少。

老年人 B 族维生素的供需情况及主要食物来源，见表 3-1。

表 3-1　老年人 B 族维生素的供需情况及主要食物来源

B 族维生素	主要食物来源	缺乏易导致的疾病
维生素 B_1	全谷物与豆类，米糠中含量最高，坚果、动物内脏及瘦肉、酵母菌等中含量也较为丰富。	脚气病、神经性皮炎、韦尼克脑病
维生素 B_2(核黄素)	动物内脏中含量最高，蛋黄、奶类、各种菇类、海带、蔬菜、水果中含量较丰富。	口角炎、唇炎、口腔溃疡、阴囊炎
维生素 B_6	酵母粉中含量最高，鸡肉、鱼肉等白肉类、动物内脏、全谷物与豆类、水果、蔬菜、坚果中含量较为丰富。	末梢神经炎、唇炎、舌炎
维生素 B_{12}	主要由某些消化道细菌合成，肉类、牛奶、蛋制品、鱼类等中含量较为丰富。	巨幼红细胞性贫血
叶酸(维生素 B_9)	由消化道内的微生物和植物合成，各种绿叶蔬菜与常见水果、芦荟、燕麦、豆类、坚果、动物肝脏中含量较为丰富。	巨幼红细胞性贫血

续表 3-1

B族维生素	主要食物来源	缺乏易导致的疾病
泛酸(维生素 B_5)	蜂王浆、酵母、小麦、花生、米糠、豌豆、蛋、动物肝脏中含量较为丰富。	营养不良相关性疾病
烟酸(维生素 B_3)	动物肝脏、肉类、酵母、花生、豆类、谷物、茶叶和咖啡中含量较为丰富。	癞皮病
生物素(维生素 B_7)	动物肝脏、酵母、鸡蛋、花生、豆类、燕麦、玉米、马铃薯、甜菜和葡萄中含量较为丰富。	少见
胆碱	蛋黄、鱼肉、动物肝脏、海产品、鸡胸肉、瘦肉、牛奶、豆类、花生、西兰花、莴苣中含量较为丰富。	肝脏脂肪变性

5. 水分和矿物质

水是人体重要的组成成分。人体的含水量会随着年龄的增长逐渐减少。水分摄入不足,可导致口渴、皮肤干燥、尿少、便秘、血液黏稠、消化液减少等,严重时还会发生水电解质紊乱。水分摄入过量会增加心脏、肾脏负担,严重时会发生水中毒。老年人每天的饮水量以 1200~1500 mL 为宜,以白开水和淡茶水为宜,采用主动少量多次饮水的方法,清晨起来可饮一杯温开水,临睡前尽量少饮水,以减少夜尿的次数。

组成人体组织的元素有氧、碳、氢、氮、钙、磷、钾、硫、钠、氯、镁等,其中钾、钠、钙、镁、铁、碘、锌、硒等元素人体不能合成,必须由膳食摄入,这种营养素称为矿物质和无机盐。

矿物质分为常量元素和微量元素两大类。老年人常量元素供需情况及主要食物来源,见表 3-2,老年人必需微量元素供需情况及主要食物来源,见表 3-3。

表 3-2 老年人常量元素供需情况及主要食物来源

常量元素	主要食物来源	供需失衡
钙	奶制品、蛋黄、豆类、谷物与坚果、菌菇类、海产品、肉类	长期缺乏可致骨质疏松,摄入过量可增加患结石的风险
磷	广泛存在于自然界	正常饮食可足量摄取
镁	坚果、大豆、绿色蔬菜	缺乏可出现肌肉抽搐或无力,以及各种心血管疾病、糖尿病
钾	蔬菜、水果、谷物、肉类	缺乏可引起神经肌肉、心血管、中枢神经等功能性或病理性改变
钠	食盐、味精(谷氨酸钠)、小苏打(碳酸氢钠)、酱油	摄入过多是高血压病因之一
氯	食盐	缺乏可致乏力、头晕、少尿

表3-3 老年人必需微量元素供需情况及主要食物来源

常量元素	主要食物来源	供需失衡
铁	动物肝脏、瘦肉、蛋黄、菠菜、红枣	缺乏可致贫血,过量可致腹泻
碘	海产品	缺乏或过量可致甲状腺功能异常
锌	牡蛎、瘦牛肉、羊肉、螃蟹	缺乏可致味觉障碍、生长发育不良、皮肤损害、免疫功能损害
硒	蛋类、海产品、动物肝肾、蘑菇、坚果、豆类	缺乏是克山病(地方性心肌病)发病的主要危险因素
铜	动物内脏、牡蛎、鱼、虾、瘦肉、豆类、芝麻、花生	缺乏可致小细胞低色素性贫血
钼	动物内脏、肉类、蛋类、奶类、豆类、深绿色蔬菜、粗粮	正常膳食一般不易缺乏
铬	动物肝脏、肉类、全谷类食物	糖、脂代谢紊乱、糖尿病、心脑血管疾病

(三)影响老年人营养摄入的因素

1. 生理因素

(1)各种感官反应迟钝

老年人味觉功能减退,特别是对苦味和咸味感觉功能显著下降,同时多伴有嗅觉功能低下,不能或很难嗅到食物的香味。因此,老年人偏好味道浓厚的菜肴。老年人吞咽反射能力下降,不但会导致营养不良,还会在进食过程中增加误吸的风险,从而引发吸入性肺炎,甚至导致窒息。

(2)消化吸收能力下降

老年人牙齿松动或缺失,咀嚼肌群力量下降,唾液分泌减少,这都会影响咀嚼功能,严重时甚至限制进食。消化液分泌减少,消化吸收功能逐渐降低,会导致老年人所摄取的食物难以被机体有效利用,尤其是大量蛋白质和脂肪的摄入可能引发腹泻。便秘是老年人的常见问题,不仅会引起腹部饱胀感、食欲不振,还进一步影响营养的摄入。

2. 心理社会因素

老年人的心理状态、社会地位、经济实力、生活环境以及价值观等因素,也会影响其饮食和营养状况。如空巢、独居、丧偶或入住养老院、医院等因素,可导致老年人生活方式单调枯燥、活动不便、情绪低落,产生孤独、寂寞、焦虑、抑郁等负面情绪,出现食欲减退与偏食,饮食品种单一,全身营养不良或部分营养素缺乏。如经济压力会导致膳食种类和数量减少。如营养知识缺乏会引起偏食,导致营养失衡。如身居高楼且行动不便的老年人在食物采购和烹饪上也会遇到困难,排泄功能异常且生活不能自理的老年人,可能存在怕麻烦照顾者的心理,刻意控制饮食,从而影响营养摄入。

3. 疾病因素

疾病也是影响食物消化吸收的重要因素。老年人易发生肌肉萎缩、瘦体组织量减少、体脂量增加。缺钙会导致骨量丢失、骨质疏松，膝关节、髋关节退行性病变，神经系统退行性病变等，从而导致老年人身体活动能力减弱，认知功能减退，对能量、营养素的需求发生改变。患有心脑血管疾病、消化性溃疡、癌症、肾脏疾病、糖尿病、阿尔茨海默病等疾病的老年人，易出现肢体功能障碍、进食困难，或长期服用药物导致食欲下降。因此，控制疾病的发展，防止疾病恶化，可有效改善其营养状况。

(四)老年人的饮食原则

1.平衡膳食，少量多餐

老年人因生理老化或疾病因素，饮食上要注意结构合理、营养均衡、规律饮食、少量多餐。早、中、晚三餐食量的比例最好为30%、40%、30%。正餐控制在七八分饱为宜，荤素搭配以素为主、粗细搭配多食粗粮、干稀搭配混合食用，生熟搭配适量生食，做到"三高一低四少"，即高蛋白、高维生素、高纤维素、低脂、少盐、少油、少糖、少辛辣调味品。

> 考点：老年人三餐食量的比例

2.易于消化，温度适宜

老年人因消化功能减退，饮食宜松、软、细，少油腻、黏稠、少油炸。可选择面条、馄饨、软饭或稠粥等软食。老年人的食管对食物温度的耐受性减弱，宜食用温热食物，不宜过烫。

3.补足水分，适当运动

老年人需养成少量多次饮水和主动饮水的习惯，不要在感到口渴时才饮水。适度的运动有助于消化、睡眠，紫外线照射皮肤还可促进体内维生素 D_3 的合成，延缓骨质疏松的进程。老年人的运动量应根据体能和健康状况进行调整，一般每天户外锻炼1~2次，每次30~60 min，一般可选择慢走、太极拳等轻度有氧运动，以轻微出汗为最佳运动强度。身体素质较好的老年人可适当提高运动强度，但应遵循循序渐进、量力而行、运动前后要有准备活动的原则。

4.关心关爱，鼓励陪伴

老年人应积极参与家庭及社会活动，主动与家人朋友一起进餐或活动。社会和家人应加倍关爱失能或半失能老年人，多陪伴交流，适度协助，及时发现和预防营养相关疾病的发生和发展。注意关注老年人的饮食和体重变化，《中国老年人膳食指南（2022）》建议，老年人应当保持适宜体重，BMI（体质指数）最好保持在20~26.9 kg/m² 之间。如果 BMI 超出范围，则应在饮食和身体活动方面适度调整，使体重平缓回到正常范围，不应采取极端措施让体重在短时间内产生大幅度变化。

(五)老年人的饮食护理

1.一般护理

环境整洁，通风良好，进餐前避免打扫卫生。食物多样，搭配合理。进餐时宜采用坐位，鼓励自行进餐，避免说笑，防止误吸。

2.特殊护理

(1)卧床老年人的饮食护理

对于轻度功能障碍的老年人，尽量协助其坐起，利用床上餐桌进餐。对于不能自行进食的老年人，可协助喂食，但应注意尊重其生活习惯，掌握适当的速度，与其相互配合。偏瘫的老年人，应采取健侧卧位进食。

（2）视力障碍老年人的饮食护理

对于视力障碍的老年人，应主动向其介绍餐桌上的食物种类和位置，帮助其用手触摸以便确认。要注意保证安全，要提醒注意汤、水及过热的食物，鱼刺要剔除干净。烹饪食材注意香味，营造良好的进餐氛围，均有利于增进食欲。

（3）上肢障碍老年人的饮食护理

老年人上肢出现麻痹、挛缩、变形、肌力低下、震颤等障碍时，自己摄入食物较为困难。对于无法紧握手的老人，可选择特殊的餐具，如粗柄的勺、叉，套筷或用绳子将两根筷子连在一起防脱落，尽量维持老年人自行进餐的能力。

（4）吞咽功能障碍老年人的饮食护理

进食时为防止误咽、呛咳，应采取坐位或半坐卧位，避免平卧位。选择易于咀嚼和吞咽的食物，避免干硬、黏稠、纤维含量高的食物，可将食物切成小块、搅拌成糊状或煮熟至软烂，以便吞咽。食物温度适宜，进食速度要慢，每次进食量要适中，避免过饱。饮水时可采用吸管、头偏向一侧等方式辅助，避免喝含气或引起腹胀的饮料。保持口腔卫生，预防口腔疾病。

二、排泄

排泄是维持健康和生命的重要生理功能。排泄行为的自主和自理是维护个体尊严和社会自立的重要条件。随着年龄的增长，老年人机体生理功能逐渐退化，再加上慢性疾病的影响，排泄系统的问题在机体老化过程中几乎不可避免。这类问题会给老年人造成较大的生理、心理上的压力，严重影响老年人的生活质量。护理人员应根据老年人的病情、自理程度、认知能力等因素，实施正确的护理，给予饮食、排泄、如厕等方面的健康指导。

（一）合理饮水

注意饮水的时间和量，白天相对要多饮水，晚餐后要限制饮水，睡前排空膀胱，以减少夜尿。

（二）环境安全

洗手间最好设置在卧室附近，以方便进出，地面应防滑，地漏位置合理，避免地面积水。老年人夜间如厕、起床、下床动作应缓慢，室内应安装夜灯或地灯，可在坐便器旁安装扶手。

（三）保护隐私

对于行动不便的老年人，要在坐便器前方或侧方留出空间，以便轮椅靠近。夜间可在床边排尿或使用移动式坐便椅，以免发生意外。在床上如厕的老年人应拉上床旁隔帘或在床边放置屏风，注意保护患者的隐私。排便时可将床头抬高，取半卧位，在床上使用坐便器，有条件的可使用带便器的床。

(四)健康指导

指导老年人养成良好的排尿、排便习惯，避免发生泌尿系统感染和便秘。

第五节　休息与活动

一、休息与睡眠

(一)休息

1.休息的概念

休息有两层含义，一层是指一段时间内相对减少活动，使身体各部放松，并处于良好的心理状态，以恢复精力和体力的过程。另一层则是广义上的休息，即变换一种活动方式，如看书久了，站起来活动一下或散步；长时间做家务后听音乐也是休息。

2.有效的休息

有效的休息应满足三个基本条件：充足的睡眠、心理的放松、生理的舒适。

3.老年人休息的注意事项

(1)老年人相对需要较多的休息，同时应注意休息的质量，简单的卧床限制活动并不能保证老年人处于休息状态，有时这种限制反而妨碍了休息效果。

(2)对老年人的休息方式要进行适当的调整，特别是对于长期卧床者，应注意定时改变体位或者被动运动，防止卧床时间过久，导致运动系统功能障碍，或出现压力性损伤、静脉血栓、坠积性肺炎等并发症。

(3)改变体位时要注意预防直立性低血压或跌倒等意外的发生，长时间卧床起床时，应坐在床边休息片刻，伸展肢体后再缓慢站起活动。

(4)看书、看电视、上网可以作为休息的形式，但时间不宜过长，以免引起视觉疲劳、损伤视力，或增加腰腿疼和颈椎病的风险。

(二)睡眠

1.睡眠的概念

睡眠是一种自然生理状态，是身体和大脑进行休息和恢复的重要方式，主要表现为暂时性的意识丧失、对外界刺激的反应减弱以及一系列生理活动的减缓或停止。睡眠不足或质量不佳会导致身体和大脑的各种问题，如疲劳、注意力不集中、记忆力减退、免疫力下降等。

2.老年人睡眠的特点

(1)睡眠总时间较少，60~80岁老年人，睡眠时间一般每天约6 h左右；90岁以上的老年人睡眠时间会增加，每天约10 h左右。

(2)睡眠模式改变，表现为早睡、早醒，白天瞌睡增多，夜间睡眠减少，深睡眠减少，浅睡眠增多，夜间觉醒次数增多，睡眠断断续续。

(3)睡眠质量相对下降。机体老化、疾病因素、心理社会与家庭因素、环境因素都会影响老年人的睡眠质量，而睡眠质量的下降又会导致疾病的发生。

3.老年人睡眠的注意事项

(1)对老年人进行全面评估，找到引起睡眠质量下降的原因，进行有效干预。

(2)营造舒适的睡眠环境，调节卧室的光线和温度，保持被褥干净整洁。

(3)养成良好的睡眠习惯，提倡规律睡眠、早睡早起、定时午睡。晚餐避免吃得过饱。睡前不宜饮用咖啡、酒或大量饮水，避免情绪剧烈波动。

(4)适当锻炼，改善睡眠质量。睡前避免剧烈运动。

(5)尽量避免通过药物助眠，必要时需严格遵医嘱用药，同时注意观察药物的不良反应。

二、活动

活动可以使老年人保持身体健康，促进心理健康，延缓认知衰退和增进社交互动，对提高其生活质量有着积极的影响。

(一)老年人活动能力的评估

1.基本体格检查

检查老年人的身体状况，如骨骼系统、肌力的评估、心血管系统、神经系统、呼吸系统、步态的协调能力等。

2.活动情况的评估

询问既往活动情况，喜欢的项目，活动的习惯，对活动的态度和相关知识掌握情况等。了解老年人活动的耐受力，通过评价心率的变化、疲劳程度、呼吸情况等相关指标来评估老年人目前的活动能力。

3.掌握用药情况

了解老年人用药的种类和剂量，为制定活动计划提供依据。

(二)影响老年人活动的因素

1.心血管系统

老年人的心室壁弹性减弱，动脉弹性变差，后负荷增加，故运动时的最大心率下降，心排血量减少。从 60 岁开始，年龄每增长 1 岁，心排出量下降 1%。

> 考点：老年人心排血量改变

2.运动系统

老年人运动系统老化，肌细胞减少，肌张力下降。肌肉衰减可导致骨质疏松风险增加，是老年人死亡的独立危险因素。

3.神经系统

神经系统老化可造成脑组织血流减少，大脑萎缩，运动神经纤维丧失、神经树突数量减少，神经传导速度变慢，对外界刺激的反应时间延长，运动协调能力下降。另外前庭感受器过分敏感，易导致平衡感缺失。

4.其他

慢性疾病可使老年人对活动的耐受力下降，骨质疏松会造成活动受限。此外，老年人还可能因为药物的不良反应、心理社会等因素的影响而不愿意活动。

（三）老年人活动的注意事项

1. 正确选择

老年人可以根据自己的年龄、体质、身心状况、场地条件等，选择适当的运动项目。比较适合老年人活动的项目包括散步、慢跑、游泳、跳舞、太极拳与气功等。活动计划的制定应符合老年人的兴趣并考虑到其活动的能力，活动目标的制定则必须考虑到他们对自己的期望，这样制定出来的活动计划老年人才愿意坚持。

2. 循序渐进

机体对运动都有一个逐步适应的过程。因此，老年人运动时，量要从小到大，从简单到复杂，从慢到快，时间要逐渐增加。每次运动应包括准备、运动和整理三个阶段。

3. 持之以恒

通过锻炼增强体质、防治疾病，是一个逐步积累的过程。在取得疗效以后，仍需坚持锻炼，才能维持效果。针对不同老年人个体，应选择相对简单易行的运动方式，便于坚持。与他人结伴或参与集体性的活动，可避免松懈或厌倦情绪。设定阶段性的短期目标，更容易做到持之以恒。

4. 运动时间

老年人活动锻炼以每天 1~2 次，每次 30 min 左右为宜，一天活动总时间不超过 2 h；避免空腹活动；避免饭后立即活动。

> 考点：老年人的运动原则

5. 运动场地

老年人应选择安静整洁、空气新鲜、宽敞明亮的场所活动。还要注意天气的变化，夏季要防中暑，冬季要防寒保暖，雨雪天气、大风与沙尘天气、雾霾天气不适宜室外活动。

6. 自我监测

老年人运动时要有安全的活动量，尤其是患有心血管疾病和呼吸系统疾病的老年人，自我监测运动效果非常重要。

（1）运动心率的监测　运动后的最高心率可反映机体对活动量负荷的耐受程度。老年人合适的运动强度应为最大心率的 60%~70%，即活动后适宜心率（次/min）= 170－年龄。运动时心率的计算应测 10 s，再乘以 6，不可直接测量 1 min。

（2）运动量的监测

活动后心率达到最适宜的心率，且自我感觉良好，则运动量合适。运动结束后，心率应在 3~5 min 内恢复至运动前水平。若 3 min 之内即恢复，说明运动量过小，需要增大运动量；如超过 10 min 恢复，说明运动量过大，则需要减少运动量。使用以上监测方法的同时还需要结合老年人自我的感觉进行综合判断。如果运动中老年人出现严重的胸闷、气喘、心绞痛、心律失常等症状，应立即停止运动，并及时就诊。

> 🔊 【护考真题链接】2022 年-A1 型题
>
> 65 岁老年人运动后最宜心率为（　　　　）。
>
> A. 100 次/min　　　　　　　　　B. 105 次/min
>
> C. 110 次/min　　　　　　　　　D. 120 次/min
>
> E. 125 次/min

答案：B

分析：一般老年人运动后的最宜心率（次/min）= 170 − 年龄，即 170 − 65 = 105（次/min）。

（四）患病老年人的活动

1. 瘫痪老年人的活动

可借助辅助器具进行活动，如使用助行器。助行器的种类较多，手杖适用于偏瘫或单侧下肢瘫痪的老年人，前臂杖和腋杖适用于截瘫的老年人，折叠助行器可用于能站立但不能行走的老年人，轮型步行器适用于上肢肌力较差、提起步行器有困难的老年人。

2. 失智老年人的活动

对于失智老年人，有时考虑其安全问题，会限制其活动范围，反而会降低其生活质量。护理人员应充分认识到，为失智老年人提供良好的活动环境，增加适当的活动机会，创造其与外界社会接触的机会，更有利于延缓其病情的发展。

3. 为治疗而采取制动状态的老年人

制动状态下，很容易导致肌力下降、肌肉萎缩等并发症，因此，在不影响治疗的同时，应尽可能通过被动运动或按摩达到肢体活动的目的。

4. 活动退缩的老年人

部分老年人因担心病情恶化或影响自我形象等不愿意活动，护理人员要主动与老年人沟通，取得信任，耐心讲解活动对疾病康复的积极作用，帮助老年人制定合理的活动计划，提高此类老年人活动的兴趣和信心。

第六节　性需求和性生活卫生

一、性生活需求及其影响因素

（一）老年人的性需求

马斯洛的基本需要层次论指出，性属于人们的基本需要，其重要性与空气、食物相当。健康的性生活包括以许多不同的方式来表达爱及关怀，而不只是性交。老年人对性的需求不会因为年龄的增长而消退，适度、和谐的性生活对于老年夫妻双方的生理、心理健康都有益处，这是日常生活中其他活动不能替代的。

（二）影响老年人性生活的因素

1. 老年人生理功能衰退

（1）男性　表现为雄性激素生成减少，神经传导速度减慢，睾丸萎缩，性欲下降。

（2）女性　表现为卵巢萎缩，雌激素分泌减少，外阴和生殖道萎缩。

总体来说，头发花白、驼背、皮肤褶皱或老年斑、牙齿缺失、女性乳房下垂等外形的变化直接影响了老年人的性兴趣，但不会导致无法进行性行为或无法感受性刺激。

2. 老年人常见疾病和药物的影响

老年人常见的心肌梗死、慢性阻塞性肺疾病、糖尿病、高血压等都会影响老年人的性生活。患有心肌梗死疾病的老年人对性生活常出现害怕的心理。糖尿病会增加老年女性阴道感染的概率，会使老年男性性欲下降。帕金森病的老年男性可出现阳痿。长期服用降压药、抗精神病药、镇静催眠药的老年人性功能可能下降。

3. 知识缺乏

老年人常因身体的老化、性能力和性刺激反应降低，认为自身性能力丧失，而完全停止性生活。一部分老年人认为性生活是年轻人的事情，老年人有性需求和性生活是不正常的。护理人员应对此持专业的态度，帮助老年人消除这些误区，处理老年人遇到的困难。

4. 社会文化及环境因素

在传统的观念中，老年人性需求问题常被认为是羞于提及的话题，这可能导致老年人正常的性需求无法满足。另外，老年人的居住环境如果缺少独立的私人空间，如老年夫妻由不同的子女赡养，使老年夫妻人为分居，也不利于夫妻间亲密感情的表达。

二、性生活的护理与卫生指导

（一）一般护理

1. 针对性地做好健康教育，帮助老年人树立正确的性观念，客观地对待老年人的性需求。

2. 鼓励老年伴侣之间积极沟通，主张为老年人创造合适的私人空间。

3. 提倡老年人根据个人的喜好和习惯，对着装或外观进行适当修饰与打扮，保持良好的精神。

（二）卫生指导

1. 老年人可根据自身健康状况和习惯，调节性生活频度。

2. 性生活前做好卫生清洁，以防生殖系统感染。

3. 性生活过程中重视安全措施，如性伴侣的选择和避孕套的使用。

4. 做好老年人性心理健康指导，适度的性生活可使老年人放松身心，保持积极乐观的心态。对有性功能障碍的老年人或高龄、残障、独居、丧偶等无法进行性生活的老年人，可通过增加兴趣爱好、组织集体活动等方式减少孤独、寂寞、空虚等不良情绪。

第七节 老年康复辅助器具的应用

一、老年康复辅助器具的概念

老年康复辅助器具（assistive products of elderly）是指能够帮助功能障碍老年人代偿功能、改善状况，并可发挥老年人潜在功能、辅助独立的器具，是康复辅助器具的组成部分，主要起到辅助老年人环境安全、减轻护理强度、提高护理效率、维护老年人尊严、提高独立生活能力的作用。

二、老年康复辅助器具的分类

根据《中国康复辅助器具目录(2023年版)》,康复辅助器具可分为矫形器和假肢、个人移动辅助器具、个人生活自理和防护辅助器具、家庭和其他场所的家具和适配件、沟通和信息辅助器具、个人医疗辅助器具、技能训练辅助器具、操作物品辅助器具、环境改善和评估辅助器具、家务辅助器具、就业和职业训练辅助器具、休闲娱乐辅助器具等12大类。

老年康复辅助器具的种类很多。按照使用对象的功能障碍差别可分为:肢体功能障碍老年康复辅助器具、听力功能障碍老年康复辅助器具、言语功能障碍老年康复辅助器具、视力功能障碍老年康复辅助器具、精神功能障碍老年康复辅助器具、智力功能障碍老年康复辅助器具。按照功能用途可分为:移动助行类、生活辅助类、信息沟通类、康复训练类、环境改善类、休闲娱乐类老年康复辅助器具。

> 🔊 【知识链接】
>
> ### 《中国康复辅助器具目录(2023年版)》
>
> 《中国康复辅助器具目录(2023年版)》共纳入1490个品名举例产品,与2014年发布的《目录》相比增加了551个。
>
> 《中国康复辅助器具目录(2023年版)》参考借鉴国家标准GB/T 16432—2016《康复辅助器具分类和术语》分类原则,将康复辅助器具划分12个主类,并在主类下设置101个次类、432个支类。
>
> 《中国康复辅助器具目录(2023年版)》根据康复辅助器具使用情况和效果,将品名举例产品按管理程度分为三类,与身体密切接触或有治疗作用的为Ⅰ类,有功能改善或代偿作用的为Ⅱ类,日常生活中使用,可提升生活品质的为Ⅲ类。
>
> 来源:《中国康复辅助器具目录(2023年版)》修订说明.

三、各类老年康复辅助器具的特点及应用

(一)移动助行类辅助器具

移动助行类辅助器具的主要作用为辅助人体承重,保持身体平衡与稳定,辅助和保护人体站立、行走、上下台阶等移动的安全。

1. 拐杖

拐杖是最简单便携的移动助行类辅助器,包括手拐、肘拐和腋拐等。

(1)手拐(图3-3):也称手杖,一般分为单脚手杖、三脚手杖、四脚手杖、助站手杖、带座手杖等,主要起到辅助支撑、分担下肢承重负荷的作用。①单脚手杖:适合身体虚弱或下肢支撑力量不足的老年人。②三脚手杖:适合偏瘫康复初期或行走缓慢的老年人,以

适应室外环境与路面不平坦的状况。③四脚手杖：适合偏瘫康复初期、步态不稳、行走缓慢的老年人，更适合在平坦的路面环境使用。④助站手杖：适合下肢轻度功能障碍，膝关节或髋关节活动受限，下蹲、蹲起、坐起困难的老年人。⑤带座手杖：适合下肢功能轻度障碍或身体虚弱的老年人。

（2）肘拐（图3-4）：又称前臂拐，主要起到辅助支撑、承重，增加稳定性，调节高低，保持身体站立平衡等作用。前臂拐适合下肢中度功能障碍，手腕力不足、手形态异常或使用手拐困难，腋下皮肤血管损伤或肩关节病变的老年人。

（3）腋拐：腋拐主要起到辅助支撑、减轻承重、增加稳定性，以腋拐着力点把握方向，借助手增加身体持重，降低反作用力的作用。腋拐适合单下肢功能中重度障碍、双下肢功能轻中度障碍及下肢短缩或缺如的老年人；下肢关节障碍，单下肢或双下肢活动受限，致足底支撑不完全的老年人；使用手拐或肘拐困难的老年人。

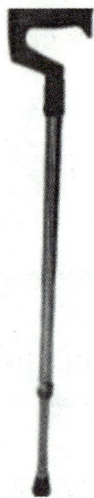

图3-3　手拐

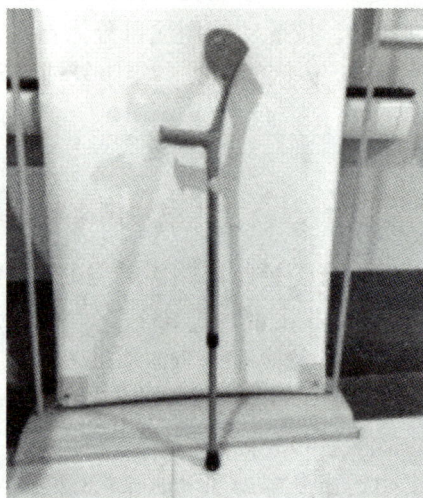

图3-4　肘拐

2. 助行器

助行器主要用于帮助老年人维持站立、行走等基本功能，提供补偿和支撑。当老年人出现站立或行走困难时，助行器可以辅助身体支撑、辅助站立行走、辅助蹲起或坐起等，起到保障移动安全的作用。助行器适用于身体虚弱、姿势控制能力减弱及处于站立行走康复初期的老年人，但需要其上肢有一定支撑能力、躯干控制能力和手掌把握能力。

3. 轮椅

轮椅是替代人体下肢功能障碍、克服行走困难的代步工具，是生活中常见的移动辅助器。轮椅可以帮助代偿老年人的行走功能，辅助老年人完成室内外移动，以提高其生活自理能力，增加其社会活动参与度，从而改善其生活质量。根据结构特点，轮椅可分为手动轮椅、电动轮椅、运动轮椅、定制轮椅和代步车等。

（二）日常生活类和家务管理类辅助器具

日常生活类辅助器具主要用于进食、穿衣、如厕、梳洗、洗浴等方面，可帮助老年人提高生活自理能力，提高生活质量。该类辅助器具适用于偏瘫、手部精细动作迟缓或困难、行动不便或长期卧床的老年人。如协助进食的带吸盘的碗、助食筷子、带吸管的杯子；协助穿衣、扣纽扣、穿脱鞋袜器；协助如厕的卫生间辅助扶手、马桶增高垫；协助梳洗的假牙刷、放大镜指甲刀；协助洗浴的洗浴椅、洗浴床、智能洗浴机等。

家务管理类辅助器具多数具有手功能补偿作用，一般有体积小巧、便捷、简单、省力、减轻劳动强度、安全防范、提高自我管理能力的特点，可以帮助上肢功能障碍或手精细动作迟缓的老年人进行家务劳动和家务管理。包括家务类辅助器具，如自动清扫器；生活管理类辅助器具，如呼救报警器等。

(三)信息沟通类辅助器具

该类辅助器具适用于存在语言表达障碍、理解障碍、感觉障碍、心理障碍的老年人。协助老年人与家人、社会进行信息交流，维护老年人的身心健康及安全防护。如放大镜、助听器、助写器、助读器等。

(四)个人医疗护理及康复类辅助器具

该类辅助器具适用于协助老年人进行疾病预防、监测、康复锻炼等家用小型康复辅助器具。包括家庭保健类辅助器具，如家用便携式血压计、血糖监测器、血氧监测器、家庭制氧机、家用雾化器、家庭自动呼吸机及呼吸训练器、家用按摩器等。家庭护理照料类辅助器具，如多功能护理床、床边桌、防压力性损伤床垫、床旁便器、穿戴式集尿器等。

家庭康复类辅助器具，便于协助老年人在家庭进行康复训练，提高肌力，改善关节活动度，增强手精细动作能力，提高坐、站、行走及平衡等，如手握力器、手功能作业箱、脚踏健身车、站立平衡杠等。

(五)环境改善类辅助器具

环境改善类辅助器具可用于调节老年人室内居住环境，减少或消除环境中的空气污染物，或用于改善居家饮用水源，促进老年人身体健康、提高身体免疫力。如便携式消毒杀菌空气净化器、水净化器等。

(六)智能适老辅助器具

智能适老辅助器具是依托互联网应用技术开发的各类以照护陈旧性功能障碍者，即失能、失智、认知障碍老年人为主要服务对象的养老产品。目前主要的智能适老辅助器具有智能适老功能护理床、智能照护机器人、智能适老功能轮椅、智能大小便照护系统等。

四、老年康复辅助器具的选择

老年康复辅助器具的选择应根据老年人的身体状况和需求进行个性化定制，同时要注意安全性和舒适性，可进行专业咨询，以确保选择到最合适的辅助器具。

(一)了解老年人的身体状况及需求

专业人员需要对使用康复辅助器的老年人身体状况进行全面评估，功能障碍者的功能障碍分类和障碍程度均有不同，个人对辅助器具的需求也有所不同。评估内容包括使用者的基本情况、疾病情况、心理状况，应重点评估与辅助器具相关的身体功能状态。

当老年人有多种辅助器具需求和康复目标时，可参考马斯洛需求层次理论来指导老年人选用老年康复辅助器具。第一需求层次，选择如医疗类呼吸机、助行器等满足老年人生理需求及安全需求的辅助器具。第二需求层次，选择如促进家庭生活、人际交往需求的沟通辅助器具。第三需求层次，选择如帮助老年人实现自我价值需求的技能训练辅助器。

(二) 选择适合老年人的康复辅助器具

专业人员需对辅助器具使用者的身体功能、辅助器具功能、使用环境、使用效果、合适与否进行测评。如需求者与辅助器具接触部位的规格、尺寸是否合适、功能障碍的不良体位是否有特殊需求、使用是否安全便捷、可操作性和耐用性如何、是否需要添加附属件或零件、后期维修保养的注意事项等。通过适配评估，可防止因辅助器具应用不当引发的二次损伤。

(三) 使用效果评价

老年人在使用辅助器具的过程中，需要对器具使用的效果进行评价，评估老年人使用后的功能状态是否有所提升，功能障碍是否得到改善，是否能辅助疾病康复，总体生活质量是否有所提高，是否安全便捷耐用，价格是否在个人和家庭经济承受能力范围之内。

(杜鹃)

【本章小结】

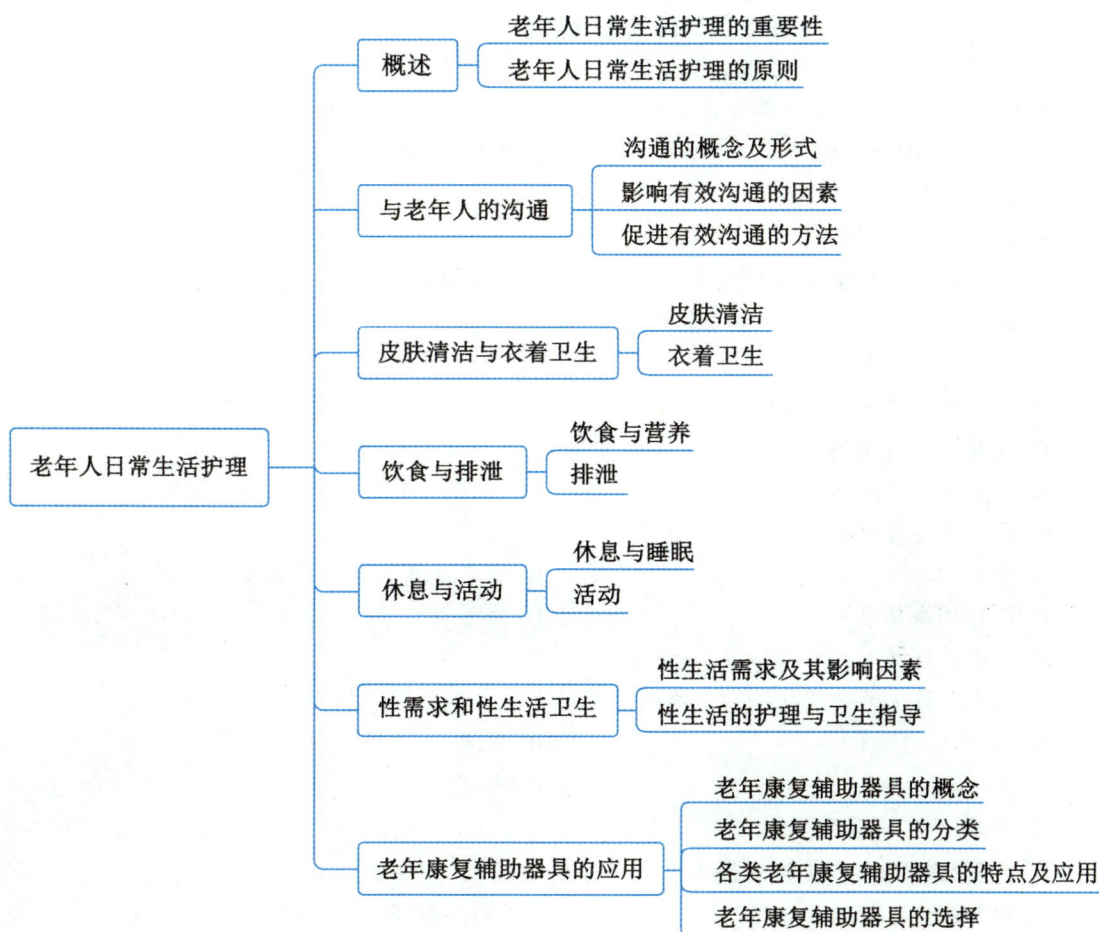

【自 测 题】

一、选择题

A1 型题

1. 关于老年人皮肤清洁护理的叙述,下列错误的是( )。

A. 避免空腹或饱餐后沐浴　　　　　B. 沐浴时用碱性肥皂

C. 洗发水温不宜过高　　　　　　　D. 选择适合发质的洗护用品

E. 沐浴时重点清洗皮肤褶皱处

2. 老年人沐浴一般水温以多少摄氏度为宜( )。

A. 20 ℃~24 ℃　　　　　　　　　　B. 25 ℃~30 ℃

C. 35 ℃~40 ℃　　　　　　　　　　D. 45 ℃~50 ℃

E. 55 ℃~60 ℃

3. 关于老年人营养需求叙述,下列错误的是( )。

A. 热量的来源 60%~70% 由膳食中的碳水化合物提供

B. 热量的来源 10%~15% 由膳食中的蛋白质提供

C. 热量的来源 20%~25% 由膳食中的脂肪提供

D. 人体的含水量会随着年龄的增长逐渐增多

E. 老年人的胰岛素对血糖的调节作用减弱

4. 老年人早、中、晚三餐食量的比例最好约为(　　)。

A. 30%、40%、30%　　　　　　　　B. 20%、40%、40%

C. 30%、30%、40%　　　　　　　　D. 40%、20%、20%

E. 40%、30%、30%

5. 关于老年人日常生活护理原则的叙述,下列错误的是(　　)。

A. 尊重老年人的个人权利和尊严

B. 确保老年人生活环境安全舒适

C. 提供营养均衡的饮食

D. 实施统一化管理

E. 定期监测老年人的健康状况

6. 下列哪项会对有效沟通产生不利的影响(　　)。

A. 良好的语言表达能力　　　　　　B. 信息量要大且易于理解

C. 良好的身体状况　　　　　　　　D. 情绪稳定

E. 舒适的环境

7. 老年人服饰的选择方面,主要应考虑的因素,下列哪项除外(　　)。

A. 实用　　　　　　　　　　　　　B. 方便

C. 价格　　　　　　　　　　　　　D. 安全

E. 健康

8. 老年人总碳水化合物的摄入量宜占总热量的(　　)。

A. 40%~50%　　　　　　　　　　　B. 50%~60%

C. 60%~70%　　　　　　　　　　　D. 70%~80%

E. 80%~90%

9. 老年人摄入维生素缺乏或过量产生的不良反应对应正确的是(　　)。

A. 缺乏维生素 A 可致骨质疏松　　　B. 缺乏维生素 D 可致夜盲症

C. 缺乏维生素 C 可引起坏血病　　　D. 维生素 A 过量会导致高钙血症

E. 维生素 D 过量会导致急慢性中毒

10. 下列哪一项不属于老年康复辅助器具中的移动助行类辅助器(　　)。

A. 手拐　　　　　　　　　　　　　B. 肘拐

C. 轮椅　　　　　　　　　　　　　D. 腋拐

E. 助听器

A2 型题

11. 患者,男,65 岁,清晨锻炼身体时不慎跌倒,自觉右侧手腕处疼痛,家人送往医院,初步检查发现右侧桡骨骨折。针对该患者,下列活动指导不合适的是(　　)。

A. 活动要循序渐进

B. 活动锻炼以 1~2 次/d 为宜

C. 每次活动时间以 30 min 左右为宜

D. 运动后最宜心率（次/min）= 170-年龄

E. 运动结束后心率在 10 min 内恢复至运动前水平说明运动量过小

12. 患者，男，68 岁。农民，无文化。胃癌术后，护士在探视时间与其进行交谈，交谈过程中，护士手机来电，护士立刻将手机关闭。患者感到伤口阵阵疼痛，并很烦躁，探视患者的女儿轻轻安慰，最终交谈无法再进行下去，不得不中止。导致此次交谈失败的个人生理因素是患者（   ）。

A. 无文化
B. 情绪烦躁
C. 年龄较大
D. 伤口疼痛
E. 女儿在场

13. 李奶奶，75 岁，患有高血压和糖尿病，目前正在服用降压药和降糖药。根据患者的病史及药物使用情况，下列饮食原则描述不正确的是（   ）。

A. 少量多餐
B. 少盐、少糖
C. 低纤维
D. 补足水分
E. 易于消化

14. 张大爷，80 岁，每天晚上很早就困了，但夜间觉醒次数增多，睡眠断断续续，早上很早又醒了，白天瞌睡增多。根据患者睡眠状况，符合下列哪项特点（   ）。

A. 睡眠模式的改变
B. 睡眠环境的改变
C. 睡眠时间的改变
D. 心理因素影响睡眠质量
E. 疾病因素影响睡眠质量

15. 患者，男，85 岁，半年前因脑血管疾病意外跌倒，造成左侧胫腓骨骨折，经过治疗，目前可借助康复辅助器具下地行走，下列哪类康复辅助器具不适用于该患者（   ）。

A. 单脚手杖
B. 三脚手杖
C. 四角手杖
D. 助行器
E. 轮椅

二、简答题

1. 简述老年人的饮食原则。
2. 简述老年人日常生活护理的重要性。

自测题答案

一、1. B 2. C 3. D 4. A 5. D 6. B 7. C 8. C 9. C 10. E 11. E 12. D 13. C 14. A 15. A

二、1. 老年人的饮食原则是：平衡膳食，少量多餐；易于消化，温度适宜；补足水分，适当运动；关心关爱，鼓励陪伴。

2. 有利于健康的促进与维护；有利于增强安全与保障；有利于促进心理健康；有利于提高生活质量。

第四章

老年人安全用药与护理

✦ 学习目标

知识目标：

(1)能复述老年人药物代谢动力学和药物效应动力学特点。

(2)能陈述老年人常见的药物不良反应。

(3)能说明老年人安全用药的原则。

(4)能列举老年人安全用药的护理措施。

能力目标：能运用所学，为老年人制定安全用药的护理计划并实施。

素质目标：能尊重体贴老年人，重视老年人主诉，学会倾听，具有良好的职业素养。

✦ 案例导入

案例

李奶奶，女，75岁，确诊高血压病15年，糖尿病10年，高尿酸血症1年。长期服用盐酸贝拉普利加非洛地平降压，血压控制在120~140/80~95 mmHg，服用格列齐特降血糖，血糖控制在6~8 mmol/L，间断服用非布司他降尿酸，同时还服用肠溶阿司匹林片、钙片。3天前回乡省亲，自行改非洛地平为氢氯噻嗪联合盐酸贝拉普利降压，1天前出现烦渴、多尿，并逐渐出现反应慢，2 h前呼之不应。

思考

1.该患者可能出现的不良反应是什么？

2.出现该不良反应主要原因有哪些？

3.怎样对老年人进行用药护理？

《庄子·杂篇》曰"得之也生，失之也死；得之也死，失之也生，药也"。我国古代医学家很早就发现药物治疗的同时会发生不良反应。随着年龄的增长，老年人各脏器结构和功能退化，如心肌收缩力减弱，肝肾功能减退，血浆蛋白结合率改变、体液减少、体脂比例增加，影响机体对药物的吸收、分布、代谢和排泄。老年人药代动力学过程降低，绝大多数药物的被动转运吸收不变、主动转运吸收减少，药物代谢能力减弱，药物排泄功能降低，药物消除半衰期延长，血药浓度增高。

老年人组织器官的反应性、受体的数量与功能、酶的活性改变，使其对药物的敏感性和耐受性发生了变化。老年人对大多数药物的敏感性增高、作用增强，对少数药物的敏感性降低，药物的耐受性下降，药物不良反应发生率增加，用药依从性较差。此外，老年人常同时患有多种疾病，治疗中常多重用药，发生药物不良反应的概率相对较高。因此，确保老年人的安全用药与护理显得尤为重要。

第一节　概述

一、老年人药物代谢动力学特点

老年人药物代谢动力学（pharmaeokinetics in the elderly）简称老年药动学，是研究老年人机体对药物处置的科学，即研究药物在老年人体内的吸收、分布、代谢（生物转化）和排泄过程及药物浓度随时间变化规律的科学。

（一）药物吸收

药物吸收是指药物从给药部位转运至人体血液的过程。老年人用药大多数是口服给药，通过胃肠道吸收后进入血液循环，再到达靶器官发挥效应，胃肠道环境和功能的改变可能对药物的吸收产生影响。老年人胃肠道药物吸收的影响因素如下：

1. 胃液 pH 值升高　老年人胃黏膜萎缩及胃壁细胞功能下降，胃酸分泌减少，胃液 pH 值升高，使用弱酸性药物（如苯巴比妥）时药物离子化程度增大，排泄加快，导致其血药浓度降低而影响药物的吸收。

2. 胃肠道蠕动减慢，胃排空时间延长　老年人胃肠道黏膜萎缩，肌张力下降，从而使胃肠道蠕动减弱，胃排空的速度减慢，药物停留在胃肠道的时间增加，进入小肠延迟，药物在小肠中吸收减慢，使某些药物（如扑热息痛）达到峰值的时间延长，血药浓度降低，达不到使用药物的预期效果。

3. 胃肠及肝血流量减少　由于老年人心输出量减少，使得胃肠道和肝血流量减少，经肝脏氧化灭活的药物减少。如老年人在使用胰岛素过程中，由于肝内血流量减少，经肝脏灭活的胰岛素减少，从而使胰岛素作用时间延长，容易发生低血糖反应。因此，老年糖尿病患者在应用胰岛素时，应注意监测自身血糖、尿糖的变化，及时调整胰岛素的用量。

（二）药物分布

药物分布是指药物吸收进入体循环后向各组织器官及体液转运的过程。老年人药物分布的影响因素如下：

1. 细胞内液减少　老年人体液总量随年龄增长而减少，细胞内液减少导致机体总水量减少，细胞功能减退，使水溶性药物如乙醇、吗啡等药物的分布容积减小，血药浓度增加。

2. 脂肪组织增加　老年人脂肪组织随着年龄增长而增加，非脂肪组织（骨骼肌、肝、肾、脑等）逐渐减少，使脂溶性药物如安定、利多卡因等在老年人组织中分布容积增大，药物作用持续较久，半衰期延长。

3.血浆蛋白含量减少　老年人血浆蛋白随着年龄增加而降低,使与血浆白蛋白结合率高的药物如华法林、保泰松、苯妥英钠、地高辛等的游离型成分增加,药物分布容积加大,药效增强,易引起不良反应。因此,使用此类药物时应减少剂量。

(三)药物代谢

药物代谢是药物在体内发生化学变化的过程,又称生物转化。药物代谢主要在肝脏内进行。老年人肝脏的血流量和细胞量比成年人降低40%~65%。肝脏微粒体酶系统的活性也随之下降,肝脏代谢速度只有年轻人的65%。因此,某些药物的代谢和清除速率减慢,半衰期延长,易造成某些主要经肝脏代谢的药物蓄积,药物的作用和不良反应增加。老年人肝内代谢减少的药物,见表4-1。如老年人使用普萘洛尔、保泰松和异戊巴比妥等后,血药浓度相对较高,且半衰期会延长。即使肝功能正常的老年人,服用某些可能损害肝脏的药物,如呋妥因、四环素、红霉素、异烟肼、利福平、氯丙嗪等,也很容易引起胆汁淤积和肝细胞的损害。故老年人的用药剂量应为年轻人的1/2~2/3。

表4-1　老年人肝内代谢减少的药物

药物分类	药物名称
镇痛药和抗炎药	右丙氧芬、布洛芬、哌替啶、吗啡、萘普生
镇静催眠药	阿普唑仑、氯氮卓、地西泮、苯二氮䓬类、巴比妥类
抗精神失常药	丙米嗪、地西帕明、去甲替林、曲唑酮
心血管药	氨氯地平、硝苯地平、地尔硫䓬、奎尼宁、普萘洛尔
其他	左旋多巴、保泰松

(四)药物排泄

药物排泄是指药物在老年人体内经吸收、分布、代谢后,最后以药物原形或其代谢物的形式通过排泄或分泌器官排出体外的过程。药物主要排泄途径有肾、呼吸道、汗腺等,肾脏是药物排泄的主要器官。老年人的肾脏体积减小,肾小球数量减少,肾小管的基底膜增厚,肾血流量减少,肾小球滤过、肾小管分泌及重吸收功能均减退。当老年人使用主要经肾脏排泄的药物时,容易在体内蓄积,血药浓度升高,清除率降低,血浆半衰期延长,易发生不良反应。因此,老年人用药剂量应减少,给药间隔应适当延长,特别是地高辛、氨基糖苷类抗生素等药物。老年人如有脱水、低血压、心力衰竭等病变时,可进一步损害肾功能,用药应更谨慎,并监测血药浓度。

二、老年人药物效应动力学特点

老年人药物效应动力学(pharmacodynamics in the elderly)简称老年药效学,是研究药物对机体的作用及作用机制的科学。老年人由于药物作用的靶器官或靶组织的功能、靶细胞和受体的数目与亲和力的改变,对大部分药物的敏感性增高、作用增强,对少数药物的敏感性降低、耐受性下降,药物不良反应发生率增加,用药依从性降低。

(一)对中枢神经系统药物的敏感性增高

老年人大脑重量减轻、脑血流量减少、高级神经系统功能衰退。因而,对中枢神经系统药物特别敏感,包括镇静催眠药、抗精神病药、抗抑郁药、镇痛药等。如老年人使用麻醉性镇痛药吗啡时,较小剂量即可缓解疼痛,用成年人常用剂量时,则可能出现呼吸抑制和意识模糊,尤其是当老年人缺氧、发热时更为严重。因此,老年人出现精神紊乱时,应先排除中枢神经系统药物引起的可能性。

(二)对抗凝药的敏感性增高

老年人对抗凝药非常敏感,一般治疗剂量即可引起持久的凝血障碍并有自发性内出血的危险。如 70 岁以上的患者使用华法林的剂量为 40~60 岁患者的 30% 时,血药浓度相似,但产生的抗凝作用更强。老年人对抗凝药敏感性增高的原因:肝脏合成凝血因子的能力下降;饮食摄入维生素 K 不足或胃肠道吸收障碍引起维生素 K 相对缺乏;血管的病理改变,包括血管壁变性、弹性下降,使止血反应发生障碍。

(三)对心血管系统药物反应的改变

1.对利尿药、降压药等的敏感性增高 老年人调节血压与维持水电解质平衡的功能减弱,使利尿药与降压药的作用增强。在应用许多药物如吩噻嗪类、β 受体阻滞剂、血管扩张药、左旋多巴、三环类抗抑郁药和利尿药时都可引起直立性低血压,其发生率与严重程度均较青壮年高。因此,老年人应选择安全性能好、降压作用温和的抗高血压药。一般以用药后数周至数月,血压逐渐降低且不产生直立性低血压和其他不良反应为宜。

2.对洋地黄类强心药的敏感性降低 由于心血管系统的结构和功能发生显著改变,老年人对洋地黄类强心药如地高辛的正性肌力作用的敏感性降低,而对其毒性反应的敏感性增高,治疗安全范围缩小,极易发生中毒反应,故用药时应注意减少剂量。

3.对 β 受体激动剂及拮抗药的敏感性降低 老年人心脏 β 受体敏感性降低,对 β 受体激动剂及拮抗药反应均减弱。如要使 65 岁患者休息时每分钟心率增加 25 次,需要的异丙肾上腺素静滴剂量为 25 岁患者所需剂量的 5 倍。

4.阿托品增加心率的作用减弱 阿托品对老年人的兴奋作用减弱,可能与老年人迷走神经对心脏控制减弱有关。

第二节 老年人常见药物不良反应和原因

一、老年人常见药物不良反应

药物不良反应(adverse drug reactions,ADR)是指在常规剂量下,由于药物作用或相互作用而发生与预防和治疗目的无关的、对机体不利或有害的反应,包括药物副作用、毒性反应、后遗效应、变态反应和特异性遗传因素相关的反应等。随着年龄的增加,老年人各系统与

考点:老年人常见药物不良反应及原因

器官功能及代偿能力逐渐衰退，对药物耐受性降低，敏感性改变，药物不良反应发生率增加。有统计资料显示，3%的患者会发生药物不良反应，其中，60岁以上者占40%。

（一）直立性低血压

老年人动脉粥样硬化明显，血管运动中枢调节功能减弱，压力感受器敏感性下降，在没有服用药物的情况下，也会因体位的改变而产生头晕现象。当使用血管扩张药、降压药、三环类抗抑郁药、利尿药等药物时更易发生体位性低血压，甚至跌倒，应特别注意防护。

（二）精神症状

中枢神经系统，尤其是大脑，易受药物作用的影响。老年人脑细胞数量减少，脑血流量下降和高级神经功能减退，中枢神经系统对某些药物的敏感性增高，可导致神经系统的毒性反应，出现精神错乱、抑郁和痴呆等症状。阿尔茨海默病患者使用中枢抗胆碱药、左旋多巴或金刚烷胺，可引起大脑兴奋，从而加重痴呆。因此，用药时应注意观察老年人认知、情感等方面的变化。

> **【知识链接】**
>
> #### 多重用药
>
> 世界卫生组织将多重用药定义为：同一名患者同时应用多种药物或过多数量的药物。老年人多重用药不仅危害身体健康，还会增加医疗费用、浪费医疗资源。我国60岁及以上老年患者多重用药率高达70.8%，每日平均服用药物数量达8.6种，药物不良反应发生率高达29%，使得只占人口总数12%的老年患者，其总体药费却占全人口药费总支出的30%以上。护理人员应该正确认识老年人多重用药的现状、并进行评估和有效干预，以提高我国老年人多重用药管理水平。其中用药宣教是减少老年人多重用药的重要举措，也是多重用药管理获得患者支持的基础，护理人员应对老年人多重用药的原因、药物的疗效、不合理用药的危害、用药注意事项、药品的储藏管理和生活方式指导等内容进行详细的健康宣教和健康指导。
>
> 来源：沈杰，高宁舟，郑松柏，中华医学会老年医学分会.老年人多重用药评估与管理中国专家共识（2024）[J].中华老年医学杂志，2024，43（3）：269-278.

（三）耳毒性

老年人由于内耳毛细胞数目减少（毛细胞损害后难以再生），听力通常会出现有不同程度的减退，易受药物影响而引发前庭症状和听力下降。前庭损害表现为眩晕、头痛、恶心和共济失调，耳蜗损害时可出现耳鸣、耳聋。使用氨基糖苷类抗生素（如庆大霉素、链霉素、卡那霉素），多黏菌素类（如多西环素、米诺环素），红霉素等具有耳毒性的药物可导致永久性耳聋，但常被误认为是衰老所致。因此，老年人最好避免使用这类药物，如果无法使用替代药物，则应考虑减量。

(四) 尿潴留

老年人使用抗胆碱药物(如阿托品、颠茄)时易引起尿潴留,故前列腺肥大患者禁用。三环类抗抑郁药(阿米替林、丙米嗪、多塞平等)和抗帕金森病药对副交感神经有阻滞作用,老年人,特别是伴有前列腺增生及膀胱颈纤维病变患者,可引起尿潴留。因此,在使用此类药物时应从小剂量开始,然后逐渐加量。

(五) 药物中毒

老年人机体重要脏器功能明显减退,尤其是肝脏解毒作用、肾脏排毒功能。60 岁以上老年人肝脏血流量比 20 岁时下降 40%～50%,解毒功能也相应下降;肾脏排泄毒物的功能比 25 岁时下降 20%,70～80 岁时则会下降 40%～50%。老年人心功能也会减退,出现心排血量减少,窦房结内起搏细胞数目减少,心脏传导系统障碍等。因此,老年人用药容易产生肝脏毒性反应、肾毒性反应及心脏毒性反应等。

二、老年人发生药物不良反应的原因

(一) 衰老所致的生理变化

老年人因肝肾功能减退等衰老变化,对药物的代谢、排泄能力下降,药物半衰期延长,易在体内蓄积产生毒性作用。此外,机体对药物的敏感性增高或降低、药物作用增强或减弱,药物不良反应发生率增加。

(二) 多种药物相互作用

老年人常患多种疾病,用多种药物治疗,药物之间容易发生相互作用,加强或减弱药物的效果,增加药物不良反应发生的风险。已证实老年人药物不良反应的发生率与所用药物种类呈正相关。同时用药 5 种及以下者,药物不良反应发生率为 6%～8%;同时用 6～8 种时升至 40%;同时用 15～20 种及以上时,发生率高达 60%～80%。

(三) 药动学和药效学改变

老年人的药物代谢动力学发生改变,药物在血液和组织内的浓度改变,导致药物作用增加或减弱。在药效欠佳时,临床医师常加大剂量,造成药物不良反应发生率增高。此外,老年人机体内环境稳定性减退,中枢神经系统对某些药物敏感性增强,使用镇静药物易引起中枢过度抑制。老年人免疫功能下降,也会使药物变态反应发生率增加。

(四) 滥用非处方药

有些老年人缺乏医学知识,擅自服用、滥用营养保健品、抗衰老药和维生素等,用药次数和剂量不当,容易导致药物不良反应。

(五) 心理依赖

老年人因全身各系统功能普遍退化,常会产生对健康的担忧,伴随心理压力和危机感，甚至将大部分注意力集中在健康问题上，积极地希望保持现存的身体功能。使用药物可能被他们认为是维持健康最直接的方法。许多老年人喜欢自行购药、服药，心理上对药物产生严重的依赖。

（六）社会支持不足

机体功能的衰退，使老年人在日常生活的衣、食、住、行等各方面对他人尤其是对家属的依赖增加。生病时，家属和亲友在疾病的治疗及生活照顾扮演着重要的角色。然而，有些老年人缺乏这些社会支持，致使无法配合应有的治疗，产生错用、漏用、重复用药等问题。如长期用药的慢性病老年人，没有家人协助就医、服药；糖尿病老年人无家人的协助，且不能自行注射胰岛素等，导致不能持续用药。

> 🔊【护考真题链接】2021年-A1型题
>
> 老年糖尿病患者在使用胰岛素的过程中更易发生低血糖的主要原因是（   ）。
> A. 对胰岛素敏感导致血糖降低
> B. 肾糖阈降低导致尿糖排出过多
> C. 胃肠功能差导致碳水化合物摄入量减少
> D. 进食不规律导致碳水化合物摄入量减少
> E. 肝功能减退导致对胰岛素灭活能力降低
> 答案：E
> 分析：老年人在使用胰岛素过程中，由于肝内血流量减少，肝功能减退，经肝脏灭活的胰岛素减少，从而使胰岛素作用时间延长，容易发生低血糖反应。因此，老年糖尿病患者在应用胰岛素时，应注意监测自身血糖、尿糖的变化，及时调整胰岛素的用量，以免发生低血糖反应（E对，ABCD错）。

第三节　老年人安全用药的原则与护理

一、老年人安全用药的原则

合理用药（rational administration）是指根据疾病种类、患者状况和药理学理论选择最佳的药物及制剂，制订或调整给药方案，以有效、安全、经济地防治和治愈疾病。老年人由于衰老与疾病交织在一起，且慢性疾病发病率高，用药时间长，用药后容易发生不良反应。针对这些特点，要求对老年人用药时坚持以下原则，以确保用药安全和有效。

> 考点：老年人安全用药原则

（一）受益原则

首先，老年人用药要有明确的指征。其次，要求用药的受益/风险比值>1。只有药物治疗受益>风险的情况下才可用药，同时选择疗效确切而不良反应小的药物。选择药物时要考虑到老年人既往疾病及各器官的功能情况，对有些病症不要急于用药，如失眠、多梦，首先可通过调整生活习惯来改善。

(二) 五种药物原则

老年人多病共存,常采用多种药物治疗,这不仅会加重经济负担和降低依从性,而且易增加药物之间的相互作用,导致不良反应的发生。同时使用 2 种药物的潜在药物相互作用发生率为 6%,5 种药物为 50%,8 种药物增至 100%。药物相互作用发生率越高,不良反应的发生率也越高。这表明,老年人联合用药品种越多,药物不良反应的发生率越高。有研究结果显示,同时使用不多于 5 种药物的不良反应发生率为 4%,多于 5 种为 27.3%。因此,建议老年人同时用药不超过 5 种,可以单用药物时绝不联用多种药物,用药种类尽量简单。要明确治疗目标,抓住主要矛盾,选择主要药物治疗。凡是疗效不确切、耐受性差、未按医嘱服用的药物都可考虑停止使用。如果病情危重需要使用多种药物,在病情稳定后应考虑调整用药。选择一箭双雕的药物,如应用 β 受体阻滞剂或钙拮抗剂治疗高血压和心绞痛,使用 α 受体阻滞剂治疗高血压和前列腺增生症,可以减少用药种类。

(三) 小剂量原则

老年人除维生素、微量元素和消化酶类等药物可以用成年人剂量外,其他药物应低于成人剂量。老年人用药量在中国药典规定为成人量的 3/4,建议从小剂量开始逐渐加至适宜于个体的最佳剂量。一般开始用成人量的 1/4~1/3,然后根据临床反应调整剂量(逐渐增大至 1/3,1/2,2/3,3/4),直至出现满意疗效而无不良反应为止。若需要使用首次负荷量的药物,为了确保药物及时起效,老年人首次可用成年人剂量的下限,小剂量体现在维持量上。有学者提出,从 50 岁开始,每增加 1 岁,剂量应比成人药量减少 1%,60~80 岁应为成人量的 3/4,80 岁以上为成人量的 2/3。只有把药量掌握在最低有效量,才是老年人的最佳用药剂量。

老年人用药剂量的确定,要遵守剂量个体化原则,主要根据老年人的年龄、健康状况、体重、肝肾功能、临床情况、治疗指数、蛋白结合率等情况进行综合考虑。

(四) 择时原则

择时原则即根据疾病、药动学和药效学的昼夜节律,选择最合适的用药时间进行治疗,以达到提高疗效和减少不良反应的目的。许多疾病的发作、加重与缓解都具有昼夜节律的变化,如变异型心绞痛、血栓形成、支气管哮喘常在夜间出现;急性心肌梗死和脑出血的发病高峰则在上午。药动学有昼夜节律的变化,如白天肠道功能相对亢进,白天用药比夜间吸收快、血药浓度高;药效学也有昼夜节律的变化,如上午胰岛素的降糖作用大于下午。因此,进行择时治疗时,需要根据疾病的发作、药动学和药效学的昼夜节律变化来确定最佳用药时间。

(五) 暂停用药原则

暂停用药原则是指在用药期间一旦发生不良反应应减量或停药。在老年人用药期间应密切观察,一旦出现任何新的症状、体征和实验室检查方面的异常,首先应考虑为药物的不良反应,其次是病情恶化(并发症)。应根据患者所用药物与新症状发生的时间关系、有无潜在感染或代谢改变综合判断。

（六）及时停药原则

老年人长期用药十分常见，这也是引发药物不良反应的原因之一。因此，老年人用药需要遵循及时停药原则，以避免不必要的长期用药。用药时间的长短，视病种和病情而定。经过药物治疗病情控制后，是否停药有几种不同的情况：①立即停药：感染性疾病经抗生素治疗后，病情好转、体温正常3~5天即可停药，一些镇痛等对症治疗的药物，也在症状消失后停药。②疗程结束时停药：如抑郁症、甲状腺功能亢进症、癫痫等疾病在相应的药物治疗症状消失后，为了避免病情复发，需要继续巩固治疗一段时间，待疗程结束时停药。部分药物长期应用后突然停药致使病情恶化称为停药综合征，采用逐渐减量直至停药的方法多可避免。③长期用药：高血压、慢性心力衰竭、糖尿病、帕金森病、甲状腺功能低下等疾病在药物治疗病情控制后，还需长期用药，甚至终生用药，否则病情会复发。前两类达到治疗目标后应及时停药。此外，凡是疗效不确切、耐受性差、未按医嘱使用的药物都应及时停药。

【护考真题链接】2019年-A1型题

符合老年人用药原则的用药方式是（　　　）。

A. 从小剂量开始用药，尽量减少用药种类
B. 合理选药，足量给药
C. 首次剂量加倍，进行血药浓度监测
D. 联合用药，进行血药浓度监测
E. 足量给药，尽量减少用药种类

答案：A

分析：老年人用药的原则：受益原则，老年人用药要有明确的指征，要求用药的受益/风险比值>1；五种药物原则，建议老年人同时用药不超过5种，可以单用药物时绝不联用多种药物；小剂量原则，建议从小剂量开始逐渐加至适宜于个体的最佳剂量，若需要使用首次负荷量的药物，为了确保药物及时起效，老年人首次可用成年人剂量的下限，小剂量体现在维持量上；择时原则；暂停用药原则；及时停药原则。（A对，BCDE错）

二、老年人用药情况的评估

随着年龄的增加，老年人的记忆力和理解力下降，对药物的治疗目的、使用时间和方法容易产生混淆，严重影响用药的安全和药物的治疗效果。因此，指导老年人正确用药，减少用药差错，保证用药安全是护士的重要工作。同时，医护人员应加强药学知识学习，掌握老年人的用药特点，遵循老年人用药原则，密切观察药物反应，维护老年人用药安全。

（一）用药史评估

询问老年人以往和现在的用药情况，包括药名、剂量、用法、疗效和不良反应，重点关注是否有过敏或出现过其它不良反应的药物，建立完整的用药记录。此外，应了解老年人对药物的认知情况。

(二)各系统功能状况评估

全面评估老年人各系统与各脏器的功能状况,如肝功能、肾功能,以判断用药的合理性。肝肾功能有明显减退或出现障碍者在使用药物时,应尽量避免使用经肝脏代谢和肾脏排泄的药物,以免药物蓄积中毒。详细评估老年人有无其他并存的疾病,如心绞痛伴支气管哮喘的老年人,使用普萘洛尔可加重支气管痉挛;老年哮喘患者需了解有无高血压病史,避免使用肾上腺素治疗,以免发生危险。

(三)服药能力评估

1.视力　老年人由于视力下降,看药品标签和说明书困难,对药物颜色、形状辨别不清,容易出现误服、错服、服用过期药物等现象。

2.听力与理解　在 65 岁以上的老年人中,约 1/3 存在不同程度的听力障碍,听力障碍可导致多服、少服或将服药时间混淆等现象。

3.记忆力　由于老年人近期记忆减退,易导致漏服药或重复服药现象。

4.阅读能力　部分老年人由于文化水平低不能阅读和使用说明书,存在盲目用药问题。

5.其他因素　老年人因获取药物的能力、打开药瓶的能力、吞咽能力、发现不良反应的能力下降,不同程度地影响用药。应通过对老年人服药能力及用药心理反应的评估,确定合理给药的途径、辅助手段和观察方法。

(四)心理社会状况评估

了解老年人的家庭、经济状况、饮食习惯、文化程度和家属的支持情况,评估其对治疗方案的认知程度和满意度,对药物有无依赖、期望、反感、恐惧或其他心理。

三、老年人安全用药的护理

老年人安全用药的目标是:能遵医嘱用药;能了解所用药物的作用、用法、注意事项和不良反应;药物疗效好,未发生不良反应。主要的护理措施如下:

(一)选择合适的给药途径

1.口服给药　口服是最常用、最安全、最方便的给药途径。由于口服给药吸收缓慢,故通常不用于急诊患者。

2.皮下或肌内注射　对患糖尿病需长期皮下注射胰岛素的老年人,应有计划地交替更换注射部位。老年人的肌肉对药物的吸收能力较差,注射后痛感明显且易形成硬结,故一般不主张对老年人行肌内注射。必须肌内注射时,应严格执行无菌技术操作,注射前认真选择注射部位,并选择适当的注射器。

3.静脉给药　静脉给药适用于患急重症的老年人。选择静脉给药时,应根据老年人的病情和心肺功能状况,适当减慢给药速度并减少输液总量,一般每天输液量应控制在1500 mL 以内,输入生理盐水的量不超过 500 mL,在输注葡萄糖之前,要明确老年人有无糖尿病。

4.其他途径　可根据老年人的病情和安全性等，选用其他给药途径，如舌下含化、雾化吸入、直肠给药等。

(二) 药物的保管

1.老年人的常用药物应有固定的存放点，用药箱贮存最为适宜，贮存的药物数量不可过多，防止失效或变质。

2.药物要分类放置，如内服药和外用药、滴眼剂和滴鼻剂需分开放置或者做好明显的标记，防止在紧急情况下用错药。

3.药物需按说明书注明的贮存条件进行存放。如肾上腺素、去甲肾上腺素、硝普钠、氨茶碱、普萘洛尔以及维生素 C 等药物在光的催化作用下易发生变色、氧化、还原、水解等反应，故应置于遮光容器内密闭贮存；而人免疫球蛋白和未开封的胰岛素等应放在 2~10 ℃贮存。

4.贮存的药物上写清楚药物的名称、每片药物的剂量、具体的用药方法、药物的有效期、开药医院等，尽量保留药物的外包装和说明书。为防止药物过期失效，可对贮存的药物建立检查记录卡，注明药物名称、失效期、检查时间，这样定期检查记录卡就可发现是否有过期药物。

(5)帮助老年人定期整理药柜，检查药物质量，废弃过期和变质的药物，保留常用药和正在服用的药物，并按有效期合理服用。

(三) 口服用药指导

1.服药时间　需空腹、饭后、睡前服用的药物应按要求服用，如胃肠解痉药阿托品等应在饭前服用；助消化药如稀盐酸、胃蛋白酶等需饭后服用；心绞痛发作频繁的患者，大便前服用硝酸甘油片可预防发作；对胃有刺激性药物如阿司匹林等需在饭后服用；催眠药如巴比妥类需在睡前服用。

2.水送服　内服药片或胶囊时，可用温开水送服，水量过少药易粘在食管壁上，刺激食道又延缓吸收。补铁剂忌用茶水、胶体次枸橼酸铋忌用牛奶送服。磺胺类药物经肾脏排泄，溶解度低，易析出结晶引起结晶尿、血尿、尿痛等，故服用时需多喝水或同服等量的碳酸氢钠。

3.服药体位　一般情况下，可采用站立位、坐位或半卧位，站立位最佳。卧位容易发生呛咳，并使药物进入胃内的速度减慢，从而影响药物的吸收，故卧床老年人应该尽量坐起来服药，服药 10~15 min 后再躺下。

4.用药方式　舌下含服硝酸甘油者不可吞服；控释片、缓释片以及肠溶片不宜掰碎后服用；复方炉甘石洗剂属于混悬剂，用前必须摇匀。

5.用药配伍　维生素 B_2 不宜与制酸剂如氢氧化铝、胃舒平等同服，若需要应间隔 4~5 h；红霉素与溴丙胺太林不可同用，若需要应间隔 2 h；链霉素与庆大霉素等氨基糖苷类药物避免任何两种合用，并提醒患者用药期间注意听觉反应。

6.定期复查　遵医嘱定期复查，如对造血系统有抑制作用的药物注意复查血常规，对肝脏或肾脏有损害作用的药物定期复查肝功能或肾功能。

7.用药后特殊反应　如服用维生素 B_2 后尿液呈黄绿色；服用利福平后尿液、唾液、汗液等排泄物呈橘红色；铋剂可使粪便呈黑色等。应告知老年患者这些是用药后的正常现象，停用后会恢复正常，应坚持正常服药或询问医生。

8.特殊用药 如铁剂、酸类对牙齿有害，可使用吸管服用，服后再漱口以防牙齿损害；服用强心苷类药物前要测量脉搏，如果脉搏< 60 次/min 或节律不齐应停止服药，并告知医生。

（四）提高用药依从性

老年人由于记忆力减退，容易忘记用药或用错药；经济收入减少，生活相对拮据；担心药物不良反应；社会家庭的支持不够等原因，用药依从性差。因此，提高依从性对老年人用药尤为重要。

1.对住院的老年人，护士应严格执行给药操作规程，按时将早晨空腹服、餐前服、餐中服、餐后服、睡前服的药物分别送到患者床前，并照护其服下。

2.护士要通过口头和书面的形式，向出院带药的老年人和照顾者解释药物名称、剂量、用药时间、作用和不良反应。用清晰字体的标签注明用药剂量和时间，以便老年人识别。

3.对于空巢、独居的老年人，护士可将老年人每天需要服用的药物放在专用的药盒内，盒子要有分隔的小格，每个小格标明用药的时间，并将药品放置在醒目的位置，帮助老年患者养成按时用药的习惯。此外，社区护士定期到老年人家中协助清点剩余药物，也有助于提高老年人的用药依从性。

4.对于精神异常或不配合治疗的老年人，护士需协助和督促用药，并确定其将药物服下。患者若在家中，可请照顾者配合做好协助与督促工作，通过电话追踪，确定患者的用药情况。

5.吞咽障碍与神志不清的老年人，一般需要鼻饲给药。对神志清楚但有吞咽障碍的老年人，可将药物加工制作成糊状物后服用。

6.对于外用药物，护士应向老年人详细说明药物的名称、用法及用药时间，在盒子外贴红色标签注明外用药不可口服，并告知家属。

7.必要时采用 Morisky 评价量表进行服药依从性评估。目前，Morisky 评价量表在慢性病患者用药依从性评估中被广泛使用。量表包括四个问题：①您是否有忘记用药的经历？②您是否有时不注意用药？③当您自觉症状改善时是否曾停药？④当您用药自觉症状更坏时，是否曾停药？四个问题的回答均为"否"，表示依从性佳；四个问题有一个或一个以上的回答"是"，提示服药依从性差。

8.观察老年人的服药行为和日常生活行为习惯，将药物固定放在老人易见、易取处，使用闹铃或醒目小卡片等方法提醒其按时服药；鼓励老年人做好病情自我观察记录。当老年人服药依从性好时，及时给予表扬和鼓励。

（五）建立良好医护患关系

认真听取老人对治疗方案的意见，鼓励老人表达治疗、用药过程中的感受，并根据其意愿和实际情况酌情进行调整。发现老人存在不自觉否定疾病、"忘记"有病、对药物治疗有错误认识和恐惧感、不肯服药等情况时，要及时与其交谈，帮助解除疑虑，提高老年人的服药依从性。

(六)用药的注意事项

1. **严格遵医嘱用药** 坚持按时、按量服药,不能擅自增减药量或停药,不随意混用其他药物。改变药物剂量和方案时,须征得医务人员同意。

2. **勿滥用药物** 身体健康的老年人保持乐观的心态、合理饮食、适宜进行运动等,一般不需要服用滋补药、保健药、抗衰老药和维生素等。体弱多病者,可在医务人员的指导下适当用药,切勿盲目服用或过度服用,以免发生中毒反应。能用非药物方式缓解症状或痛苦时,尽量不用药物。

3. **掌握服药技巧** 服用药片多时,可分次吞服,以免发生误吸;吞咽片剂或胶囊有困难时,可选用冲剂、口服液等液体剂型;药物刺激性大或异味较重时,可将其溶于水,用吸管吸服,用后可饮果汁以减轻不适。

4. **预防或减少药物的不良反应** 注意个体差异,随时观察药物的疗效及全身反应等。

(1)利尿剂:尽可能在白天给药,防止因尿频而影响老年人夜间睡眠;记录24 h出入液量;应注意利尿剂的不良反应如低钾、低钠等,定期检测血电解质。

(2)降压药:小剂量开始,坚持长期用药。老年人在服用降压药时,应注意降压要适度,一般以收缩压下降10~30 mmHg/d、舒张压下降10~20 mmHg/d为宜,防止因降压过低、过快而引起心、脑、肾的缺血。同时应监测24 h动态血压,以确定最佳的用药剂量和服药时间。一般而言,降压药最佳的服用时间为每日7:00、15:00和19:00,睡前不宜服用降压药,以免诱发脑卒中。

(3)抗心律失常药:其不良反应发生率随着年龄增长而增加。如即使具有正常血清肌酐水平的老年患者地高辛清除率也比成年人平均降低50%,因而开始使用维持剂量时剂量要小(0.125 mg/d),以后根据药物效应和血清地高辛水平加以调整。抗心律失常药物使用初期最好进行心电监护,老年人如有胸闷、心前区疼痛等不适要及时告知医护人员。

(4)抗凝药:有研究发现,年龄大于75岁,有心房颤动的患者脑出血的危险增加,一般使用华法林需要降低其负荷剂量(<7.5 mg)和维持剂量(<5 mg/d)。因此,老年人如果停用药物(如手术前),恢复正常凝血状态也较缓慢,应注意停药时间。

(5)催眠药:寻找失眠的原因和非药物处理方法,尽可能不用药。在服用镇静催眠药时,应采用小剂量,几种镇静催眠药交替服用;宜使用短效和中效的半衰期少于24 h的苯二氮䓬类如地西泮(安定)等,其不良反应有嗜睡、乏力、记忆损害以及平衡力下降,应注意预防跌倒。长期服用镇静催眠药的老年人不宜突然停药,以免出现失眠、兴奋、抑郁等不良反应。

(6)降糖药:口服降糖药、胰岛素等的用药剂量存在明显的个体差异。老年人在使用胰岛素过程中,由于肝功能衰退,对胰岛素的灭活能力降低,胰岛素作用时间延长,容易发生低血糖反应。因此,老年糖尿病患者在应用胰岛素时,应注意监测自身血糖、尿糖的变化,及时调整胰岛素的用量,以免发生低血糖。

(7)解热镇痛药:由于老年人对解热镇痛类药的作用比较敏感,在服用时宜采用小剂量,同时注意监测消化道反应,避免诱发消化道出血。非甾体抗炎药有引起消化性溃疡和上消化道出血的严重不良反应。某些非甾体抗炎药(如布洛芬、双氯芬酸、双水杨酸酯)应在饭后服药,可减少对胃肠道的刺激,也可加用奥美拉唑或兰索拉唑,以减少消化性溃疡的发生风险。当非甾体抗炎药与华法林合并应用时,诱发上消化道出血的危险增加 10 倍以上,应慎用。

(七)错服药物的处理

1.错服药物后,要保持镇静,不要慌张。

2.查清楚错的是服何种药物。

(1)错服一般性药物,如维生素、滋补药、抗生素等,因其不良反应小,不必做特殊处理(除非大量服用),但应密切观察病情变化。

(2)错服碘酊,可及时服用稠面糊和米粥。大量淀粉物质到胃内后,可保护胃黏膜,且能与碘结合,发生包合反应,生成一种蓝色的包合物,然后催吐,直至吐出的液体不再为蓝色时,表明胃内的碘基本上清除了。

(3)错服腐蚀性很强的药,如苯酚、甲酚皂,应立即喝生鸡蛋清、牛奶、豆浆、稠米汤等,起到保护食管和胃黏膜、中和毒性的作用,并及时到医院就诊。

(4)错服或多服巴比妥、氯丙嗪、阿托品、颠茄、东莨菪碱等药物,若剂量在正常服用范围内,可多饮水促进其排泄,并观察病情变化;若过量服用,则立即送医院治疗。

(八)健康教育

1.加强老年人用药指导 护理人员要运用通俗易懂、简洁明了的话语或老年人能接受的方式,向其解释用药的目的、药物的种类、名称、用药方式、药物剂量、作用、不良反应、期限和注意事项。必要时以书面的形式,用醒目的颜色进行标记。此外,要反复强调正确用药的方法和意义。

2.提升老年人安全用药意识 鼓励老年人尽可能使用非药物改善机体症状;告知老年人虽然服用同种药物,但每个人剂量可能不同;未经医生允许,禁止服用任何新药物。

3.提醒老年人定期与医护人员沟通 老年人应定期与医护人员讨论症状的改善情况,确定是否可以减少药物种类;一起检查药物的剂量,确认是否需要调整;告知老年人经常使用且从未出现任何问题的药物也可能发生不良反应,要向医生或护士及时报告自身症状。

4.指导老年人不随意购买及服用药物 一般健康老年人不需要服用补药、保健药、抗衰老药和维生素,只要调节好日常饮食,注意营养均衡,保持积极心态,就可以达到保持健康的目的。

5.加强照顾者的安全用药教育 对老年人进行健康指导的同时,还要重视对其照顾者进行有关安全用药知识方面的教育。

(1)注意观察用药后反应。指导家属注意观察老年人服药后的反应和病情变化,一旦发生异常,立即停药并及时就诊。

(2)对于自理能力较好的老年人,家属应督促、检查其按时按量服药;对于自理能力差的老年人,家属或照顾者应耐心协助,如提前配好每次所用药物,并放于不同颜色的药袋中(如将早、中、晚服用的药物分别放于绿、红、黄色的药袋中)。

(3)学会使用必要的护理用具。经济条件允许者,应配置体温计、血压计等,以便随时监测老年人的生命体征。

【知识链接】

教你看懂药品说明书

药品是一种特殊的商品，关系着人民的"生命"和"健康"。为此，买药时一定要根据自己的情况对准适应证，并反复阅读说明书。现把药品说明书中必须要明确的几点简述如下：

1.非处方药　不需要凭执业医师和执业助理医师处方，即可自行判断、购买和使用的药品。根据其安全性和稳定性又分为甲类和乙类，其中乙类安全性高于甲类。

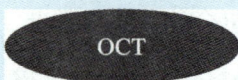

甲类非处方药　　　　乙类非处方药

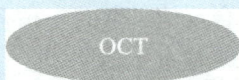

2.药品名称　药品有"通用名""商品名""化学名""英文名""汉语拼音"等。"通用名""化学名""英文名"是世界通用的药名，现在国家药监局规定不用"商品名"，最好用"通用名"。

3.批准文号　批准文号是药品生产合法的标志。如"国药准字H＊＊＊＊＊＊＊"，"H"代表化学药品，"Z"代表中药，"B"代表保健品，"S"代表生物制品，"J"代表进口药品等，没有批准文号的药品是伪劣药品。

4.用法用量　"用法"是根据药物的剂型与特性，注明口服、注射或外用、饭前或饭后、一天几次等。"用量"是指成人的剂量，其中1 g＝1000 mg，如0.25 g＝250 mg。

5.禁忌和慎用　"禁忌"是绝对不能用的药品，如对青霉素过敏的患者，绝对不能使用青霉素，否则会危及生命。"慎用"是可以用，但必须慎重考虑，权衡其利弊，在利大于弊的情况下方可使用，并须密切观察是否有不良反应，以便及时采取措施，最好是在医师指导下用药。

6.生产日期　是指某种药品完成所有生产工艺的日期。通常用数字来表示，前4位代表生产年份，中间2位代表月，后2位代表日，如20240305即是2024年3月5日生产。过期则失效，失效的药品，一定不能再用。

来源：国家药监局药审中心，国家药监局药审中心关于发布《药品说明书(简化版)及药品说明书(大字版)编写指南》和《电子药品说明书(完整版)格式要求》的通告(2023年第56号)[DB/OL].(2023-11-24)[2024-06-22]. https://www.cde.org.cn/main/news/viewInfoCommon/fbe67f9737e40e062cf5770727d81d71.

(张雪晴)

【本章小结】

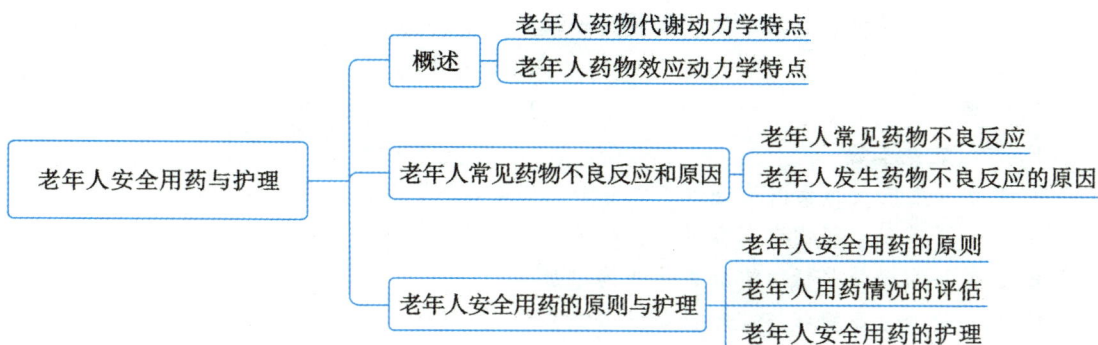

【自测题】

一、选择题

A1 型题

1. 老年人的用药原则,下列哪一项除外( )。

A. 受益原则   B. 五种药物原则

C. 小剂量原则   D. 择时原则

E. 加强药物护理

2. 老年人常见药物不良反应,不包括( )。

A. 精神症状   B. 直立性低血压

C. 眩晕、头痛、恶心和共济失调   D. 尿潴留

E. 药物在胃中的吸收减少,影响药效

3. 老年人药动学改变的特点,错误的是( )。

A. 老年人的血浆蛋白含量降低,使游离型药物增加

B. 绝大多数药物的被动转运吸收减少,主动转运吸收不变

C. 药物代谢能力减弱

D. 药物排泄功能降低

E. 药物消除半衰期延长,血药浓度增高

4.《中国药典》规定老年人用药量为成人量的( )。

A. 3/4   B. 1/4

C. 2/4   D. 1/3

E. 2/3

5. 老年人在用药期间,一旦出现新的症状,最简单、有效的干预措施是( )。

A. 减少药物剂量   B. 增加药物剂量

C. 暂停用药   D. 密切观察新症状

E. 调整用药时间

6. 药物代谢和解毒的主要场所是( )。

A.心脏   B.肝脏

C.肾脏   D.脾

E.肺

7.因老年人胃酸分泌减少影响吸收而造成生效变慢的药物是(　　)。

A.苯巴比妥   B.青霉素 G

C.乙醇   D.吗啡

E.对乙酰氨基酚

8.老年人用庆大霉素时应谨慎,主要是因为老年人(　　)。

A.肾功能降低,药物半衰期延长,耳、肾毒性增加

B.血浆蛋白含量降低,使游离性药物增加

C.对药物处于高敏状态,影响中枢神经系统的功能

D.肝功能降低,使血药浓度升高

E.消化腺分泌减少,药物吸收增加

9.下列影响老年人药物吸收的因素描述错误的是(　　)。

A.胃液 pH 降低   B.胃肠道血流量减少

C.胃排空速度减慢   D.肠蠕动减慢

E.胃肠道参与吸收的细胞减少

10.以下对老年人用药,用法安全的是(　　)。

A.给糖尿病老年患者输注葡萄糖注射液时,应加适量胰岛素

B.前列腺增生症老年人使用呋塞米

C.青光眼患者使用颠茄和苯海拉明

D.胆结石患者大量服用钙剂

E.长期使用麻黄素滴鼻液

A2 型题

11.患者,女,62 岁,高血压 1 年,使用降压药时应注意(　　)。

A.从小剂量开始   B.最好睡前服用

C.一周测量血压一次   D.血压正常后即可停药

E.短期内将血压降至正常

12.患者,男,65 岁,诊断为前列腺肥大,同时又有哮喘病史,不宜选用的药物是(　　)。

A.普萘洛尔   B.非洛地平

C.卡托普利   D.多沙唑嗪

E.氢氯噻嗪

13.患者,男,68 岁,诊断为克雷伯杆菌感染引起的肺炎,遵医嘱予以庆大霉素抗感染,在使用过程中应该谨慎,主要是因为老年人(　　)。

A.肾功能降低,药物半衰期延长,耳、肾毒性增加

B.血浆蛋白含量降低,使游离性药物增加

C.对药物处于高敏状态,影响中枢神经系统的功能

D.肝功能降低,使血药浓度升高

E.消化腺分泌减少,药物吸收增加

14. 患者，女，75岁，因突然精神紊乱1天入院，经过询问病史，考虑是药物引起的。以下是该患者常见的用药习惯，不正确的行为有哪些(　　)。

A. 未就诊自行购药服用　　　　　　B. 随意或混置摆放药物

C. 自行增减药物　　　　　　　　　D. 漏服、误服药物

E. 以上都是

15. 患者，男，78岁，因急性心力衰竭入院，若使用噻嗪类利尿剂效果不好，可改用以下哪种药物(　　)。

A. 肝素　　　　　　　　　　　　　B. 吩噻嗪类

C. 髓袢利尿剂　　　　　　　　　　D. 氯化钾

二、简答题

1. 简述老年人用药的特点。

2. 影响老年人胃肠道药物吸收的因素有哪些？

自测题答案

一、1. E　2. E　3. B　4. A　5. C　6. B　7. A　8. A　9. A　10. A　11. A　12. A　13. A　14. E　15. C

二、1. 老年人各脏器的组织结构和生理功能逐渐出现退行性改变，患病率高，病情复杂，肝肾功能减退，从而影响机体对药物的吸收、分布、代谢和排泄，容易发生药物不良反应或药物中毒。用药过程中，需结合老年人生理特点正确分析每种药物的药动学和药效学，严密观察，做到合理用药、安全用药。

2. (1) 胃液 pH 升高：酸性药物吸收良好，碱性药物吸收减少；

(2) 胃肠道蠕动减慢，胃排空时间延长：药物有效血药浓度到达的时间推迟，肠蠕动减慢；

(3) 胃肠道及肝血流减少：药物吸收减慢，分解减少，药物的吸收减少。

第五章

老年人常见疾病与护理

知识目标：

(1)能陈述老年人的患病特点、护理特点。

(2)能掌握老年人常见疾病的临床特点、护理评估方法和健康指导的内容。

(3)能熟悉老年人常见疾病的临床特点及护理要点。

能力目标： 能运用所学知识，结合老年疾病特点，为老年人制定个性化的护理计划并实施。

素质目标： 能耐心倾听，尊重体贴老年患者，具有良好的职业道德。

老年疾病(elderly disease)又称老年病，是指人在老年期所患的与衰老有关的，并且有自身特点的疾病。老年人患患者数不仅比年轻人多，而且有其特点，主要是因为进入老年期后，人体组织结构进一步老化，各器官功能逐渐出现障碍，身体抵抗力下降，活动能力降低。因此，应密切关注老年人的身体及心理的变化，及时发现问题。

第一节　老年疾病与护理特点

一、老年疾病特点

(一)隐匿性和非特异性

由于老年人各感官功能下降，患病时症状常常不明显或者较隐蔽，可能表现为轻微的不适或者变化，不容易引起注意。譬如，有的老年人出现食欲不振、体重下降、活动能力减退等症状时，可能被认为是年龄大引起的正常现象，不一定引起警觉。老年人患病时还常常表现为非特异性症状，即与多种疾病共有的症状，不具有特异性。例如，老年人可能出现疲劳、头晕、失眠、食欲不振等，这些症状可能与多种疾病相关，而不能明确指示某一种疾病。此外，老年人的症状常常会有波动或者变异，不稳定性较高，这增加了诊断和治疗的难度。

（二）多病共存

随着年龄的增长，老年人各系统器官功能逐渐衰退，容易同时患上多种疾病。一些疾病具有共同的危险因素，如高血压、糖尿病、心血管疾病等常常会相互影响，导致多种疾病共存。约有70%的老年人同时患有两种或两种以上疾病。老年人往往需要长期服用多种药物进行治疗，可能导致药物相互作用或者引发药物不良反应，进而诱发其他疾病。

（三）病程长，并发症多

老年人常见疾病的病程往往较长，且容易并发其他疾病；老年人的免疫系统功能也逐渐下降，容易发生呼吸道感染、泌尿系统感染等，增加了疾病的病程和并发症的发生率；老年患者长期卧床，容易出现压力性损伤、骨质疏松、血栓等多种并发症。

（四）病情变化迅速，预后不良

老年疾病病程长，疾病容易反复发作，对身体各器官损害逐渐加重，致残率高，当疾病发展到一定阶段，受到各种诱因激化，病情易恶化。

（五）伴发各种心理反应

多数老年人不同程度地患有慢性病，同时对自身疾病和治疗缺乏医学知识，患病住院后，普遍存在焦虑、恐惧的心理。病情迁延不愈时容易产生悲观、失望、忧郁、沮丧的负性情绪，不配合治疗，有的老年患者甚至产生轻生的念头。有的老年患者自理能力部分丧失，受家人的照顾，这类患者一般变得被动、顺从，情感十分脆弱，依赖性很强。因此，在治疗老年患者躯体疾病的同时，还要掌握其心理活动特点，并认真地观察分析，从而实施针对性护理。

（六）易引起药物的不良反应

老化会使机体的肝肾功能减退，药物在体内代谢和排泄速度迟缓，导致老年人对药物的敏感性和耐受性差，易发生药物不良反应。例如镇静剂、强心药、利尿药等，老年人使用一般成人常规剂量即可引起不良反应。因此，老年人用药宜慎重，不宜超量使用药物。

二、老年疾病护理特点

由于老年疾病在临床表现、诊断、治疗、预后方面的独特性，其护理也与成人护理有所区别。除了要做好疾病护理外，还要做好生活护理、心理护理，尤其要保证老年人的安全。

（一）有责任心

老年人常常反应较慢，不易表现出明显的疾病症状，疾病可能迅速恶化，而他们自身又不善于表达身体不适，这容易导致病情的延误。因此，护理人员不仅需要具备高超的专业护理技能，更需要具备强烈的责任心，积极减轻老年患者的痛苦，尽量减少并发症的发生。

(二)整体护理

由于老年人在生理、心理和社会适应等方面与其他人群有显著差异，尤其是老年患者常常同时患有多种疾病，这些疾病之间可能相互影响。护理人员必须树立整体护理的理念，深入研究各种因素对老年人健康的影响，提供多层次、全方位的护理服务。

(三)注重心理护理

老年人患病后常常伴随着焦虑、恐惧、抑郁等心理反应，他们经常感到孤独、无助和紧张，但又保持着强烈的康复和求生欲望，希望获得及时的诊断、良好的治疗和护理。因此，实施针对老年患者心理特征和疾病特点的心理护理显得尤为重要。在护理工作中，护士应当善于通过观察和倾听了解老年患者的心理需求，对其提出的问题耐心解释，进行技术操作时动作轻柔，尽量减少疼痛和紧张情绪。此外，在日常生活中，应给予老年患者充分的关心和照顾，让他们感受到温暖和关怀，保持愉悦的心态。

(四)保证患者安全

由于老年患者的器官功能衰退，代谢功能降低，对药物治疗的反应可能存在差异，容易出现不良反应。护士应该具备扎实的药理知识，根据药物的作用机制、用法、不良反应、禁忌证以及注意事项等，制订科学的用药护理流程，以确保老年人的用药安全。在临床工作中，预见性护理(即护士运用护理程序，对患者展开全面、综合的判断及分析，提前预知可能出现的护理风险，进而可以及时地制订出一套行之有效的护理计划，防止因为护理不当造成的并发症，有效地提升护理质量及护理满意度的一种护理模式)对保证患者安全、减少并发症至关重要，如高血压和糖尿病是心脑血管疾病的重要原因，控制高血压和糖尿病是预防心脑血管疾病的重要措施。护士要对每位患者情况做到心中有数，提高警觉性和责任感，实施预见性护理，严密观察患者病情变化，为医生提供准确、可靠的疾病相关信息。

(五)增强自我照顾能力

护士应针对老年人的健康状况和生活需求，制定切合实际且合理的护理计划，并以健康教育为主要干预手段，增强老年人自我护理意识，提升其自护能力，从而改善生活质量。护理工作除了缺损功能护理外，还需注意老年人残存功能的护理，鼓励老年人最大限度地发挥残存功能，减轻老年人的依赖、自卑心理，维持基本的生活自理能力。

(卢彦芳)

【自测题】

一、选择题

A1 题型

1.下列哪项不是老年疾病的特点(　　)。

A. 隐匿性 　　　　　　　　　　　　　B. 特异性

C. 多病共存　　　　　　　　D. 病程长

E. 伴发各种心理反应

2. 下列哪项不是老年疾病护理特点(　　　)。

A. 要有责任心　　　　　　　B. 整体护理

C. 保证患者安全　　　　　　D. 增强自我照护能力

E. 满足患者所有要求

A2 题型

3. 患者,男性,64 岁。慢性支气管炎 10 年,近来情绪低落,经常哭泣,自我评价降低,产生无用感、无望感、无助感和无价值感,思维迟缓,记忆力低下,该患者发生了(　　　)。

A. 焦虑　　　　　　　　　　B. 恐惧

C. 抑郁症　　　　　　　　　D. 躁狂症

E. 被害妄想症

4. 患者,男,65 岁。因肺炎入院,入院后医生根据病情开具口服阿莫西林片,患者于 2 天后自行停药。针对该患者正确的护理措施是(　　　)。

A. 护士要对患者情况做到心中有数

B. 安慰患者,告知患者没关系

C. 对患者及家属进行用药宣教,告知按医嘱服药的重要性,并加强督查,及时发现问题

D. 责怪患者,要患者为自己行为负责

E. 保证患者安全

二、简答题

1. 什么是预见性护理?

自测题答案

一、1. B　2. E　3. C　4. C

二、1. 预见性护理即护士运用护理程序,对患者展开全面、综合的判断及分析,提前预知可能出现的护理风险,进而可以及时地制订出一套行之有效的护理计划,防止因为护理不当造成的并发症,有效地提升护理质量及护理满意度的一种护理模式。

第二节　老年呼吸系统疾病患者的护理

案例导入

案例

患者,男性,65 岁,农民。慢性咳嗽、咳痰、喘息 30 余年,加重 5 天来院就诊。患者每逢感冒或冬季均出现咳嗽、咳痰,有时伴有喘息,咳痰量不多,痰为白色泡沫样,有时为脓痰。5 天前因感冒,上述症状加重,同时伴有发热,咳痰带血丝,活动时胸闷、气短。既往有 10 年吸烟史。

思考

1.为明确诊断,该患者还应该进行哪些检查?

2.该患者存在哪些护理诊断/问题?

一、老年慢性阻塞性肺疾病

慢性阻塞性肺疾病(chronic obstructive pulmonary disease, COPD)是指具有气流受限特征的肺部疾病,气流受限不完全可逆,呈进行性发展,与慢性支气管炎和肺气肿密切相关。主要临床表现为呼吸困难、咳嗽、咳痰。有研究报道,全球40岁以上人群COPD发病率高达9%~10%,并呈逐年上升趋势。我国41岁及以上的人群COPD患病率为13.6%,60岁及以上的老年人高达27%。急性呼吸道感染是肺心病急性发作的主要诱因,常导致肺、心功能衰竭,而老年人机体免疫力下降,呼吸道感染时症状重,且易反复发病,导致较高的病死率。

COPD的病因尚不明确,已经发现的危险因素大致可以分为外因与内因两类。外因即环境因素,包括吸烟、职业性粉尘和化学物质、空气污染、生物燃料烟雾、感染及社会经济地位等。内因即个体易患因素,包括遗传因素、自主神经功能失调、营养不良、气道反应性增高、呼吸道防御功能及免疫力降低等。

【护理评估】

1.健康史

询问患者是否有慢性支气管炎、支气管哮喘、支气管扩张、肺气肿病史;是否有吸烟、感染、理化因素、气候和过敏等致病因素;出现呼吸困难、咳嗽、咳痰的时间、程度及治疗情况等;询问患者生活习惯、饮食状况及有无反复发作史等。

2.临床表现

(1)慢性咳嗽、咳痰 咳嗽为首发症状,初起呈间歇性,晨起咳嗽明显,后期早晚都有咳嗽,但夜间咳嗽不显著。一般为白色黏液或浆液性泡沫痰,可带血丝,晨起痰液较多,急性发作期痰量增加,可有脓性痰。

(2)气短或呼吸困难 这是COPD的主要症状,早期在劳动时出现,逐渐加重,后期在日常活动甚至休息时也感到气短。但由于个体差异,部分人可耐受。

(3)喘息和胸闷 部分患者随着气道阻力的增加,呼吸功能发展为失代偿,轻度活动甚至安静状态时即有胸闷、喘息发作。

老年人COPD急性发作期仅表现为厌食、胸闷,体温可正常,咳嗽、喘息也不明显;体格检查表现为一般状况差,精神萎靡,颜面发绀,呼吸音减弱或肺内干、湿啰音等。由于老年人气道防御功能及免疫功能减退,易反复并发感染,肺心病、休克、电解质紊乱、呼吸性酸中毒、肺性脑病、弥散性血管内凝血等并发症的发生率增高。

3.辅助检查

(1)肺功能检查 判断有无气流受限,是诊断COPD的"金标准",对评价其严重程度、疾病进展、评估预后和治疗反应有重要意义。第一秒用力呼气容积占用力肺活量百分比(FEV_1/FVC)是评价气流受限的一项敏感指标,吸入支气管舒张剂后,$FEV_1/FVC<70\%$并排除其他疾病引起的气流受限即可诊断。

（2）胸部 X 线检查　COPD 早期 X 线可无明显变化，后期可出现肺纹理增多和紊乱等非特征性改变。

（3）动脉血气分析　早期 pH 值正常，重症时 pH 值降低。如出现明显缺氧及二氧化碳潴留时，PaO_2 降低，$PaCO_2$ 升高，并可出现呼吸性酸中毒。肺心病可出现低氧血症、高碳酸血症，呼吸衰竭时出现 $PaO_2 \leq 8.0\ kPa(60\ mmHg)$，$PaCO_2 > 6.7\ kPa(50\ mmHg)$。

4. 心理社会状况

由于 COPD 病程长，且反复发作，呈逐年加重趋势，患者可出现焦虑、抑郁等情况，社交活动也随之减少。

【常见护理诊断/问题】

1. 气体交换受损　与呼吸道阻塞、肺组织弹性下降、通气和换气功能障碍、分泌物过多有关。

2. 清理呼吸道无效　与呼吸道炎症、阻塞、痰液多而黏稠有关。

3. 营养失调：低于机体需要量　与呼吸道感染导致消耗增加、食欲减退有关。

4. 活动无耐力　与乏力、呼吸困难、心肺功能下降及活动时供氧不足有关。

5. 焦虑　与疾病反复发作、病情逐渐加重及经济状况有关。

6. 潜在并发症：肺部感染、自发性气胸、肺源性心脏病、肺性脑病等。

【护理计划与实施】

1. 一般护理

（1）环境与休息　提供安静、舒适的环境，避免光线刺激，取合适的体位；注意保暖，预防感冒；根据病情制订运动计划，如散步、打太极拳等；对病情较重者，鼓励患者在床边活动，并做好安全防护工作。

（2）饮食护理　饮食宜根据患者病情、饮食习惯及经济状况等，给予高热量、高蛋白、高维生素且易于消化吸收的软食，少量多餐；多食瓜果蔬菜，避免产气食物；不可食用含盐量较高的食物，身体含盐量过高会导致体内水分过多，出现体重增加、下肢浮肿等情况；补充适量的水分，以维持呼吸道黏膜的湿润；必要时给予静脉营养。

2. 病情观察

注意观察患者咳嗽、咳痰、呼吸困难的程度以及痰液的颜色、量、性状。监测患者生命体征、血氧饱和度，了解水、电解质及酸碱平衡情况，必要时进行动脉血气分析，为临床治疗提供依据。

3. 保持呼吸道通畅

（1）指导拍背和有效咳嗽　协助患者翻身、拍背，告知拍背技巧。患者取坐位或侧卧位，叩击者手背隆起，手掌中空，手指弯曲，避开乳房、脊柱、伤口等部位，由下至上、由外向内轻轻叩击背部帮助排痰。指导患者咳嗽时取坐位或半卧位，身体前倾，深吸气后屏气 3~5 s，用力做爆破性咳嗽，将气道内的分泌物或者异物咳出。

（2）体位引流　是指利用重力作用将痰液引流出来，保持气道通畅的方法。临床多结合胸部 X 线检查结果确定病变部位，再采取不同姿势进行体位引流。如病变在下叶、舌叶或中叶者，取头低足高略向健侧卧位；如病变位于上叶，则采取坐位或半坐位，以利引流。引流时，嘱患者间歇做深呼吸后用力咳嗽，护理人员用手（手心屈曲呈空杯状）轻拍患者胸或背部，自下而上，由外向内进行，直到痰液排尽，或使用机械震动器，将聚积的分泌物松动，并使其移动，易于咳出或引流。每日 3~4 次，每次 15~30 min。年迈及极度虚弱、无法耐受所需的体位、无力排出分泌物的患者禁止体位引流，且引流要在饭前进行，因饭后易致呕吐，一般在早晚进行。

4. 呼吸功能锻炼

（1）腹式呼吸　腹式呼吸时可选择立位、坐位、半卧位或平卧位，初学者以半卧位最适合。具体步骤：两膝半屈（或在膝下垫一个小枕头）使腹肌放松，两手分别放在前胸部和上腹部，用鼻子缓慢吸气，使膈肌松弛，放在腹部的手有向上抬起的感觉，而放在胸部的手原位不动，用口呼气（缩唇状），使腹肌收缩，放在腹部的手有下降感。吸气与呼气时间比为 1∶2~1∶3，每日训练 3~4 次为宜，每次重复 8~10 次，也可根据具体情况增减，逐渐养成腹式呼吸的习惯，有助于增加通气量，降低呼吸频率。

> 考点：腹式呼吸的要点

【护考真题链接】2021 年–A1 型题

患者进行腹式呼吸锻炼时，下列动作应予以纠正的是（　　）。

A. 吸气时腹部竭力挺出　　　　　B. 用鼻吸入

C. 呼气时腹部竭力收缩　　　　　D. 用口呼出

E. 深吸快呼

答案：E

分析：腹式呼吸锻炼的要求：呼与吸时间比例为 2∶1~3∶1，每日训练 3~4 次，每次重复 8~10 次，应深呼快吸（E 错，为本题正确答案）；锻炼时用鼻吸气，经口呼气，呼吸缓慢而均匀，勿用力呼气，吸气时腹肌放松，腹部鼓起，呼气时腹肌收缩，腹部下陷（ABCD 对）；开始训练时，患者可将一手放在腹部，一手放在前胸，以感知胸腹起伏，呼吸时应使胸廓保持最小的活动度，熟练后可增加训练次数和时间。

（2）缩唇呼吸　缩唇呼吸锻炼时，闭嘴经鼻吸气，收腹、胸部前倾，口唇缩成吹口哨状缓慢呼气；呼气流量以能使距口唇 15~20 cm 处的蜡烛火焰倾斜又不至于熄灭为宜；要尽量做到深吸慢呼。缩唇呼吸的作用是提高支气管内压，防止呼气时小气道过早陷闭，以利肺泡气体排出。

（3）深呼吸　深呼吸是胸腹式呼吸联合进行的呼吸，可以排出肺内残气及其他代谢产物，吸入更多的新鲜空气，提高或改善脏器功能。深吸气时，先使腹部膨胀，然后使胸部膨胀，达到极限后，屏气几秒钟，逐渐呼出气体；呼气时，先收缩胸部，再收缩腹部，尽量排出肺内气体；反复进行吸气、呼气，每次 3~5 min。深呼吸能使人的胸部、腹部的相关肌肉、器官进行较大幅度的运动，能较多地吸进氧气，吐出二氧化碳，可以改善血液循环，解除疲惫，放松情绪。

（4）全身性呼吸体操　具体步骤：平静呼吸；立位吸气，前倾呼气；单举上臂吸气，双手压腹呼气；平举上肢吸气，双臂下垂呼气；平伸上肢吸气，双手压腹呼气；抱头吸气，转体呼气；立位上肢上举吸气，蹲位呼气，最后由腹式缩唇呼吸到平静呼吸结束，每天 2 次。

（5）肺康复　指在对患者进行全面评估的基础上，为其量身定做一个综合性干预治疗方案，主要包括运动训练、健康教育、营养支持和心理护理。其核心是运动训练，根据训练的目的，可分为耐力训练、间歇训练、力量训练和呼吸肌训练，旨在改善其身体和心理状况，并促进长期坚持增进健康的行为。肺康复方案最好持续 6~8 周，推荐每周进行 2 次医护人员指导下的运动训练。

5. 氧疗

呼吸困难伴低氧血症者，给予氧疗。一般采用鼻导管持续低流量低浓度吸氧，其流量为 1~2 L/h，每日湿化吸氧 15 h 及以上，维持动脉血氧分压（artery partial pressure of oxygen，PaO_2）在 60 mmHg 以上，既能改善组织缺氧，也可防止因缺氧状态解除而抑制呼吸中枢。氧疗的有效指标为：呼吸频率减低、呼吸困难减轻、心率减慢、发绀减轻、活动耐力增加。

> 考点：阻塞性肺气肿的氧疗方法

【护考真题链接】2021 年-A1 型题

下列关于慢性阻塞性肺疾病呼吸衰竭的类型及给氧方式的叙述中，正确的是（ ）。

A. Ⅱ型呼吸衰竭，低流量低浓度持续吸氧
B. Ⅱ型呼吸衰竭，低浓度间断吸氧
C. Ⅱ型呼吸衰竭，高浓度持续吸氧
D. Ⅰ型呼吸衰竭，低浓度吸氧
E. Ⅱ型呼吸衰竭，低浓度持续吸氧

答案：A

分析：慢性阻塞性肺疾病常并发慢性阻塞性肺气肿，肺气肿时患者在咳嗽、咳痰的基础上可出现逐渐加重的呼吸困难，进而引起缺氧和二氧化碳潴留，可并发慢性肺源性心脏病和Ⅱ型呼吸衰竭。Ⅱ型呼吸衰竭是指缺氧伴 CO_2 潴留，给氧时一般给予鼻导管、低流量(1~2 L/min)、低浓度(<35%)持续给氧(A 对，BCDE 错)，以免缺氧纠正过快引起呼吸中枢抑制。如配合使用呼吸机和呼吸中枢兴奋剂，可稍提高给氧浓度；若呼吸过缓或意识障碍严重，须警惕 CO_2 潴留加重，应及时报告医生处理。

6. 用药护理

（1）制订用药方案 评估患者用药史、主要器官功能情况并建立完整的用药记录，包括既往史、药物过敏史以及患者对所用药物的作用、不良反应、注意事项等情况是否了解，根据情况制订简单易行的用药方案。

（2）用药宣教 告知药物用法、用量，标签要醒目、用药方法书写清楚，确保患者按医嘱正确及时服药；注意观察药物疗效及不良反应，监测心肺功能改善情况；指导正确的服药方法，不擅自增减药物，必须在医生指导下停药；指导患者正确使用雾化吸入器。

（3）常用药物注意事项 COPD 患者常用的药物有支气管舒张剂、糖皮质激素、抗生素、止咳药及祛痰药。支气管舒张剂（包括 β_2 肾上腺素受体激动剂、抗胆碱能药物和茶碱类药）是控制 COPD 症状的主要药物，其中 β_2 受体激动剂为首选，大剂量使用可引起心动过速、心律失常等；抗胆碱能药与 β_2 受体激动剂联合使用可加强支气管舒张作用，常见不良反应有口干、口苦；茶碱类药物使用过程中需要监测血药浓度，当血药浓度>15 mg/L

时，恶心、呕吐等不良反应会增加；长期应用抗生素的患者，应注意避免菌群失调的发生。

7. 心理护理

帮助患者尽快适应新的环境、新的角色，尽量满足患者的合理需求；指导患者深呼吸、放松全身肌肉，分散其注意力，可通过听轻音乐、外出散步等方式减轻紧张、焦虑的情绪；鼓励患者将内心愤怒、忧愁、痛苦的情绪发泄出来，必要时可开展心理疏导，通过启发、诱导、说服、解释、安慰、劝解及调整环境等方法，帮助患者摆脱困难，调节不良情绪，减轻负性情绪对疾病的影响，增强自信心；护理人员在关心患者心理变化的同时，也应十分重视患者的心理社会需求，主要包括安全的需求、自主和被尊重的需求及亲情的需求，尤其老年患者非常需要得到别人的帮助和肯定，特别是子女及亲人的帮助。

8. 健康教育

（1）疾病知识指导　向患者及家属讲解 COPD 的诱发因素、临床表现和防治措施等相关知识。COPD 虽是不可逆的病变，但积极预防和治疗可减少急性发作，延缓病情，提高生活质量。

（2）生活指导　保持室内空气流通，温湿度适宜；秋冬季节及时增减衣物，避免到人群密集的地方，预防感冒；督促患者戒烟，避免粉尘、烟雾及刺激性气体吸入；给予高热量、高蛋白、高维生素饮食，避免摄入产气或引起便秘的食物。

（3）氧疗指导　氧疗是 COPD 急性加重住院治疗的关键部分。氧疗前，需向患者和家属解释氧疗的目的、必要性及注意事项；氧疗过程中要注意防火、防油、放热、防震，确保用氧安全；家庭用氧需指导患者定期清洗、消毒、更换氧疗装置。

（4）用药指导　指导患者按时、按量服用药物，不可擅自增减药物或停药；出院后定期回访，了解患者用药情况，及时予以指导。

（5）康复训练　包括骨骼肌运动和呼吸肌运动。骨骼肌运动包括步行、太极拳、体操等，应量力而行，以不出现呼吸困难为宜。呼吸肌运动包括腹式呼吸、缩唇呼吸、全身性呼吸操等。

【知识链接】

慢性阻塞性肺疾病临床严重程度的肺功能分级

分级	症状
Ⅰ级（轻度 COPD）	轻度气流受限（$EFV_1/FVC<70\%$ 但 $EFV_1\geq80\%$ 预计值），通常伴或不伴有咳嗽、咳痰
Ⅱ级（中度 COPD）	气流受限进一步恶化（$50\%\leq EFV_1<80\%$ 预计值）并有症状进展和气短，运动后气短更明显
Ⅲ级（重度 COPD）	气流受限进一步恶化（$30\%\leq EFV_1<50\%$ 预计值），气短加剧，并且反复出现急性加重，影响患者生活质量
Ⅳ级（极重度 COPD）	严重的气流受限（$EFV_1<30\%$ 预计值）且合并有慢性呼吸衰竭

来源：《慢性阻塞性肺疾病诊治指南（2021 年修订版）》诊断要点 [J]. 实用心脑肺血管病杂志，2021，29（06）：134.

二、老年肺炎

老年肺炎（elderly pneumonia）是指由多种病原体引起的老年人终末气道、肺泡和间质的炎症，发病率随年龄的增长而升高。因老年肺炎患者肺功能基础差，常合并多种基础疾病，易出现多器官功能损害，病死率高。据统计，我国每年患肺炎病例数达 250 万例，死亡 12.5 万例，其中老年人占 70%。70 岁以上老年人因肺炎死亡的人数已经超过恶性肿瘤与心脑血管疾病，占据首位。

根据发病地点，肺炎可分为社区获得性肺炎和医院获得性肺炎。前者多见于社区健康老年人，往往因天气变化、普通感冒、流行性感冒等原因，或在疲劳、受凉等机体抵抗力降低的情况下发病。后者是指患者入院时不存在，也不处于感染潜伏期，而在入院 48 h 后在医院内发生的肺炎，常见的病原菌为革兰氏阴性杆菌，包括铜绿假单胞菌、肺炎克雷伯菌、肠杆菌等。老年人因急慢性呼吸衰竭而进行机械通气易发生呼吸机相关性肺炎（机械通气患者在通气 48 h 后出现的肺部感染），这也是医院获得性肺炎的常见类型。

【护理评估】

1. 健康史

询问患者是否有慢性支气管炎、COPD、肺源性心脏病、高血压、冠状动脉粥样硬化性心脏病、糖尿病、肿瘤等病史；是否有吸烟、感染、免疫缺陷、营养不良等致病因素；最近是否有住院史、感冒史；出现呼吸困难、乏力、恶心、意识状态下降、嗜睡、低热等症状的时间及治疗情况等。

2. 临床表现

老年人肺炎大多起病隐匿，早期多无发热、咳嗽、咳痰、胸痛等明显症状，1/3 的患者表现为非呼吸道症状，如乏力、恶心、食欲不振、腹胀、腹泻等，有的可表现为胸闷、胸痛、心悸等。

3. 辅助检查

（1）炎症标志物　白细胞和中性粒细胞升高不明显，要结合其他炎症指标如 C 反应蛋白、血沉、降钙素原等进行判断。

（2）影像学检查　胸部 X 线检查虽然是肺炎诊断的金标准，但在老年肺炎感染早期、脱水状态和白细胞减少症的患者中，可表现为相对正常。晚期则可显示片状、斑片状浸润性阴影或间质性改变，伴或不伴有胸腔积液，胸部 CT 也可检查出新的或进展性肺部浸润影。

（3）痰标本　最常见的病原学检查方法是痰涂片镜检及痰培养，具有简便、无创等优点，但由于口咽部存在大量定植菌，经口中咳出的痰标本易受污染，必要时可经人工气道吸引或经纤维支气管镜通过防污染样本毛刷获取标本。

4. 心理社会状况

老年肺炎患者因病程长可能出现烦躁或抑郁等负性情绪，应注意评估其焦虑、抑郁的程度，对疾病的心理应对方式，充分了解焦虑的原因以及家属对患者病情和预后的态度，以及家庭的照顾和支持能力。

【常见护理诊断/问题】

1. 清理呼吸道无效　与肺部炎症、痰液多而黏稠、咳嗽无力有关。

2.气体交换受损　与气道内分泌物增加、肺实变等导致通气功能下降有关。

3.活动无耐力　与乏力、呼吸困难、心肺功能下降有关。

4.焦虑　与病情逐渐加重、呼吸困难、经济状况有关。

5.潜在并发症：感染性休克。

【护理计划与实施】

1.一般护理

（1）环境与休息　保持室内空气新鲜，定时开窗通风，温湿度适宜；保持环境安静、舒适；急性期卧床休息，根据病情取合适体位。

（2）饮食护理　进食高热量、高蛋白质、高维生素的流质或半流质食物，以补充高热引起的营养物质消耗，饮食宜清淡易消化；鼓励患者多饮水，利于稀释痰液；忌烟酒，少食辛辣刺激性食物，以免刺激咳嗽；可多食雪梨、百合、银耳等润肺食物。

2.病情观察

（1）意识与生命体征　老年肺炎并发症严重，应严密观察患者有无精神萎靡、表情淡漠、烦躁不安、神志模糊等表现；有无心率加快、脉搏细速、血压下降、脉压变小、体温不升或高热、呼吸困难等，警惕呼吸衰竭、心力衰竭、休克等并发症的发生。

> 考点：肺炎链球菌肺炎的特点

（2）痰液　观察痰液的颜色、性状和量以及有无特殊的气味。肺炎链球菌感染时咳铁锈色痰；葡萄球菌感染时咳大量脓痰，偶带血丝；肺炎克雷伯菌感染时咳砖红色胶冻样痰。

（3）血氧饱和度　观察有无血氧饱和度的下降，必要时进行血气分析了解有无 PaO_2 降低和/或 $PaCO_2$ 升高。对急性期患者给予中高流量吸氧，维持 $PaO_2>60$ mmHg，氧饱和度>90%。

（4）水电解质及出入水量　监测有无水电解质紊乱、酸碱失衡，注意有无出入水量不平衡和少尿、无尿现象。

3.气道护理

床头抬高，保持呼吸道通畅；指导患者进行有效咳嗽，协助拍背以促进痰液排出；必要时采用体位引流；痰液黏稠者可予以雾化吸入稀释痰液；无效者可以采用负压吸引器吸痰；机械通气患者吸痰严格无菌操作，评估痰液黏稠度，按需湿化。正确留取痰液标本，痰标本采集方法主要有两种：①自然咳痰法：最常用，留取方法简便。患者晨起后首先以清水漱口数次，以减少口腔杂菌污染；之后用力咳出深部第一口痰，并留于加盖的无菌容器中；标本留好后尽快送检，一般不超过 2 h。②经环甲膜穿刺气管吸引或经纤维支气管镜防污染双套管毛刷留取痰标本：可防止咽喉部定植菌污染痰液标本，对肺部感染的病因判断和药物选用有重要价值。

🔊【护考真题链接】2021 年-A2 题型

患者，男，20 岁。淋雨后感冒，出现寒战、高热，体温 39.5℃，咳出痰液为铁锈色。该患者最可能的诊断是（　　）。

A.肺结核　　　　　　　　B.肺脓肿

C.支气管扩张　　　　　　D.急性支气管炎

E.肺炎链球菌肺炎

答案：E

分析：据题干可知患者淋雨后出现寒战、高热症状，咳铁锈色痰，与肺炎链球菌肺炎临床表现相符（E对）。肺结核起病缓慢，多出现午后低热、盗汗、乏力、食欲减退、体重下降等症状。呼吸系统症状为咳嗽，多以干咳为主，伴有咯血、胸痛及呼吸困难等（A错）。肺脓肿的症状因病程长短、病情严重程度度而不同，主要表现为高热、咳嗽、咳大量脓臭痰等，部分患者病程较长，可伴发大咯血及乏力、消瘦、贫血等全身性症状（B错）。支气管扩张以慢性咳嗽和大量脓性痰、反复咯血为主要症状。晨起及晚上临睡时咳嗽和咳痰尤多，每日痰量可达数百毫升，将痰放置数小时后可分3层，上层为泡沫黏液，中层为浆液，下层为脓性物和坏死组织，如合并有厌氧菌感染，则痰及呼气时有臭味（C错）。急性支气管炎大多先有上呼吸道感染症状，以咳嗽为主，初为干咳，而后有痰。婴幼儿全身症状较明显，常有发热、乏力、食欲缺乏、呕吐、腹胀、腹泻等症状，一般无气促和发绀（D错）。

4.高热护理

高热患者应卧床休息，以减少氧耗量，缓解头痛、肌肉酸痛等症状；可采用温水擦浴、冰袋冰帽等物理降温措施，以逐渐降温为宜，防止虚脱发生；患者大汗时需及时协助擦拭和更换衣裤，避免受凉；做好口腔、皮肤和会阴护理。

5.用药护理

遵医嘱使用抗生素，观察治疗效果和不良反应。告知老年人及家属药物的不良反应，如应用头孢唑林钠（先锋霉素 V）可出现发热、皮疹、胃肠道不适等；喹诺酮类药物（氧氟沙星、环丙沙星）偶见皮疹、恶心等；氨基糖苷类抗生素有肾、耳毒性，老年人（尤其肾功能减退者）应特别注意有无耳鸣、头晕、唇舌发麻等，一旦出现严重不良反应，应立即停药并及时告知医生。

6.心理护理

关心、安慰患者，认真倾听主诉，耐心细致地解释治疗情况及取得的成效，及时采取措施缓解患者不适，使患者能够积极配合治疗。

7.康复护理

（1）呼吸功能锻炼　鼓励患者进行腹式呼吸、缩唇呼吸、深呼吸和全身性呼吸体操。

（2）其他运动训练　如有氧运动、步行、体操等，以提高通气功能。

8.健康教育

（1）疾病相关知识指导　适当进行体育锻炼，加强营养；避免过度疲劳、淋雨受寒、上呼吸道感染等诱因；长期卧床者应注意经常改变体位、翻身拍背，随时咳出气道内痰液；易感人群如年老体弱者、慢性病患者可接种流感疫苗、肺炎疫苗等，以预防发病；当出现发热、心率增快、咳嗽、咳痰、胸痛等症状时要及时就医。

（2）用药指导　指导患者及家属严格遵医嘱用药，不可擅自改药、停药，定期随访。

（卢彦芳）

【自测题】

一、选择题

A1 题型

1.慢性阻塞性肺气肿最多见的原因是( )。

A.支气管扩张   B.肺结核

C.支气管哮喘   D.慢性支气管炎

E.肺源性心脏病

2.不符合阻塞性肺气肿的表现是( )。

A.血红蛋白增多   B.动脉血氧分压降低

C.最大通气量增加   D.呼吸性酸中毒

E.高碳酸血症

A2 题型

3.患者,男性,64岁。诊断:中毒性肺炎,昏迷,血压75/56 mmHg,24 h 尿量约75 mL,给予导尿管留置。护士对于留置导尿管的护理要点应除外( )。

A.每日更换导尿管   B.适时更换集尿袋

C.每日消毒尿道口2次   D.每日定时记录,倾倒尿液

E.定期做尿常规检查

4.患者,男,76岁。慢性支气管炎24年,主诉无力,痰液黏稠不易咳出。吸烟40年,20支/d,难以戒除。体检:精神萎靡,皮肤干燥,体温38.7 ℃,肺部听诊可闻及干、湿性啰音。该患者的主要护理问题是( )。

A.清理呼吸道无效 与呼吸道炎症、痰液黏稠、咳嗽无力有关

B.体温异常 与呼吸道炎症导致有关

C.活动无耐力 与呼吸道炎症,氧供应减少有关

D.知识缺乏

E.组织灌注量不足 与发热、皮肤干燥有关

二、简答题

简述慢性阻塞性肺气肿患者的氧疗方法。

自测题答案

一、1.D   2.C   3.A   4.A

二、1.一般采用鼻导管持续低流量低浓度吸氧,其流量为1~2 L/min,每日湿化吸氧15 h 及以上,维持 PaO_2 在60 mmHg 以上,既能改善组织缺氧,也可防止因缺氧状态解除而抑制呼吸中枢。

第三节 老年循环系统疾病患者的护理

✦ 案例导入

案例

患者，男，68岁，有高血压史十年。2 h前因与人争吵，突起剧烈头痛，伴恶心、呕吐、视物模糊、心悸、气促。血压220/140 mmHg，心率120次/min，两肺底闻及少量湿啰音。

思考

1. 该患者的诊断是什么？
2. 如何对该患者进行健康指导？

一、老年高血压病

老年高血压（elderly hypertension）是指年龄≥65岁，在未使用抗高血压药物的情况下，血压持续或3次以上非同日坐位收缩压（systolic blood pressure，SBP）≥140 mmHg（18.7 kPa）和/或舒张压（diastolic blood pressure，DBP）≥90 mmHg（12.0 kPa）。若SBP≥140 mmHg，而DBP<90 mmHg，则为单纯收缩期高血压（isolated systolic hypertension，ISH）。高血压分级，见表5-1。高血压可分为原发性高血压（即高血压病）和继发性高血压（即症状性高血压）两大类。原发性高血压是诱发老年患者心脑血管疾病最重要的危险因素之一，对健康危害大，给临床防治带来一定挑战。

> 考点：高血压分级

表5-1 高血压分级

分类	收缩压（mmHg）		舒张压（mmHg）
正常血压	<120	和	<80
正常高值血压	120~139	和（或）	80~89
高血压	≥140	和（或）	≥90
1级高血压（轻度）	140~159	和（或）	90~99
2级高血压（中度）	160~179	和（或）	100~109
3级高血压（重度）	≥180	和（或）	≥110

🔊【护考真题链接】2022年-A1型题

患者，男，55岁。体态肥胖，患高血压8年。因头痛、头晕、耳鸣、失眠入院，查体可闻及主动脉瓣区第二心音亢进。护士测量其收缩压162 mmHg，舒张压96 mmHg，根据血压水平的定义和分类，该患者的血压属于（   ）。

A. 正常血压　　　　　　　　　　　　B. 正常高值

C. 1 级高血压　　　　　　　　　　　 D. 2 级高血压

E. 3 级高血压

答案：D

分析：2 级高血压（中度）指收缩压为 160～179 mmHg 和（或）舒张压为 100～109 mmHg。题干患者血压为 162/96 mmHg，符合 2 级高血压的定义（D 对）。正常血压收缩压<120 和舒张压<80（A 错）。正常高值血压收缩压为 120～139 mmHg 和（或）舒张压为 80～89 mmHg（B 错）。1 级高血压（轻度）指收缩压为 140～159 mmHg 和（或）舒张压为 90～99 mmHg（C 错）。3 级高血压（重度）指收缩压≥180 mmHg 和（或）舒张压≥110 mmHg（E 错）。

【护理评估】

1. 健康史

询问有无头晕、头痛、眼花、乏力、呕吐等症状，以及这些症状发生的程度及持续时间；服药情况；目前血压控制情况；是否喜欢吃腌制、过咸的食物，有无吸烟喝酒嗜好；体重是否超重或肥胖，缺乏身体运动等。

2. 临床表现

（1）多以收缩压升高为主　老年高血压起病隐匿，早期症状不明显，或无任何症状，晚期心、脑、肾等并发症多且严重，病死率高。老年人由于血管弹性下降，血管压力感受器敏感性降低，故脉压增大（脉压>40 mmHg 即视为脉压增大），且血压波动较大，表现为清晨高血压、体位性血压波动（包括体位性低血压、卧位高血压和体位性高血压现象）和餐后低血压。

（2）血压昼夜节律异常　老年高血压患者常出现，表现为夜间血压下降幅度<10%（非杓型）或>20%（超杓型），甚至表现为夜间血压不降反升（反杓型），这与老年人动脉硬化，血管壁僵硬度增加和血压调节中枢功能减退有关。老年高血压常伴有糖尿病、慢性肾病、心功能不全、脑血管病等。

（3）合并症多　老年患者合并症多，临床症状容易掩盖高血压自身的症状体征。

3. 辅助检查

（1）血液检查　检测血脂、血糖、尿素氮、血肌酐、血清电解质等，了解有无伴发心血管病的危险因素。

（2）心电图及动态心电图　可及时发现收缩期高血压患者有无左心室肥厚、心律失常和伴发心肌缺血的表现，有利于对病情的评估和治疗。

（3）超声心动图　对了解老年单纯收缩期高血压患者的左室结构和有无舒张功能受损有较高的价值。

（4）胸片　了解心脏大小及肺部情况，有无呼吸系统疾病。

4. 心理-社会状况

评估老年高血压患者是否因为缺乏高血压相关知识，血压控制不佳和家属对其缺乏理解和支持，而产生紧张、焦虑情绪，甚至出现恐惧、抑郁等心理问题。

【常见护理诊断/问题】

1.疼痛　与血压升高有关。

2.有受伤的危险　与血压增高引起头晕、视物模糊、降压药物引起低血压和直立性低血压有关。

3.潜在并发症：高血压脑病、高血压危象、脑出血、心功能不全等。

4.焦虑　与血压不稳定或出现并发症有关。

5.知识缺乏：缺乏高血压相关知识。

【护理计划与实施】

1.一般护理

(1)控制肥胖　控制能量的摄入，有规律地进行体育锻炼。

(2)调节膳食　限制钠盐摄入，减少膳食脂肪，坚持低盐、低脂、低胆固醇、高纤维素、高维生素饮食；忌含糖的饮料、咖啡，忌高热量和高钠食品，忌暴饮暴食。

(3)按医嘱服药　告知老年人按时按量服药与长期治疗的重要性，并在医生指导下服用降压药，做到长期服药不中断、不随便改药、停药，还要定期自测血压，定期到医院复查。

(4)忌烟酒　吸烟喝酒可使老年人高血压进一步升高，促进动脉粥样硬化形成，降低药物的疗效。所以，戒烟限酒有利于控制患者血压。

(5)休息与运动　要避免过度劳累或剧烈运动，注意劳逸结合。根据老年人的年龄和血压情况选择合适的运动方式进行锻炼。高血压患者早期要注意适当休息；对于血压较高的患者应充分休息；有明显器质性病变的患者应卧床休息。

2.病情观察

(1)血压监测　评估患者血压级别，建议测量 24 h 动态血压，以便明确血压波动情况。告知患者清晨可能血压增高，改变体位时动作宜缓慢，预防直立性低血压；指导患者活动，如患者有明显的头晕、恶心等症状，应卧床休息，床栏加护，防止坠床或自伤。

(2)并发症的观察　严密观察患者有无并发症发生。

1)高血压危象：在原发性或继发性高血压患者疾病发展过程中，可能在一些诱因的作用下血压突然和显著升高，病情急剧恶化，同时伴有进行性心、脑、肾、视网膜等重要的靶器官功能不全的表现。高血压危象发生时，患者表现为头痛、烦躁、眩晕、心悸、气急、恶心、呕吐、视力模糊等症状。此外，危象发作时交感神经活动亢进，血中儿茶酚胺升高。

2)高血压脑病：是指当血压突然升高超过脑血流自动调节的阈值(中心动脉压大于140 mmHg)时，脑血流出现高灌注，毛细血管压力过高，渗透性增强，导致脑水肿和颅内压增高，甚至脑疝的形成，患者可出现剧烈头痛、喷射性呕吐、烦躁不安、兴奋、癫痫发作、阵发性呼吸困难、疼痛等临床表现。发作短暂者历时数分钟，长者可达数小时或数天。高血压脑病起病急，进展快，及时治疗其症状可完全消失，若治疗不及时则可导致不可逆脑损害及其它严重并发症，甚至导致死亡。

3)急性左心衰竭：当患者血压急剧升高，出现快速性心律失常或严重缓慢性心律失常时，可导致急性心肌收缩力下降、左室舒张末期压力增高、心排血量下降，从而引起以肺循环淤血为主的缺血、缺氧、呼吸困难等临床症候群。临床表现为患者突然出现呼吸困难、烦躁不安、口唇发绀、大汗淋漓、心率加快、咳粉红色泡沫痰等。应立即高流量吸氧，协助患者取坐位，双腿下垂，遵医嘱予以利尿、强心、扩血管等治疗。

4)脑血管意外：又称脑卒中或中风，是由于脑部血管突然破裂或因血管阻塞导致血液不能流入大脑而引起脑组织损伤的一组疾病，包括脑出血、脑血栓形成、腔隙性脑梗死、短暂性脑缺血发作。临床主要表现为呕吐、头痛、意识障碍、肢体瘫痪等。要注意观察患者生命体征、神志变化，当患者呕吐时，应取侧卧位或头偏向一侧，及时清除口鼻分泌物，避免误吸。

(3)24 h 出入水量　观察老年人尿量及外周血管灌注情况，评估出入水量是否平衡。

3. 用药护理

(1)降压药的用药原则　从小剂量开始，逐渐递增；尽可能用长效制剂，便于长期治疗且减少血压波动；避免药物之间的相互作用，尤其是非甾体抗炎药物等；坚持定时定量服药，切忌擅自减药或停药，否则会出现停药综合征，即表现为血压反弹而迅速升高、心悸、烦躁、多汗、心动过速等；注意观察不易察觉的药物不良反应，如虚弱、眩晕、抑郁等；定时监测血压。

(2)常用降压药　常用降压药主要有利尿剂、β 受体阻滞剂、钙拮抗剂、血管紧张素转换酶抑制剂、血管紧张素 II 受体拮抗剂、α 受体阻滞剂等。

1)利尿剂：如呋塞米片，通过利尿排钠、降低细胞外高血容量、减轻外周血管阻力，发挥降压作用。长期使用排钾利尿剂可引起低血钾，要注意观察患者电解质情况，适当补钾。保钾利尿剂主要是螺内酯类，这一类药主要的副作用是高钾血症，血液抑制，使用时应低钾饮食。

2)β 受体阻滞剂：如酒石酸美托洛尔片，主要通过抑制过度激活的交感神经活性、抑制心肌收缩力、减慢心率发挥作用。要密切监测患者心率，防止患者心率过低，引起晕厥。

3)钙拮抗剂：如硝苯地平缓释片，主要通过阻断血管平滑肌细胞上的钙离子通道，发挥扩张血管、降低血压的作用，可作为临床一线降压药物。此类药物会导致患者心跳加速、面部潮红、脚踝部水肿等，且降压起效迅速，应注意血压监测，防止低血压。

4)血管紧张素转换酶抑制剂：如卡托普利片，通过抑制血管紧张素转换酶、阻断肾素血管紧张素系统而发挥降压作用。降压起效缓慢，逐渐增强，在 3~4 周时达到最大作用。常见不良反应为持续性干咳、低血压、皮疹、高钾血症等。

5)血管紧张素 II 受体拮抗剂：如氯沙坦，通过阻断血管紧张素 II 受体发挥降压作用。此类药物具有强效、长效、平稳降压的特点，不良反应较少、偶有腹泻，对老年 ISH 有效。

6)α 受体阻滞剂：此类药物不作为一般高血压治疗的首选药，适用于高血压伴前列腺增生患者及难治性高血压患者的治疗。

4. 心理护理

老年人发生焦虑、抑郁时，应引导老年人调整心态，顺应规律；做好心理护理，根据老年人不同的性格特点给予指导，训练自我控制的能力；避免各种导致精神紧张的因素，避免患者情绪激动，保持心态平和；鼓励患者在专业人员的指导下使用正向调试法，与家人或朋友建立良好关系以得到情感支持。

5. 饮食护理

限制钠盐的摄入，每日食盐量不超过 6 g；减轻体重，尽量将体重指数控制在 24 kg/m² 以下；补充钙和钾，每日食用新鲜的蔬菜和

> 考点：高血压患者的饮食护理

水果；减少脂肪摄入；戒烟、限制饮酒。其它疾病限盐：肾病综合征水肿和慢性肾病出现水肿的患者应限制钠盐摄入<3 g/d。

【护考真题链接】2021 年–A1 型题

患者，男，45 岁。近日诊断为高血压，该患者的饮食护理中食盐摄入量应是（　　）。
A．<1 g/d　　　　B．<3 g/d　　　　C．<6 g/d　　　　D．<8 g/d　　　　E．<10 g/d
答案：C
分析：高血压患者的饮食护理：①限制钠盐的摄入，每日食盐量不超过 6 g（C 对，ADE 错）；②减轻体重，尽量将体重指数控制在 24 kg/m² 以下；③补充钙和钾，每日食用新鲜的蔬菜和水果；④减少脂肪摄入；⑤戒烟、限制饮酒。其他疾病限盐：肾病综合征水肿和慢性肾病出现水肿的患者应限制钠盐摄入<3 g/d（B 错）。

6. 健康教育

（1）知识宣讲　向患者及家属讲解高血压相关知识，提高患者治疗、服药依从性。进行急救宣讲，让患者及家属熟悉高血压急症的临床表现，掌握专业人员接诊前必要的应急措施。

（2）加强血压的自我监测　在家要定期测量血压，这对于老年高血压患者尤其重要。指导患者及家属正确测量血压的方法。告知患者测量血压前 30 min 内不能吸烟、喝浓茶或咖啡之类的饮料，并排空膀胱。在安静的环境中坐在有靠背的椅子上休息至少 5 min，以使全身放松后再进行测量。

【知识链接】

心血管风险水平分层

心血管危险因素和疾病史	血压（mmHg）			
	收缩压 130~139 和/或舒张压 85~89	收缩压 140~159 和/或舒张压 90~99	收缩压 160~179 和/或舒张压 100~109	收缩压≥180 和/或舒张压≥110
无	低危	低危	中危	高危
1~2 个其他危险因素	低危	中危	中-高危	很高危
≥3 个其他危险因素，靶器官损害，CKD 3 期，或无并发症的糖尿病	中-高危	高危	高危	很高危
临床并发症，CKD≥4 期，或有并发症的糖尿病	高-很高危	很高危	很高危	很高危

来源：中国高血压防治指南修订委员会,高血压联盟(中国),中国医疗保健国际交流促进会高血压病学分会,等.中国高血压防治指南(2024 年修订版)[J].中华高血压杂志(中英文),2024,32(07):603-700.DOI:10.16439/j.issn.1673-7245.2024.07.002.

二、老年冠心病

冠状动脉粥样硬化性心脏病(coronary atherosclerotic heart disease,CHD)是由于冠状动脉粥样硬化使血管阻塞,导致心肌缺血缺氧而引起的心脏病和冠状动脉功能性改变(痉挛)的总称,又称"缺血性心脏病"。临床上可分为原发性心脏骤停、心绞痛、心肌梗死、心力衰竭和心律失常等类型,其中心绞痛型是最常见的类型。CHD是严重威胁人们健康并造成死亡的一种心身疾病,是老年人最常见的心脏病,其患病率随年龄的增长而增高。除了年龄、遗传因素外,老年CHD的发生与高血脂、高血压、糖尿病、吸烟、肥胖等因素密切相关。本节重点讲述心绞痛和心肌梗死两种类型。

(一)老年心绞痛

心绞痛(angina pectoris)是冠状动脉供血不足,心肌急剧性暂时缺血与缺氧所引起的以发作性胸痛或胸部不适为主要表现的临床综合征。心脏缺血反射到身体表面所感觉的疼痛,特点为阵发性、压榨性疼痛,可伴有其他症状;疼痛主要位于胸骨后部,可放射至心前区与左上肢;劳累、情绪激动、饱食、受寒、阴雨天气、急性循环衰竭等为常见诱因;每次发作持续3~5 min,可数日一次,也可一日数次,休息或用硝酸酯类制剂后缓解。90%老年心绞痛是因冠状动脉粥样硬化引起,也可由冠状动脉狭窄或两者并存引起。

【护理评估】

1. 健康史

询问患者疼痛发生的部位、性质、程度、持续时间;有无诱发因素如劳累、激动、饱餐、寒冷刺激等;有无明显的前驱症状或并发症状;有无烟酒嗜好等危险因素;有无高血压、糖尿病、高脂血症、糖耐量异常等病史。

2. 临床表现

(1)症状 疼痛部位以胸骨体中段或上段为主,可波及心前区。常为压迫感、发闷、紧缩感,也可为烧灼感,偶可伴有濒死感。但老年人心绞痛症状常不典型,常表现为异位疼痛,其疼痛部位可在上腹部、颈部、左肩胛或右前胸等,容易误诊为消化性溃疡等;发病时疼痛可不明显,常表现为疲劳、虚弱、气虚或者头晕等表现;疼痛持续时间多为3~5 min,一般不超过15 min;常在劳累、情绪激动(发怒、焦急、过度兴奋)、受寒、饱食、吸烟时发生,贫血、心动过速或休克亦可诱发。休息或含服硝酸甘油片1~2 min内疼痛可缓解。由于老年人常多病共存,心绞痛症状容易被其他疾病症状掩盖,以致延误治疗,造成严重后果。

(2)体征 心绞痛发作时,患者面色苍白、出冷汗、心率增快、血压升高。心尖部听诊可出现第三或者第四心音的"奔马律",有时可有暂时性心尖部收缩期杂音,是乳头肌缺血引起二尖瓣关闭不全所致。

考点:心绞痛疼痛部位和性质

【护考真题链接】2020 年-A2 型题

患者，男，71 岁。因晚餐时情绪激动，饭后自感咽部及下颌有"紧缩性发闷"，并放射至颈部，来院急诊前自行含服硝酸甘油，憋闷感逐渐缓解。应考虑为（　　）。

A. 脑供血不足　　　　　　　　　B. 颈椎病

C. 咽喉炎　　　　　　　　　　　D. 心绞痛

E. 心功能不全

答案：D

分析：据题干可知该患者情绪激动后自感咽部及下颌有"紧缩性发闷"，并放射至颈部，含服硝酸甘油后缓解，与稳定型心绞痛临床表现相符，故考虑为心绞痛（D 对）。脑供血不足时精神意识异常是最先出现的症状，如失眠、性格变化或意识丧失。其次，运动神经功能障碍是最常见的症状，如突然嘴歪、流涎、吐字不清或说话困难等。最后还可表现出感觉功能障碍，如面麻、肢体发麻、视力减退或眩晕等（A 错）。颈椎病表现为颈、肩部疼痛，可向上肢放射，颈部僵硬，上肢麻木。体征可见颈肌痉挛，颈、肩部有压痛，颈、肩关节活动受限，受累神经根支配区皮肤感觉减退、感觉过敏、相关肌肉肌力减弱等症状（B 错）。咽喉炎的症状包括多种，如咽喉疼痛、咳嗽、咳痰、四肢酸痛、胸闷以及呼吸困难等（C 错）。心功能不全分为慢性心力衰竭和急性心力衰竭。慢性心力衰竭以左心衰竭（主要表现为肺循环淤血，主要特征为呼吸困难、咳嗽、咳痰、咯血、倦怠、乏力、头昏、失眠）和右心衰竭（主要表现为体循环静脉淤血，其症状以食欲缺乏、恶心呕吐、水肿、腹胀、少尿、肝区胀痛等为特征）为主（E 错）。

3. 辅助检查

（1）心电图　心绞痛不发作时，约半数以上患者心电图正常，也可能出现陈旧性心肌梗死的改变或非特异性 ST 段和 T 波异常，有时有房室或束支传导阻滞或室性、房性期前收缩等心律失常。心绞痛发作时绝大多数患者可出现暂时性心肌缺血引起的 ST 段水平型或下斜型下移 0.1 mV 以上，有时可见 T 波倒置或原来倒置的 T 波反而直立，发作缓解后恢复。

（2）血清心肌坏死标记物及心肌酶测定　肌红蛋白在急性心肌梗死（acute myocardial infarction，AMI）后出现最早，但特异性不高；肌钙蛋白 I（cTnI）及肌钙蛋白 T（cTnT）延迟出现，但特异性高。

（3）超声心动图　测定心室各壁的运动情况，评估有无心肌梗死的特异表现，为临床治疗和判断预后提供重要依据。

（4）冠状动脉造影　可显示冠状动脉狭窄的部位、程度及范围，是诊断冠心病最可靠的方法。

4. 心理社会状况

评估患者是否担心今后生活能力和生活质量，能否保持乐观、平和的心情，正确对待自己的病情；家属能否积极支持和配合，予以理解并设法进行疏导；患者是否有焦虑、恐惧、抑郁等情绪。

【常见护理诊断/问题】

1. 疼痛　与心肌缺血、缺氧或坏死有关。

2. 活动无耐力　与心排血量减少引起全身氧供需失调有关。

3. 恐惧　与胸痛、担心预后有关。

4. 知识缺乏：缺乏控制诱发因素及预防性用药的相关知识。

5. 潜在并发症：急性心肌梗死、心律失常、心源性休克、心力衰竭等。

【护理计划与实施】

1. 一般护理

心绞痛发作时，应立即停止活动，卧床休息，解开衣领，嘱老年人缓慢深呼吸；立即予以硝酸甘油片舌下含服，缓解疼痛，注意观察有无头痛、皮肤潮红等不良反应；协助和指导患者完成日常生活，如洗漱、进食、如厕、穿脱衣服等，尽量减少探视。

心绞痛缓解后遵医嘱用药；心绞痛患者饮食宜低热量、低脂肪、低胆固醇、少糖、少盐、适量蛋白质、丰富维生素，不宜过饱，不饮浓茶、咖啡，避免辛辣刺激性食物，多食蔬菜、水果等富含纤维素的食物，保持大便通畅，防治便秘；严禁暴饮暴食，戒烟酒；保持乐观、愉快心理，避免过劳和情绪激动；劳逸结合，适当运动，如散步、慢跑、游泳、打太极拳等有氧运动；保证充足睡眠。

2. 用药护理

针对老年人的特点，舌下含服硝酸甘油前应先用水湿润口腔，再将药物置于舌下，加速药物溶化生效。有些老年人对此药敏感，易发生低血压、晕厥和心动过缓，故初始计量应酌情减少。为预防低血压，使用硝酸甘油后应坐下或平卧。伴有 COPD、心力衰竭或心脏传导病变的老年人使用 β 受体阻滞剂时应遵医嘱逐渐减量、停药。使用阿司匹林或肝素等药物时，注意观察有无出血。当药物无效时，应注意观察病情是否发生变化。有心绞痛发作史的老年人应随身携带并学会使用保健药盒（常备硝酸甘油片、亚硝酸异戊酯、硝苯地平、地西泮等）。

3. 合理运动

全面评估患者病情，稳定期时应根据病情制定运动计划，运动循序渐进，有自我感觉不适症状如胸痛、大汗、呼吸困难、头晕时，应减少活动量或停止运动。

4. 心理护理

心绞痛发作时，患者常出现焦虑、紧张等情绪，护士应安慰患者，告知患者缓解疼痛的办法，消除其紧张、焦虑的情绪，减少心肌耗氧量；耐心解答患者提出的问题，帮助其树立战胜疾病的信心。

5. 健康教育

(1) 开展健康讲座，使患者和家属了解心绞痛的发生机制、危险因素以及治疗方式，提高患者在治疗过程中的依从性。

(2) 戒烟戒酒，多食蔬菜、水果等富含纤维素的食物，保持大便通畅；适当运动，有助于侧支循环建立；遵医嘱服药，随身携带保健药盒。

(3) 指导老年患者及家属掌握疾病发病规律，避免诱发心绞痛的行为，如过度劳累、激动、饱餐等，必要时提前含服硝酸甘油片，以预防心绞痛的发作，服药后应坐下或平卧休息。

（4）保持心情愉快，合理安排作息时间，保证充足的睡眠。

（二）老年急性心肌梗死

急性心肌梗死（acute myocardial infarction，AMI）是冠状动脉急性、持续性缺血缺氧所引起的心肌坏死。临床上多表现为剧烈而持久的胸骨后疼痛，休息及使用硝酸酯类药物不能完全缓解，出现恶心、呕吐、烦躁不安、大汗淋漓等症状，伴有血清心肌酶活性增高及进行性心电图变化，可并发心律失常、休克或心力衰竭，常可危及生命，应及早发现，及早治疗。治疗原则为减少心肌耗氧量，控制和缩小心肌梗死面积，保护心脏功能，纠正休克、心律失常、心力衰竭等并发症。老年 AMI 发生率明显高于中青年，且年龄是影响其预后的重要因素。

【护理评估】

1. 健康史

询问患者疼痛的部位、程度、性质及持续时间；有无向其他部位放射，是否伴有恶心、呕吐、烦躁不安、大汗淋漓等症状，有无心律失常、休克及心力衰竭的表现；有无过度劳累、激动、暴饮暴食、寒冷刺激、便秘等诱因；有无高血压、糖尿病、高脂血症、糖耐量异常等病史。

2. 临床表现

（1）症状　休息和含服硝酸甘油不能缓解，常伴有烦躁不安、出汗、恐惧或濒死感；少数患者无疼痛，一开始即表现为休克或急性心力衰竭；部分患者疼痛位于上腹部，可能误诊为胃穿孔、急性胰腺炎等急腹症；少数患者表现颈部、下颌、咽部及牙齿疼痛，易误诊；患者可有恶心、呕吐、腹胀等胃肠道表现，下壁心肌梗死患者更常见；75%~95%患者在起病的 1~2 周内可出现心律失常，尤其以 24 h 内多见；在起病的最初几小时内易发生急性左心衰竭，表现为呼吸困难、咳嗽、发绀、烦躁等症状；AMI 由于剧烈疼痛、恶心、呕吐、出汗、血容量不足、心律失常等可引起低血压，大面积心肌梗死（心肌梗死面积>40%）时心排血量急剧减少，可引起心源性休克；老年 AMI 患者的胸痛表现不典型，尤其是伴有糖尿病的高龄老年人可无胸痛表现。

（2）体征　第一心音减弱、舒张期奔马律，可有各种心律失常，心包炎时可闻及心包摩擦音；老年 AMI 患者非 Q 波性心肌梗死较多，再梗死及梗死后心绞痛发生率高，且易发生心肌梗死扩展。

3. 辅助检查

（1）心电图　宽而深的 Q 波（病理性 Q 波），在面向透壁心肌坏死的导联上出现；ST 段呈弓背向上型抬高，在面向坏死区周围心肌损伤区的导联上出现；T 波倒置，在面向损伤区周围心肌缺血区的导联上出现。在背向心肌梗死区的导联则出现相反的改变，即 R 波增高、ST 段压低和 T 波直立高耸。老年 AMI 可出现 ST 段抬高呈弓背向上型，而无病理性 Q 波。

> 考点：心肌梗死的心电图改变

患者，男，60 岁。疑诊急性心肌梗死，其最有诊断价值的心电图特征是（　　）。

A. T 波倒置　　　　　　　　　B. ST 段弓背抬高

C. P 波高尖　　　　　　　　　D. 出现小 Q 波

E. QRS 波群增宽

答案：B

分析：ST 段弓背抬高是诊断心肌梗死最有价值的心电图特征，当冠状动脉血流闭塞时，会导致心肌缺血后产生损伤电流，在心电图上就表现为 ST 段弓背向上抬高（B 对，ACE 错）。急性心肌梗死心电图在面向坏死区的导联，会出现宽而深的异常 Q 波（D 错）；在面向损伤区周围心肌缺氧区的导联，出现 T 波倒置的特征性心电图表现。

（2）血清心肌坏死标志物　肌酸激酶同工酶及肌钙蛋白升高是诊断 AMI 的重要指标。肌红蛋白、肌钙蛋白增高是诊断心肌梗死的敏感指标。由于老年心肌梗死的症状及心电图不典型，因此心肌标志物的检查结果尤为重要。

4. 心理社会状况

心肌梗死的患者因胸痛产生的濒死感容易引起恐惧心理，且活动受限及自理能力下降又会使其产生焦虑，应评估患者有无焦虑、恐惧的心理反应。

【常见护理诊断/问题】

1. 疼痛　与心肌缺血、缺氧或坏死有关。

2. 活动无耐力　与心肌梗死、心排血量减少引起全身氧供需失调有关。

3. 恐惧　与胸痛产生的濒死感、担心预后有关。

4. 知识缺乏：缺乏控制诱发因素及预防性用药的相关知识。

5. 潜在并发症：心律失常、心源性休克、心力衰竭。

【护理计划与实施】

1. 一般护理

AMI 急性期应绝对卧床，避免诱因，减少心肌耗氧量，减少疼痛发作；保持病房安静、舒适，减少探视，保证患者充足的睡眠时间；予以鼻导管给氧，氧流量 2~5 L/min，以增加心肌氧的供应，减轻缺血和疼痛；病情稳定后鼓励患者进行床上肢体活动，并逐渐增加活动量，以促进心脏侧支循环的建立和心功能的恢复；防止发生坠积性肺炎、便秘与深静脉血栓；给予低热量、低脂、低胆固醇、富含维生素、富含纤维素、易消化的饮食，少量多餐，不宜过饱；保持大便通畅，避免用力排便。

2. 病情观察

连续监测患者生命体征、心电图、心肌酶 5~7 d，及时发现各种心律失常；严密观察疼痛的程度及变化；注意有无尿量、意识等改变，尤其注意有无面色苍白、表情痛苦、大汗或神志模糊、反应迟钝甚至晕厥等表现；备齐抢救设备及药物，以便随时使用。

3. 对症护理

（1）溶栓治疗护理　密切观察患者溶栓后胸痛有无减轻及减轻程度，观察患者皮肤、牙龈、黏膜、痰液、呕出物及尿液颜色有无出血倾向；严密观察心电监护，注意心率、心律变化，并掌握心电波形的识别，特别是几种异常心电图的快速识别，如室性期前收缩、房性期前收缩、心房纤颤、心室颤动或室性心动过速、房室传导阻滞等；AMI 患者接受溶栓治疗后易出现低血压，溶栓开始后每 10 min 测血压一次，血压稳定后可延长监测时间。

（2）急诊介入治疗护理　术后疼痛、血肿、压力性损伤都是经皮冠状动脉介入治疗（percutaneous coronary intervention，PCI）后穿刺点区域的并发症，术侧肢体需制动 6~8 h，密切观察压迫止血情况。老年 AMI 患者介入治疗的并发症相对较多，应密切观察有无再发心前区痛，心电图有无变化，及时判断有无新的心肌缺血发生。

（3）用药护理　AMI 24 h 内禁止使用洋地黄制剂。护士要耐心解释各类药物的作用、不良反应及使用注意事项，指导患者遵医嘱正确用药，切勿自行减量或停药。

> 考点：心肌梗死的用药护理

【护考真题链接】2021 年-A1 题型
急性心肌梗死 24 h 内应禁用的药物是（　　　）。
A. 利多卡因　　　　　　　　　B. 呋塞米
C. 尿激酶　　　　　　　　　　D. 硝酸甘油
E. 洋地黄
答案：E
分析：急性心肌梗死治疗：①急性心肌梗死 24 h 禁止使用洋地黄制剂（E 对）；②处理室性心律失常应立即给予利多卡因静脉注射（A 错）；③早期若并发了严重的心力衰竭应立即给予呋塞米治疗（B 错）；④溶栓治疗时可使用尿激酶、链激酶、重组链激酶等药物（C 错）；⑤疼痛时可用哌替啶 50~100 mg 肌内注射、吗啡 5~10 mg 皮下注射或罂粟碱 30~60 mg 肌内注射，也可用硝酸甘油静脉滴注（D 错）。

1）扩血管药：如硝酸甘油，患者可出现头部胀痛、颜面部发红、血压降低等症状，护理人员要监测其血压变化，静脉用药时根据其血压及医嘱控制输液速度。硝酸甘油片的物理、化学性质不稳定，要放在阴凉处保存，没使用就不要开封。

2）降脂药：如阿托伐他汀钙片、瑞舒伐他汀钙片，具有稳定斑块、抗炎等作用，而心脑血管突发事件发生的决定因素取决于动脉血管内粥样硬化斑块的稳定性。他汀类调血脂药的作用机制是抑制羟甲基戊二酸单酰辅酶 A 还原酶，从而抑制内源性胆固醇的合成。由于内源性胆固醇合成关键酶在夜间的活性最强，使得内源性胆固醇的合成高峰在夜间。因此，大多数他汀类药物宜晚上服用，这样可以获得最好的降脂效果。

3）抗凝药：如阿司匹林肠溶片，有助于抑制新的血栓形成。阿司匹林对胃肠道有刺激，有慢性胃病、胃溃疡的人应慎用；抗凝药有凝血障碍，延长出血时间的作用，要严密观察患者有无出血倾向；部分患者可出现过敏反应，可引起皮疹、血管神经性水肿和哮喘；大剂量长期应用阿司匹林易发生水杨酸中毒症状，出现头痛、眩晕、恶心、耳鸣、听视力减退，甚至精神失常等。如果未按照医嘱指导服用抗凝药物，可能导致血栓形

成，严重者可导致死亡。应严格遵医嘱服用药物，严密观察病情变化及药物反应，不适及时告知医生。

4）止痛药：如酚咖片、盐酸吗啡，注意评估患者的疼痛程度，遵医嘱及时给予止痛药。心肌梗死患者使用盐酸吗啡止痛时，应注意有无呼吸抑制，及时评估效果。

4. 心理护理

要多安慰患者，消除紧张、恐惧心理，耐心回答患者提出的问题，帮助其树立战胜疾病的信心。指导患者掌握放松技术、分散注意力，必要时遵医嘱给予镇静剂。

5. 健康教育

指导患者培养良好的生活方式，规律生活起居，少量多餐，戒烟限酒，低盐、低脂、易消化饮食，多食新鲜水果、蔬菜等。做到合理用药，根据医嘱调整药物种类和药量。指导患者保持情绪稳定，避免生气、激动；教会患者自我监护及急救办法，遵医嘱定期复查。可适当参加体力活动，遵守适度、循序渐进的原则，避免劳累，保证充足的休息和睡眠。对反复发作心前区不适或胸痛者，不宜进行体力活动。嘱患者发作时就地休息，舌下含服速效救心丸或硝酸甘油，同时紧急呼救，请求帮助。

【知识链接】

急性冠脉综合征（acute coronary syndrome，ACS）患者抗凝治疗

推荐意见	建议分类	证据级别
确诊为 ACS 时，应尽快启动肠道外抗凝治疗，并与抗血小板治疗联合进行，警惕并观察出血风险	I	B
如果患者在早期（4~48 h 内）接受介入性治疗，建议选用普通肝素或比伐芦定	I	B
经静脉溶栓治疗的患者，应接受普通肝素或低分子肝素抗凝治疗至少48 h（最多8 d 或至血运重建）	I	A
如果患者拟行非介入性治疗，宜先用磺达肝癸钠或低分子肝素；其中对于出血风险高的患者，选用磺达肝癸钠	I	B

来源：张新超，于学忠，陈凤英，等.急性冠脉综合征急诊快速诊治指南（2019）[J].临床急诊杂志，2019，20（04）：253-262.

（卢彦芳）

【自测题】

一、选择题

A1 题型

1. 原发性高血压患者每日摄钠量不应超过（　　）。

A. 2 g

B. 4 g

C. 6 g

D. 8 g

E. 10 g

2.原发性高血压患者有氧运动时适宜的频率和持续时间应为（　　）。

A.每周1次，每次10 min　　　　　　　B.每周2次，每次20 min

C.每周3~5次，每次30~40 min　　　　D.每周6次，每次50 min

E.每日2次，每次30 min

A2 题型

3.患者，女，68岁。高血压、心绞痛病史十年，出现心前区疼痛时常自行服用硝酸甘油缓解。今晨起床后，无明显诱因突发上腹部疼痛，恶心、呕吐，血压下降，伴大汗、烦躁，经含服硝酸甘油无效。该患者可能发生的疾病是（　　）。

A.急性胰腺炎　　　　　　　　　　　B.急性胆囊炎

C.急性心肌梗死　　　　　　　　　　D.急性胃肠炎

E.细菌性痢疾

二、简答题

心绞痛患者饮食应该注意什么？

自测题答案

一、1. C　2. C　3. C

二、心绞痛患者饮食宜低热量、低脂肪、低胆固醇、少糖、少盐、适量蛋白质、丰富维生素，不宜过饱，不饮浓茶、咖啡，避免辛辣刺激性食物，多食蔬菜、水果等富含纤维素的食物，保持大便通畅，防治便秘；严禁暴饮暴食，戒烟酒。

第四节　老年消化系统疾病患者的护理

案例导入

案例

李某某，男性，76岁，反酸、胸骨后烧灼痛2年余，再发加重2周入院。入院后查体身高165 cm，体重94 kg，体形肥胖，上腹部剑突下压痛，无反跳痛。精神、食欲、睡眠可，小便正常，慢性便秘，患者饮食口味重，嗜好烟、酒、浓茶。检查13C-尿素呼气试验阳性，胃镜示食管下段糜烂性食管炎、慢性非萎缩性胃炎。

思考

1.该患者有哪些诱发胃食管反流病的危险因素？

2.该患者存在哪些护理诊断/问题？

3.该患者要如何调整生活方式？

一、老年慢性胃炎

慢性胃炎（chronic gastritis, CG）是指由多种病因引起的胃黏膜慢性炎症病变，是老年人的常见病，患病率一般随年龄增长而增加。国外流行病学研究结果显示，50%~70%的老年人存在慢性萎缩性胃炎。幽门螺杆菌（helicobacter pylori, Hp）感染是最常见的病因，胃镜及活检组织病理学检查是诊断和鉴别诊断CG的主要手段。

老年人 CG 的常见病因有：①Hp 感染：Hp 感染是 CG 最主要的原因，Hp 细菌毒力因子通过多种途径损伤胃黏膜，从而引发相关炎症及反应。②十二指肠-胃反流：各种原因引起的胃肠道动力异常、肝和胆道疾病及远端消化道梗阻可致反流，长期反流可导致胃黏膜慢性炎症。③药物和毒物：长期服用非甾体抗炎药（nonsteroidal antiinflammatory drugs，NSAIDs）、长期摄入酒精均可损伤胃黏膜，甚至引起糜烂、出血。④自身免疫：当体内出现针对壁细胞或内因子的自身抗体时，自身免疫性的炎症反应致壁细胞总数减少、泌酸腺萎缩、胃酸分泌减少；内因子减少可导致维生素 B_{12} 吸收不良，出现巨幼细胞贫血，称之为恶性贫血。⑤年龄因素和饮食环境：老年人胃黏膜可出现退行性改变，加之 Hp 感染率较高，使胃黏膜修复再生功能降低，炎症慢性化，上皮增殖异常，胃腺体萎缩。而高盐饮食、缺乏蔬菜水果等可致胃黏膜萎缩、肠化。

考点：慢性胃炎的病因

【护考真题链接】2016 年-A1 型题

关于慢性胃炎的叙述，正确的是（　　）。

A.多发于青壮年

B.自身免疫性胃炎可伴有贫血

C.常有特征性腹部疼痛特点

D.均应进行抗幽门螺杆菌治疗

E.萎缩性胃炎随年龄增加症状可逐渐减轻

答案：B

分析：自身免疫性胃炎属于慢性萎缩性胃炎，是以富含壁细胞的胃体和胃底部黏膜萎缩为主，壁细胞损伤后作为抗原刺激人体内分泌抗体，自身抗体攻击壁细胞，导致胃酸分泌减少、丧失。壁细胞分泌的内因子减少、丧失，影响维生素 B_{12} 的吸收而发生恶性贫血（B 对）。慢性胃炎可能与年龄有关，但并没有多发于青壮年（A 错）。多数慢性胃炎患者表现为上腹部隐痛或不适、反酸、上腹部饱胀、嗳气、食欲缺乏、恶心、呕吐等（C 错）。根据病因进行相应处理，对于有幽门螺杆菌感染引起的胃炎，可以进行抗幽门螺杆菌治疗。有胆汁反流者可用氢氧化铝凝胶吸附，还可使用抑酸药、胃肠动力药等治疗（D 错）。慢性萎缩性胃炎是一种老年性疾病改变，不会随年龄增加而减轻症状（E 错）。

目前，关于 CG 的分类方法众多，基于病因可将其分成 Hp 胃炎和非 Hp 胃炎两大类，病因分类有助于 CG 的治疗；基于内镜和病理诊断可将 CG 分为萎缩性和非萎缩性两大类；基于胃炎分布部位可将 CG 分为胃窦为主胃炎、胃体为主胃炎和全胃炎三大类。

【护理评估】

1.健康史

（1）疾病史　询问患者疾病史，如有无胃食管反流病等疾病，有无桥本甲状腺炎等免疫性疾病。

（2）用药史　了解用药史，有无长期服用非甾体抗炎药等对胃黏膜有损伤的药物。

（3）生活方式　评估患者饮食习惯，了解是否长期摄入刺激性及过于粗糙的食物，有无酗酒或饮浓茶等不良习惯。

2.临床表现

老年人 CG 无特异性临床表现，但有症状的老年患者较中青年患者多，可表现上腹痛、腹胀、餐后饱胀、早饱感等消化不良症状。体征多不明显，有时上腹轻压痛；伴有胃黏膜糜烂者，可有少量或大量消化道出血，长期少量出血可引起贫血；胃体萎缩性胃炎可出现恶性贫血，常有全身衰弱、厌食、体重减轻、贫血，一般消化道症状较少。

3.辅助检查

（1）胃镜检查 是诊断 CG 的最主要方法，对评估 CG 的严重程度及排除其他疾病有重要价值。老年人 CG 内镜下表现为黏膜炎性改变。

（2）病理组织学检查 对 CG 的诊断至关重要，应根据患者病变情况和需要取活检，确诊应以病理组织学为依据，可诊断为慢性非萎缩性胃炎和慢性萎缩性胃炎 2 种基本类型。

（3）幽门螺杆菌检测 Hp 感染是 CG 的最重要病因，CG 患者建议常规检测。

（4）血清学诊断 血清胃蛋白酶原 Ⅰ（Pepsinogen Ⅰ，PG Ⅰ）、PG Ⅱ 以及胃泌素-17（Gastrin-17）的检测有助于老年人慢性萎缩性胃炎的诊断。

【知识链接】

幽门螺杆菌（Hp）检测

Hp 感染是慢性胃炎的最重要病因，2022 年，我国 Hp 感染率为 40.6%～55.8%。Hp 细菌毒力因子通过多种途径损伤胃黏膜，从而引发相关炎症及反应。

常用的 Hp 检测方法分侵入性和非侵入性两种方法。侵入性方法需要通过胃镜获取胃黏膜标本进行检测，主要包括快速尿素酶试验、胃黏膜组织切片染色镜检及细菌培养等。非侵入性方法以 13C 或 14C-尿素呼气试验（Hp-ureabreath test，Hp-UBT）为首选，目前已广泛应用，是评估根除治疗后效果的最佳方法，需避免抗菌药物、铋剂、抑酸药物的干扰；单克隆粪便抗原试验可作为备选；血清学试验只用于特殊情况，如流行病学调查、消化性溃疡出血、胃黏膜相关淋巴组织（MALT）淋巴瘤、严重的胃黏膜萎缩等。

来源：万学红，卢雪峰.诊断学（第9版）[M].人民卫生出版社，2018.

4.心理社会状况

由于病程长、反复发作、症状有时不典型而又持续存在，老年患者可出现焦虑、抑郁等心理问题，而心理因素又可加重患者的临床症状。护理人员应评估患者是否有焦虑、抑郁、睡眠障碍等精神心理症状。

【常见护理诊断/问题】

1.腹痛 与胃黏膜炎性损伤有关。

2.营养失调：低于机体需要量 与消化吸收障碍有关。

3.知识缺乏：缺乏慢性胃炎的相关知识。

4.潜在并发症：上消化道出血、胃癌、消化性溃疡等。

【护理计划与实施】

治疗的目标是去除病因、缓解症状、改善胃黏膜炎性反应、提高生命质量、预防复发和并发症。

1. 生活方式干预

建立良好的生活和饮食习惯：避免暴饮暴食；避免食用霉变食物；避免食用刺激、粗糙的食物；少吃腌制、熏烤和油炸等快餐食物；避免过多饮用咖啡、大量饮酒和长期吸烟；宜选用清淡饮食，多食用新鲜蔬菜和水果。避免长期大量服用损伤胃黏膜的药物，如抗血小板药物、NSAIDs（包括阿司匹林）等药物。

> **考点：慢性胃炎的生活方式干预**

【护考真题链接】2021 年-A2 型题

患者，男，38 岁。因上腹部胀痛、饭后嗳气及反酸明显来诊，胃镜报告示慢性胃炎。下列食物适合患者食用的有（　　）。

A. 浓茶　　　　　　　　　　B. 咖啡

C. 辣椒　　　　　　　　　　D. 面条

E. 油条

答案：D

分析：慢性胃炎患者需要重点做好饮食护理，建立良好的生活和饮食习惯：避免暴饮暴食；避免食用霉变食物；避免食用刺激、粗糙的食物；少吃腌制、熏烤和油炸等快餐食物；避免过多饮用咖啡、大量饮酒和长期吸烟；宜选用清淡饮食，多食用新鲜蔬菜和水果。面条热量大、刺激小且易消化，适合患者（D 对）；浓茶、咖啡、辣椒等刺激性较大不适合患者食用（A、B、C 错）；油条含油脂丰富，不利于消化，可导致腹泻也不适合患者食用（E 错）。

2. 休息与活动

急性发作期应卧床休息；上腹部疼痛时可通过腹部热敷、按摩，解除胃痉挛；避免精神紧张和刺激，如转移注意力、深呼吸等；必要时遵医嘱给予解痉止痛药。恢复期注意生活规律，适当运动，避免过度劳累。

3. 用药护理

遵医嘱使用药物，观察药物疗效，了解服药时间及注意事项。

（1）抗生素　甲硝唑可引起恶心、呕吐等胃肠道反应及口腔金属味、舌炎等不良反应，宜在餐后 30 min 服用。

（2）黏膜保护剂　枸橼酸铋钾宜在餐前 30 min 服用，不宜与制酸剂、牛奶同服。它的作用机制之一是与蛋白质螯合而形成一层保护膜，因此不可与高蛋白饮食（如牛奶）同时服用，否则无法发挥药效；与制酸药同时服用则会降低疗效。使用期间可出现黑色大便或便秘，停药后自行消失。硫糖铝可引起老年人便秘，要注意观察大便情况。

（3）解痉止痛药　如阿托品、溴丙胺太林等，应餐前服用。

（4）促胃肠动力药　宜在餐前服用。西沙必利、多潘立酮可引起老年人严重心律失常，甲氧氯普胺可引起老年人锥体外系神经症状。

4. 疾病监测

（1）观察腹痛的部位、性质。

（2）观察呕吐物与粪便的颜色、量及性状，出现呕血和黑便立即向医生报告，及时处理。

（3）注意观察用药前后症状变化。

（4）监测有关营养指标，了解患者营养状况的改善情况。

5.心理护理

安慰患者，使患者精神放松，消除紧张、焦虑心理，保持情绪稳定，保证充足的睡眠。

6.健康教育

（1）疾病相关知识　介绍本病相关知识，告知如何避免病因和诱因，坚持定期检查。Hp 主要在家庭内传播，提倡分餐制或公筷制，以减少感染 Hp 的机会。避免使用对胃黏膜有损害的药物。

（2）生活指导　指导饮食调整，养成良好的饮食习惯，食物多样化，避免偏食，注意补充多种营养物质；定时进餐、少量多餐、细嚼慢咽，避免食用过咸、过甜、辛辣、生冷等刺激性食物，不吃霉变食物，少吃熏制、腌制食物，多吃新鲜食品；忌烟酒。此外，指导其保持良好的心理状态及充足睡眠。

二、老年胃食管反流病

胃食管反流病（gastroesophageal reflux disease，GERD）是指胃、十二指肠内容物反流入食管并引起不适症状和/或并发症的一种常见的慢性、复发性疾病，患病率随年龄增加而上升。反酸和烧心是 GERD 的典型症状，可导致反流性食管炎（reflux esophagitis，RE）。反流也可引起口腔、咽喉、气道等食管邻近的组织损害，出现食管外表现。相对于非老年人，老年人 GERD 具有症状不典型、食管损伤相对较重、并发症较多等特点。

根据内镜下是否有反流导致的食管黏膜糜烂进行分类，将 GERD 分为糜烂性食管炎（erosive esophagitis，EE）、非糜烂性反流病（nonerosive reflux disease，NERD）和 Barrett 食管（Barrett's esophagus，BE）三种类型。NERD 是目前全球最常见类型；EE 可以合并食管狭窄、溃疡和消化道出血等；BE 是指食管远端黏膜的鳞状上皮被化生的柱状上皮替代，有可能进展为食管腺癌。

目前认为 GERD 是由多种原因促成的，包括食管抗反流屏障功能下降、食管对反流物廓清能力降低、食管黏膜屏障功能减弱、胃排空障碍及胃食管感觉异常等。老年人发病率明显提高，与膈肌、韧带松弛及食管裂孔疝等因素有关。

【护理评估】

1.健康史

（1）诱因和危险因素评估　饮食、生活方式、药物等都是 GRED 发生的危险因素，腹胀、便秘、体重增加、刺激性食物、高脂肪饮食均有增加 GERD 的风险。评估患者是否存在经常食用高脂肪食物及巧克力、吸烟、饮酒、饮浓茶等危险因素；是否有大量腹水、呕吐、负重劳动、便秘等增加腹腔内压力的因素。

（2）疾病史评估　评估有无引起反流的相关疾病：①消化性疾病：食管裂孔疝可导致压力性反流增多；胃泌素瘤、十二指肠溃疡等常有胃酸分泌过多；幽门梗阻可致一过性食管下括约肌松弛；肠易激综合征、非溃疡性消化不良常有食管异常运动。②全身性疾病：糖尿病并发神经病变可致胃肠自主神经受累，可引起食管、胃肠道蠕动减弱，导致 GERD 的发生。

（3）用药史评估　评估患者常使用的药物，如二磷酸盐类、抗生素、钾补充剂等药物可能引起上消化道损伤并加重反流症状；钙拮抗剂、抗胆碱能药物、非甾体抗炎药等药物可能负面地影响 GERD 及其治疗。

2. 临床表现

GERD 症状多样，轻重不一，主要有反流症状和反流物刺激食管引起的症状以及食管以外的刺激症状。

（1）反流物刺激食管症状　反流物刺激食管，可能出现烧心、胸痛、吞咽困难等不适。GERD 可合并食管炎、食管狭窄、食管溃疡出血、食管息肉、Barrett 食管、食管腺癌等，甚至发生严重的气道梗阻、哮喘发作、喉痉挛、吸入性肺炎和窒息等，可危及生命。

1）烧心和反酸：是 GERD 最典型与最常见的症状。常在餐后、饱餐、大量饮酒后出现或者加重，进餐后平卧、咳嗽、下蹲、弯腰时容易出现，部分患者可在夜间入睡时出现烧心和反流症状，影响睡眠。

2）胸骨后疼痛：反流物刺激食管痉挛可以导致胸痛，疼痛发生在胸骨后或剑突下。严重时可为剧烈刺痛，可放射到后背、胸部、肩部、颈部、耳后，有时酷似心绞痛，需要与心绞痛的胸痛相鉴别。

3）吞咽困难和吞咽疼痛：部分患者有吞咽困难，呈间歇性出现，进食固态或者液态食物时都可出现，可能是食管痉挛或功能紊乱所致；少部分患者是由于食管狭窄引起吞咽困难，并且症状呈持续性、进行性加重；有严重的食管炎或者食管溃疡者，可出现吞咽疼痛。

（2）食管外表现　GERD 可伴随食管外表现，如哮喘、慢性咳嗽、特发性肺纤维化、声嘶、咽喉症状和牙蚀症等。有少部分患者以咳嗽与哮喘为首发或主要表现，因为症状不典型，部分老年人常延误治疗。反流引起的哮喘无季节性，常有阵发性、夜间咳嗽与气喘等特点，可发生吸入性肺炎，甚至出现肺间质纤维化。反流物刺激咽喉部可引起咽喉炎、声嘶。牙蚀症是指反流物反流入口腔，久而久之对牙齿造成一定的腐蚀，导致牙齿表面的光滑度降低，可导致牙齿脱落，主要是牙齿的内面比较明显。

3. 辅助检查

目前最常用于确诊 GERD 的客观检查包括内镜、食管测压、反流监测、X 线和食管动力检查等。某些诊断困难的患者通常无法通过单一的检查确诊，亦可选择性使用上消化道造影、CT 和唾液胃蛋白酶检测等其他检查来确诊。

🔊【知识链接】

反流性食管炎内镜分级

根据食管黏膜损害程度，内镜下对反流性食管炎进行分级诊断有利于病情判定与指导治疗，食管炎的严重程度常用洛杉矶分级法：

正常：食管黏膜无缺损；

A 级：一个或一个以上食管黏膜缺损，长径小于 5 mm；

B 级：一个或一个以上黏膜缺损长径大于 5 mm，但无融合性病变；

C 级：黏膜缺损融合，但小于 75% 的食管周径；

D 级：黏膜缺损融合，至少达到 75% 的食管周径。

来源：中华医学会糖尿病消化病学分会胃肠动力学组. 中国胃食管反流病诊疗规范指南（2023 年）[J]. 中华消化杂志，2023，43（9）：588-598.

（1）内镜检查 内镜检查是 GERD 最基本、最重要的检查方法之一，可判定 RE 的严重程度和有无并发症，结合组织活检可与其他原因引起的食管炎相鉴别，有助于明确良恶性质。内镜下见到有 RE 可确诊 GERD，但食管未见异常也不能排除 GERD，这时须通过食管 pH 监测、食管吞钡 X 线检查等方法进行综合判断。

（2）反流监测 包括 pH 监测、pH-阻抗监测、pH-阻抗-压力监测。该检测方法和内镜结合是诊断 GERD 的"金标准"，可了解食管内的 pH 值情况，确定有无反流存在。食管 pH 值为 5~7，正常食管 21 h pH<4 的时间应小于 4%，超过此值即认为食管有酸暴露，是 GERD 的有力证据。

（3）X 线钡餐检查 患者不愿接受或不能耐受内镜检查者可行此检查。食管吞钡检查可了解整个食管、胃的运动功能状态，准确判定病变部位，了解有无食管裂孔疝，排除食管憩室、食管癌等其他疾病引起的食管炎。

（4）质子泵抑制剂（PPI）试验 质子泵抑制剂试验作为一种辅助诊断操作，特别是在客观检查手段缺乏或患者惧怕检查的情况下有较高的临床价值。由于存在 PPI 难治性 GERD，故试验无效并不能排除 GERD 的可能，需要考虑动态 24 h 食管 pH 阻抗监测。

（5）胃食管反流病问卷（gastroesophageal reflux disease questionnaire，GerdQ） 每周 ≥ 2 次烧心和/或反流症状发作提示 GERD。调查前一周内出现相关症状的天数，对于初诊患者，A+B+C ≥ 8 分，提示 GERD 诊断。GERD 诊断问卷工具已经作为流行病学研究制定，适合在没有内镜检查条件、没有消化专科医生的基层医疗机构使用（表 5-2）。

表 5-2 胃食管反流病问卷（GerdQ）

问题	症状评分			
	0 d	1 d	2~3 d	4~7 d
A. 阳性症状				
您胸骨后出现灼烧感（烧心）的频率？	0	1	2	3
您感觉有胃内容物（液体或食物）上返至您的喉咙或口腔（反流）的频率？	0	1	2	3
B. 阴性症状				
您感到上腹部中央疼痛的频率？	3	2	1	0
您感到恶心的频率？	3	2	1	0
C. 阳性影响				
由于您的烧心和/或反流而难以获得良好夜间睡眠的频率？	0	1	2	3
除医师告知服用的药物外，您额外服药（如碳酸钙、氢氧化铝）以缓解烧心和/或反流的频率？	0	1	2	3

4. 心理社会状况

部分患者由于疾病病程长，症状反复，影响生活质量，出现烦躁、焦虑、抑郁等心理问题。有调查统计，64.03% 的老年 GERD 患者有焦虑、抑郁，或者焦虑合并抑郁。部分患者由于进餐后不适,同时因食物种类选择方面受到明显限制,而减少与朋友、家人共同进餐的机会,导致正常的社交活动减少。需评估患者心理状况、患者依从性及家属支持程度等问题。

【常见护理诊断/问题】

1.营养失调 低于机体需要量,与吞咽困难和厌食引起进食减少有关。

2.慢性疼痛 与反酸导致的烧灼感及反流物刺激食管痉挛相关。

3.知识缺乏:缺乏胃食管反流病的相关病因及预防保健知识。

4.潜在并发症:食管炎、食管狭窄食管溃疡出血、食管息肉、Barrett 食管、食管腺癌等。

【护理计划与实施】

老年人 GERD 护理目标主要是缓解症状、治愈食管炎、预防复发、预防并发症、提高生命质量。

1.生活方式干预

GERD 管理的核心原则是生活方式干预,如戒烟酒、肥胖者减肥等生活方式干预可缓解轻度和间歇性的症状,也是中重度和复杂患者药物治疗和抗反流术后预防复发的重要辅助手段。

2.饮食指导

(1)饮食要求 食物多样化,搭配合理,粗细兼顾、种类齐全。部分老年人牙齿不好,同时为了防止患者呛咳,食物的烹调宜软而烂,如果泥、菜泥、肉泥等,或将食物加工成糊状。

(2)饮食禁忌 胃容量增加能促进胃食道反流,应避免进食过饱,并尽量减少脂肪类食品的摄入;酸性食物可损伤食管黏膜,应限制柑橘汁、西红柿汁、醋等酸性食品摄入;刺激性食品可引起胃酸分泌增加,应减少茶、酒、咖啡及其他刺激性食物的摄入。

(3)进餐方式 协助患者取高坐卧位,进食速度宜慢,注意力要集中,每次进食少量食物,且等一口吞下后再吃另一口,建议少量多餐,睡前 2~3 h 禁食。

3.体位与活动指导

餐后散步或采取直立位;平卧位时抬高床头 15~20 cm,借助重力的作用促进胃排空和食管排空;餐后避免右侧卧位,有夜间症状者推荐高枕卧位;避免反复弯腰和抬举动作。

4.用药指导

治疗 GERD 常用的药物有:①抗酸剂:包括 H_2 受体拮抗剂(如西咪替丁、法莫替丁等)和质子泵抑制剂(如兰索拉唑、埃索美拉唑等);②促胃肠动力药(如多潘立酮等);③胃黏膜保护剂(如硫糖铝等)。

在用药过程中要注意药物服用的时间,观察药物疗效,注意有无药物不良反应。如服用多潘立酮须注意有无腹泻及严重心律失常的发生;服用硫糖铝则有便秘的风险;质子泵抑制剂须在早餐前 30~60 min 服用;某些胃黏膜保护剂应在饭后 1~2 h 服用。

老年人往往多病共存,需要综合用药,在治疗其他疾病时,应注意详细告知医生病情及服用的药物,注意不同治疗药物疗效冲突。应该避免服用降低食管下括约肌张力的药物如地西泮、抗胆碱能药、前列腺素 E、肾上腺能抑制剂等药物。对合并心血管疾病的老年患者适当避免应用硝酸酯类及钙拮抗剂。合并支气管哮喘避免使用多巴胺受体激动剂和茶碱类药物，慎用损伤胃黏膜的药物如非甾体抗炎药，如阿司匹林等。

5. 围手术期护理

老年人常因合并心肺等系统疾病，存在一定的手术风险。因此，对老年人 GERD 的手术治疗应严格掌握手术适应证。目前用于治疗 GERD 的手术方式主要有内镜下治疗(如射频治疗、内镜下胃腔内缝合、折叠治疗等)、抗反流手术(如腹腔镜胃底折叠术、肥胖症治疗手术、食管下端括约肌关闭术等。)

6. 心理调适

耐心细致地向患者解释引起胃部不适的原因，教会患者减轻胃部不适的技巧和方法，减轻其恐惧心理。与其家属沟通，为患者创造参加集体活动的机会，如家庭娱乐、朋友聚会等，增加患者的归属感。

7. 健康教育

(1)疾病相关知识教育　介绍疾病相关知识，使患者能够有效配合治疗与护理。指导老年患者正确服药，学会观察药物不良反应。

(2)生活指导　改变生活方式，避免各种增加腹内压力的因素，如肥胖者减肥，防治便秘等；指导患者健康饮食，减少或避免刺激性食物的摄入，少食多餐，餐后勿立即仰卧；戒烟酒等。

(张慧)

【自测题】

一、选择题

A1 型题

1. 关于慢性胃炎的叙述，正确的是(　　)。

A. 多发于青壮年　　　　　　　　　B. 自身免疫性胃炎可伴有贫血

C. 常有特征性腹部疼痛特点　　　　D. 均应进行抗幽门螺旋菌治疗

E. 萎缩性胃炎随年龄增加症状可逐渐减轻

2. 反流性食管炎的特异性症状是(　　)。

A. 进食后腹痛　　　　　　　　　　B. 饥饿时腹痛

C. 反酸　　　　　　　　　　　　　D. 腹胀

E. 以上都不是

A2 型题

3. 患者，男，68 岁。因上腹部胀痛、饭后嗳气及反酸明显来诊，胃镜报告示慢性胃炎。下列食物适合患者食用的有(　　)。

A. 浓茶　　　　B. 咖啡　　　　C. 辣椒　　　　D. 面条　　　　E. 油条

4. 患者，女，56 岁。反复发作性胸骨后疼痛 2 年，伴反酸、烧心、间断反食，食管测示食管下括约肌(low esophageal sphincter, LES)压力 36 mmHg，该患者最可能诊断为(　　)。

A. 胃食管反流病　　　　　　　　　B. 冠心病

C. 慢性胃炎　　　　　　　　　　　D. 十二指肠球部溃疡

E. 反流性食管炎

二、简答题

简述胃食管反流病的分类。

自测题答案

一、1. B 2. C 3. D 4. A

二、根据内镜下是否有反流导致的食管黏膜糜烂进行分类，将胃食管反流病分为糜烂性食管炎（erosive esophagitis，EE）、非糜烂性反流病（nonerosive reflux disease，NERD）和Barrett 食管（Barrett's esophagus，BE）三种类型。

第五节　老年泌尿、生殖系统疾病患者的护理

✦ 案例导入

案例

患者，男性，84 岁。尿频、夜尿增多、排尿困难 5 年，加重 1 周。每晚起夜 4~6 次，小便难排出，尿线细，便后滴沥。尿常规检查正常，泌尿系彩超提示前列腺增生肥厚。患者自起病以来，精神、食欲尚可，睡眠差，大便正常，体重无明显变化。

思考

1. 该患者存在哪些护理诊断/问题？

2. 该患者心理护理有何注意事项？

3. 该患者家庭生活护理注意事项有哪些？

一、老年尿路感染

尿路感染（urinary tract infection）是指由细菌（少数可由真菌、原虫、病毒）直接侵袭尿路（包括肾脏、输尿管、膀胱和尿道）所引起的感染。根据感染发生的部位，尿路感染分为上尿路感染和下尿路感染，前者为肾盂肾炎，后者为膀胱炎。根据尿路有无结构和功能的异常分为复杂性和非复杂性尿路感染。

尿路感染可见于任何年龄，但其发生率随年龄增长而增加，是老年人的常见病，发生率仅次于呼吸道感染，是老年人因感染性疾病而入院的第二位原因。更年期后妇女由于雌激素减少易患尿路感染。老年人尿路感染的高发病率与前列腺肥大、尿路狭窄、尿路结石、膀胱憩室、既往尿道生殖系统手术及合并其他慢性消耗性疾病引起的膀胱排空异常有关。

老年人尿路感染有以下临床特点：①首发症状不典型：老年患者尿路感染常以全身感染等非典型症状为首发症状，容易忽略或诊断延迟。②诱发因素明显：老年人常伴有各种慢性全身性疾病，尿道插管与机械检查等情况较为常见，尿道黏膜损伤风险加大，致病菌易进入膀胱或上尿路而致尿路感染发生。③尿培养阳性率低：老年人因慢性全身性疾病的存在，经常接受各种治疗，抗感染药物使用率增加，尿检阳性率低。④耐药情况严重：老年人易发生各种感染性疾病，长期使用抗感染药物致使菌群失调，体内菌株易产生耐药性。⑤治疗时间长，疗效不理想。

【护理评估】

1. 健康史

询问有无糖尿病、高血压、慢性肾脏疾病等基础疾病；有无尿路梗阻、泌尿系统畸形或者功能异常、尿道插管或者器械检查、抵抗力减弱、免疫功能下降等易感因素；了解患者饮食习惯、饮食状态、每日饮水量、生活方式、卫生习惯及婚姻状况。

2. 临床表现

老年人尿路感染的临床表现多样化，有以下常见表现：

(1)急性膀胱炎 主要表现为膀胱刺激症状，即尿频、尿急、尿痛、白细胞尿，可有血尿，甚至肉眼血尿；下腹部不适，可有乏力，无全身明显的感染症状；少数患者有腰痛、低热。血白细胞计数一般不高。

(2)急性肾盂肾炎 主要表现为：①泌尿系统症状：包括尿频、尿急、尿痛等膀胱刺激征，腰痛和/或下腹部痛、肋脊角及输尿管点压痛，肾区压痛和叩痛；②全身感染症状：如寒战、发热、头痛、恶心、呕吐、食欲不振等，常伴有血白细胞计数升高、血沉和C反应蛋白增高。

(3)不典型尿路感染 老年人基础疾病较多，尿路感染症状可无特异性。老年患者尿检异常并满足以下3个标准也可以诊断尿路感染：发热或寒战，排尿次数增加；新出现的腰痛或耻骨上方紧张，尿液性质的改变、功能性或精神状态的恶化；新出现的尿失禁或加重。

(4)无症状性细菌尿 指无尿路感染症状，偶有轻度不适、乏力，但多次尿细菌培养阳性，菌落计数$\geqslant 10^5$ CFU/mL。

(5)尿管相关性尿路感染 对于新留置导尿管的老年患者，导管相关的尿路感染定义为新出现的脓尿和细菌尿，多数在4天内发生。

(6)复杂性的尿路感染 复杂性尿路感染是指尿路感染同时伴有获得感染或者治疗失败风险的疾病，如泌尿道有结构异常或功能异常，或其他潜在疾病。患者对细菌侵入高度易感，而且引起感染的病原微生物比单纯性尿路感染更为广泛，对抗生素的耐药性也较常见。复杂性尿路感染临床表现比较顽固，常有持续性发热、寒战，明显单侧腰痛和压痛，可出现严重的并发症而危及生命。

3. 辅助检查

(1)尿常规检查 镜检尿白细胞计数升高，急性期常布满显微镜视野，若见有白细胞(或脓细胞)管型则不仅有诊断意义，而且有定位价值，提示病变在上尿路；红细胞也可增多，有时可见肉眼血尿。

(2)尿细菌培养 临床上常用清洁中段尿进行细菌培养、菌落计数，这对确定是否为真性细菌尿有重要意义。尿菌定量培养结果评定标准是尿含菌数>10万/mL为阳性；<1万/mL为污染；1万/mL~10万/mL需要复查或结合临床综合考虑做出诊断。

(3)尿沉渣镜检 高倍镜下平均每个视野$\geqslant 20$个细菌，即为有意义细菌尿。

(4)影像学检查 主要是明确患者是否存在需要外科处理的泌尿系统异常。X线、静脉肾盂造影(intravenous pyelography, IVP)检查可了解有无尿流不畅、尿路梗阻、畸形等易感因素，但尿路感染急性期不宜做IVP。

(5)超声波检查 检查泌尿系统有无先天畸形、多囊肾、结石、前列腺疾病等。

（6）其他检查

1）血常规：急性期白细胞计数和中性粒细胞可增高；慢性期红细胞计数和血红蛋白可轻度降低。

2）肾功能检查：慢性期可出现持续性功能损害，如尿浓缩功能减退、酸化功能减退、肾小球滤过功能减退。

4. 心理社会状况

患者可因复发和再感染，生活自理受影响，加上服药及药物的不良反应，产生紧张、焦虑、自卑情绪。评估患者生活自理能力；评估患者及家属对疾病的认知程度；评估家庭成员对患者的支持和照顾程度；评估患者及其家庭的经济状况等。

【常见护理诊断/问题】

1. 舒适改变　与炎症引起的尿路刺激有关。

2. 焦虑　与病情反复发作有关。

3. 知识缺乏：缺乏尿路感染等相关知识。

【护理计划与实施】

1. 饮食指导

多饮水，每天液体入量最好在 2000 mL 以上；勤排尿，每 2～3 h 排尿一次；进食营养丰富、易消化、无刺激的食物，供给足够的热能和维生素，如有发热、食欲下降等全身症状时，给予易消化的半流质食物，保证患者有足够的营养。

2. 生活护理

加强生活护理，及时为尿失禁或者发热患者更换衣裤，有自理能力的患者要勤换内裤；留置导尿管的患者应每日两次尿道口消毒；肾区明显疼痛的老年患者可局部按摩与热敷，尽量不要站立或坐直，减少对肾包膜的牵拉力，减轻疼痛。

3. 密切观察病情

观察发热患者体温变化和病情改变，如果体温进一步升高或腰痛加剧，应及时通知医生处理。

4. 用药护理

尿路感染的药物治疗因感染不同而异，须依据药敏结果选择抗生素。如急性单纯性下尿路感染，疗程基本少于 7 天；上尿路感染，如急性肾盂肾炎，疗程一般为 2 周；反复发作的尿路感染，可根据情况进行长期抑菌治疗。在应用抗生素时，向患者解释有关药物的作用、疗程、用法、注意事项，治疗期间和停药后复查尿常规和细菌学检查。

5. 心理护理

向患者解释老年人泌尿道反复感染的原因，帮助患者认识和正确对待疾病，给予心理支持与安慰，指导放松技巧，疏导心理压力。

6. 健康教育

（1）疾病相关知识　宣教疾病相关知识，如病情观察要点、药物治疗注意事项、复查时间、尿检等相关知识；遵医嘱正确使用抗生素，不可长期预防性服用，避免产生耐药性和菌群失调；及时治疗尿路结石，因结石梗阻会增加细菌感染的风险；尿路损伤时，细菌可侵入受损组织深部，引起感染，应及时治疗尿路损伤。

（2）生活指导　告知老年患者避免憋尿，要养成多饮水、勤排尿的习惯，可起到冲刷尿道、防止细菌大量繁殖的作用,这是最简便而有效的预防尿路感染的措施。加强卫生教育,注意个人清洁卫生,尤其是会阴及肛周皮肤的清洁,便后从前往后擦肛门,勤换内裤,尿失禁患者要及时清洗和更换污染的内裤。

> 考点:老年尿路感染健康宣教

【护考真题链接】2013 年-A1 型题

对尿路感染患者的健康教育中,错误的是( )。

A.鼓励患者多饮水   B.长期预防性服用抗生素
C.及时治疗尿路结石   D.及时治疗尿路损伤
E.保持会阴部清洁

答案:B

分析:对尿路感染患者的健康教育中,应指导其正确使用抗生素,不可长期预防性服用,避免产生耐药性和菌群失调(B 表述错误,为本题正确答案);鼓励患者多饮水,以起到冲刷尿道、防止细菌大量繁殖的作用(A 表述正确);及时治疗尿路结石,因结石梗阻会增加细菌感染的风险(C 表述正确);及时治疗尿路损伤,因尿路损伤时,细菌可侵入受损组织深部,引起感染(D 表述正确);保持会阴部清洁(E 对)。

二、老年良性前列腺增生

前列腺增生即良性前列腺增生(benign prostatic hyperplasia,BPH),俗称前列腺肥大,是指前列腺腺体和间质细胞良性增生,导致泌尿系梗阻,出现一系列临床症状及病理生理改变。

前列腺增生是老年男性的常见病,发病率随年龄的增长而增加。一般男性 40 岁以后均有不同程度的前列腺增生,60 岁以上发病率超过 50%,80 岁时可超过 83%。临床以尿频、排尿困难为主要特征。

前列腺增生发病原因尚不十分清楚,目前已知必须具备"有功能的睾丸"和"年龄增长"两个条件。性激素、前列腺间质-上皮细胞的相互作用、生长因子、炎症细胞及因子均参与 BPH 的发病。

前列腺增生主要表现为组织学上前列腺间质和腺体成分增生、解剖学上前列腺体积增大;尿动力学上膀胱出口梗阻;下尿路症状。通常同时具有这三方面表现才是有临床意义的 BPH。

【护理评估】

1.健康史

(1)症状评估 询问老年人有无尿频、夜尿增多、进行性排尿困难等表现,了解排尿时的状态,有无排尿习惯的改变,有无急性尿潴留史。

(2)疾病评估 询问有无反复发作的下尿路感染、肾盂积水、膀胱结石等病史;评估患者既往手术史,有无泌尿和生殖系统的手术,有无便秘、寒冷、劳累、憋尿、久坐等诱发急性尿潴留的病史;是否合并高血压、冠心病、肺气肿等疾病;了解患者起病时间、诊治经过及用药效果。

（3）生活方式评估　评估患者饮食习惯，有无喜食高脂肪、高胆固醇、辛辣刺激性食物的习惯，有无长期饮酒、咖啡、浓茶的习惯。

2.临床表现

一般在50岁以后出现症状，随着下尿路梗阻加重，症状逐渐明显。症状与前列腺体积大小不完全成比例，主要取决于梗阻的程度、病变发展速度以及是否合并感染和结石。

（1）尿频、夜尿增多　这是前列腺增生患者最早、最常见的症状。随着梗阻加重，残余尿量增多，膀胱有效容量减少，尿频更加明显，当夜尿次数超过3次时，表示膀胱出口梗阻已达到一定程度。

（2）排尿困难　进行性排尿困难是前列腺增生最主要、最典型的症状。典型表现是排尿迟缓、断续、尿细而无力、射程短、终末滴沥、排尿时间延长，严重者需用力并增加腹压以帮助排尿，常有排尿不尽感。长期排尿困难可诱发腹股沟疝、脱肛等。

（3）尿失禁、尿潴留　当梗阻加重到一定程度时，膀胱逼尿肌受损，收缩力减弱，残余尿量逐渐增加，继而发生慢性尿潴留。膀胱过度充盈时，使少量尿液从尿道口溢出，称为充盈性尿失禁。在前列腺增生的任何阶段，可因气候变化、劳累、饮酒、便秘、久坐等因素，诱发前列腺突然充血、水肿导致急性尿潴留。

> 考点：老年前列腺增生症状

【护考真题链接】2021年-A1型题

良性前列腺增生的典型症状是（　　）。

A.尿频　　　　　　　　　B.尿痛

C.进行性排尿困难　　　　D.尿潴留

E.血尿

答案：C

分析：良性前列腺增生简称前列腺增生，是老年常见慢性病。进行性排尿困难是前列腺增生最主要、最典型的症状。典型表现是排尿迟缓、断续、尿细而无力、射程短、终末滴沥、排尿时间延长，严重者需用力并增加腹压以帮助排尿，常有排尿不尽感（C对，BE错）。尿频是前列腺增生患者最早、最常见的症状症状（A错）。前列腺增生梗阻严重者膀胱残余尿增多，长期可导致膀胱收缩无力，最终发生尿潴留（D错）。

（4）并发症　前列腺增生患者常见并发症有：①感染或结石：可有尿频、尿急、尿痛症状。②血尿：增生的腺体表面黏膜血管破裂时，可发生不同程度的无痛性肉眼血尿。③肾积水、肾功能损害：长期梗阻可引起严重肾积水、肾功能损害。④腹股沟疝、内痔或直肠脱垂：长期排尿困难导致腹压增高，还可引起腹股沟疝、内痔或直肠脱垂等。

（5）下尿路症状　下尿路症状是对患者生活造成困扰的一系列排尿不适症状组成的症候群。良性前列腺增生患者通常是因为下尿路症状而就诊的，关于症状的评估通常是采用国际前列腺症状评分（international prostate symptom score, I-PSS）（表5-3）进行评价，总分0~35分，0~7分为轻度增生，8~19分为中度，20分以上为重度。

表 5-3 国际前列腺症状评分表(I-PSS)和生活质量指数

在过去一个月,您是否有以下症状?	无	少于 1/5	小于 1/2	大约 1/2	多于 1/2	几乎每次	评分
1. 是否经常有尿不尽的感觉?	0	1	2	3	4	5	
2. 两次排尿时间是否经常小于2 h?	0	1	2	3	4	5	
3. 是否经常有间断性排尿?	0	1	2	3	4	5	
4. 是否经常有憋尿困难?	0	1	2	3	4	5	
5. 是否经常有尿线变细现象?	0	1	2	3	4	5	
6. 是否经常需要用力及使劲才能开始排尿?	0	1	2	3	4	5	
7. 从入睡到早起一般需要起来排尿几次?	0	1	2	3	4	5	

症状计分的总评分 =

症状对生活质量的影响							
假如按照现在的排尿情况,您对今后生活质量满意度?	非常好	好	多数满意	满意和不满意各半	多数不满意	不愉快	很痛苦
	0	1	2	3	4	5	6

生活质量指数 QOL =

3. 辅助检查

(1)直肠指诊 前列腺增生者可触及增大的前列腺,表面光滑、质韧、有弹性,中间沟消失或隆起。

(2)尿常规 了解是否合并泌尿系统感染。

(3)肾功能检测 了解肾功能状态、膀胱残余尿量和肾积水。

(4)血清前列腺特异抗原(prostate specific antigen,PSA)测定 PSA 测定有助于排除前列腺癌。

(5)B 超 了解前列腺大小、形态、突入膀胱内情况及膀胱内病变。

(6)尿流动力学检查 尿流率测定可初步判断梗阻的程度。

(7)膀胱镜检查 可判断尿道内的狭窄或者堵塞情况。

(8)肾脏造影检查 主要用于肾脏疾病的诊断,对良性前列腺增生也具有一定的诊断价值。

4. 心理社会状况

尿频、夜尿增多会严重影响老年人的休息、睡眠,长期排尿困难、反复出现的尿潴留会加重老年人的精神负担,出现焦虑、悲观情绪。需评估老年人有无因疾病所引起的焦虑、抑郁;评估其家庭对老年人的支持程度和生活照护;准备手术的老年人,应重视术前、术后的心理评估。

【常见护理诊断/问题】

1. 排尿障碍：排尿困难 与前列腺增生引起尿路梗阻有关。

2. 睡眠型态紊乱 与夜尿增多、尿潴留排尿困难有关。

3. 焦虑 与排尿困难或尿潴留影响睡眠以及担心手术风险及预后有关。

4. 潜在并发症：感染、出血、膀胱痉挛、肾功能损害等。

【护理计划与实施】

1. 饮食指导

饮食宜清淡，避免饮酒及刺激性食品，以免前列腺及膀胱颈水肿、充血，而诱发尿潴留。鼓励患者多饮水，可稀释尿液，防止引起泌尿系统感染及膀胱结石形成，但睡前应限制饮水，以免影响睡眠。

2. 生活指导

老年人居住的房间设计合理，卧室靠近卫生间，地面防滑，最好设有扶手，夜间尿频时可在床旁放便器。指导老年人养成良好的生活方式，生活起居有规律，加强锻炼，提醒老年人可尝试憋尿，训练其排尿能力。

3. 对症护理

提供适宜的环境，安置适当的体位以利其轻松排尿。可用热水袋敷下腹部或用手按摩刺激膀胱肌收缩，促进排尿。如发生急性尿潴留，应给予导尿术或留置尿管术，必要时行耻骨上膀胱造口术。留置尿管者要保持引流通畅，应随时观察有无发热、尿袋中有无浑浊物，如出现上述情况应立即进行膀胱冲洗。

4. 用药指导

(1) 5α还原酶抑制剂 能缩小前列腺体积的药物，如非那雄胺片，一般推荐前列腺体积较大者服用，主要不良反应为性欲减退、乳房胀痛、男性乳房发育和皮疹等。停药后症状易复发，需终身服药，鼓励老年人坚持服药，不能随意停药。

(2) α受体阻滞剂 作用于前列腺前端的平滑肌层，解除尿路梗阻，如特拉唑嗪、多沙唑嗪、坦索罗辛等。主要不良反应为直立性低血压、头痛、心悸、眩晕、鼻黏膜充血等，应睡前服用，改变体位时动作缓慢，预防跌倒，同时与其他降压药分开服用，避免对血压的影响。老年人血管调节功能减弱，用药后要注意安全。有些药物可加重排尿困难，且量大时可引起急性尿潴留，如阿托品、麻黄素、异丙肾上腺素等，使用时应严格掌握适应证，密切观察。

4. 围手术期护理

手术治疗包括开放手术、经尿道镜手术、经尿道前列腺电切术、经尿道激光前列腺手术等，不同情况选择不同手术方式。

(1) 术前护理 向老年人介绍手术治疗的目的和方法、手术前后的注意事项，消除其的恐惧心理。做好术前常规准备，如训练老年人床上排便能力、清淡饮食、多饮水、勤排尿等。残余尿多或有尿潴留致肾功能不良者，应留置导尿管并做好相关护理。

(2) 术后护理 术后密切观察老年人的意识、生命体征、水电解质变化情况、泌尿系统和呼吸系统感染征象等；保持膀胱引流通畅，观察引流液颜色、性质；膀胱冲洗时冲洗液温度适当，可嘱老人多饮水，尿量增多可以起到内冲洗作用；患者在术后应进行肛提肌锻炼，以尽快恢复尿道括约肌功能；术后腹胀消失、肛门排气后给予半流质饮食，保持大便通畅，避免用力排便，术后 5 日内不做灌肠治疗，以免创面出血；做好并发症预防与护理，如出血、尿失禁等。

🔊【护考真题链接】2016 年-A2 型题

　　患者，男，64 岁。良性前列腺增生术后 1 天，护士对其进行健康教育，正确的内容是（　　）。

　　A. 术后加强运动　　　　　　　　　B. 术后早期少饮水

　　C. 排尿异常会在术后 2 个月内消失　　D. 术后要进行肛提肌锻炼

　　E. 术后半年避免外出

　　答案：D

　　分析：患者在术后应进行肛提肌锻炼，以尽快恢复尿道括约肌功能（D 对，ABCE 错）。

🔊【知识链接】

经尿道前列腺电切除术（trans urethral resection prostate，TURP）

　　手术原理：TURP 是借助一个薄的环状电极通过变换电流波形、电压峰值及电流能量来实现的，由电切和电凝两个步骤组成。切割时发生器被设定在高能状态，发射持续变化的正弦波射频，电极通过前列腺组织时细胞被迅速加热、汽化形成一个腔道；而电凝时发生器是在低能状态下发射断续的正弦波，两方面结合导致凝血。

　　手术方式：充分的术前准备和术中对前列腺窝和膀胱的良好冲洗，是 TURP 非常重要的步骤。检查膀胱和后尿道后开始切割。切除顺序一般为：切除中叶及切出标志沟、切除两侧叶及腹侧组织、切除前列腺尖部。

　　TURP 综合征：主要原因是术中冲洗液被快速大量吸收所致。临床表现为血压的变化、肺水肿、脑水肿、肾水肿、血钠降低及血浆渗透压下降。治疗措施为：利尿，纠正低渗、低血钠、吸氧，抗心力衰竭，抗感染，有脑水肿时，要进行脱水治疗。

　　来源：胡秀英，肖惠敏.老年护理学（下册）[M].北京：人民卫生出版社，2022.

　　6. 心理护理

　　尿频及夜尿增多严重影响患者的休息与睡眠；排尿困难与尿潴留又给患者带来极大的身心痛苦。应理解患者的身心痛苦，给患者解释前列腺增生的主要治疗方法，多与患者沟通，耐心倾听其主诉，给与心理安慰，减轻紧张、焦虑情绪。维护老年人的自尊，多关心老年人，鼓励其正常社交，解除不良情绪，鼓励患者树立治疗疾病的信心。

　　7. 健康教育

　　（1）了解疾病相关知识　让老年男性了解前列腺增生的表现，如尿频、夜尿、排尿困难等，如有异常及时就医；指导老年男性定期检查前列腺，了解有无增生及增生程度；遵医嘱服药，定期复诊。

（2）生活指导　指导老年男性减少诱发和加重前列腺增生症的因素，如避免劳累、受凉、饮酒、便秘而引起的急性尿潴留：①注意劳逸结合，避免过度劳累、受凉，避免久坐、骑车等挤压、牵拉会阴部活动，以防前列腺血流不畅；②适量饮水，不憋尿，每天饮水2000 mL以上，可有效稀释尿液中代谢产物的浓度，减少尿液中有害物质对前列腺组织的刺激；③不酗酒、少吃辛辣食物、进食易消化、含纤维素多的食物，预防便秘；④勤洗澡、保持和谐节制的性生活等；⑤保持心情愉快，不仅有利于身心健康，还可减缓盆底肌肉的张力。

（张慧）

【自测题】

一、选择题

A1 型题

1. 尿路感染女性发病率高于男性，是因为女性尿道较男性尿道（　　）。

A. 短而宽　　　　　　　　　　　B. 长而窄

C. 扁而平　　　　　　　　　　　D. 宽而长

E. 短而窄

2. 对尿路感染患者的健康教育中，错误的是（　　）。

A. 鼓励患者多饮水

B. 长期预防性服用抗生素　　　　C. 及时治疗尿路结石

D. 及时治疗尿路损伤　　　　　　E. 保持会阴部清洁

A2 型题

3. 王先生，64 岁，患良性前列腺增生，有进行性排尿困难 1 年余，解除尿潴留的首选方法是（　　）。

A. 针刺、诱导排尿　　　　　　　B. 插导尿管

C. 按摩腹部　　　　　　　　　　D. 耻骨上膀胱造瘘

E. 肌内注射氨甲酰胆碱

4. 患者，男，75 岁。前列腺增生压迫尿道，造成排尿受阻，出现尿潴留。下列描述与之不相符的是（　　）。

A. 膀胱容积可增至 3000～4000 mL

B. 膀胱高度膨胀，可达脐部

C. 耻骨上可扪及囊样包块，叩诊呈鼓音

D. 局部有压痛

E. 患者主诉下腹胀痛，排尿困难

二、简答题

前列腺增生患者最早、最常见的症状是什么？

自测题答案

一、1. A　2. B　3. B　4. C

二、尿频、夜尿增多是前列腺增生患者最早、最常见的症状。

第六节　老年内分泌系统及代谢性疾病患者的护理

案例导入

案例

患者，男，66岁。十年前体检发现血糖升高，至当地医院进一步完善检查，诊断为2型糖尿病。予以二甲双胍降糖治疗，未规律监测血糖。3年前调整二甲双胍+睡前甘精胰岛素12U皮下注射。多年来患者未规律监测血糖。近一个月来，患者出现下肢水肿、麻木、发冷。3天前偶测血糖发现空腹血糖18.6 mmol/L，为求进一步治疗入住我科。患者自起病以来，精神、食欲睡眠尚可，大便正常，小便每日约1600 mL，体重无明显变化。

思考

1. 该患者存在哪些护理诊断/问题？

2. 该患者口服药的注意事项有哪些？

3. 该患者注射胰岛素的注意事项有哪些？

一、老年糖尿病

糖尿病(diabetes mellitus, DM)是由于体内胰岛素分泌不足或胰岛素作用障碍，引起内分泌失调，从而导致物质代谢紊乱，出现高血糖、高血脂，蛋白质、水与电解质等紊乱的代谢病。年龄≥60岁(WHO界定≥65岁)的糖尿病患者被定义为老年糖尿病。糖尿病的诊断采用WHO 1999年的糖尿病诊断标准(见表5-4)，以临床症状、空腹血糖、随机血糖或口服葡萄糖耐量试验(oral glucose tolerance test, OGTT)75 g葡萄糖负荷后2 h血糖、糖化血红蛋白作为糖尿病诊断的主要依据，没有糖尿病典型临床症状时必须重复检测以确认诊断。

中国≥65岁的老年糖尿病患者数约3550万，居世界首位，且呈现上升趋势。与其他年龄段相比，60岁以上年龄段的糖尿病患病率最高，且有随年龄增长的趋势。老年糖尿病患者以2型糖尿病(type 2 diabetes mellitus, T2DM)为主，也包含1型糖尿病(type 1 diabetes mellitus, T1DM)和其他类型糖尿病。老年人中新发T1DM少见，多为隐匿性自身免疫性糖尿病(latent autoimmune diabetes in adults, LADA)，或是65岁以前诊断的T1DM患者进入老年阶段。多数老年糖尿病患者的临床症状不典型，无明显的"三多一少"(即烦渴多饮、多尿、多食、不明原因体重下降)症状，但常有乏力、易疲倦、轻度口渴、多汗、外阴及皮肤瘙痒等非特异性症状。老年糖尿患者具有并发症和/或合并症多、低血糖风险高、患者自我管理能力差等特点。

> 考点：糖尿病的诊断

表5-4　老年糖尿病诊断标准

诊断标准	静脉血浆葡萄糖或糖化血红蛋白水平
有典型糖尿病症状(烦渴多饮、多尿、多食、不明原因体重下降)加上随机血糖	≥11.1 mmol/L

续表 5-4

诊断标准	静脉血浆葡萄糖或糖化血红蛋白水平
或加上空腹血糖	≥7.0 mmol/L
或加上葡萄糖负荷 2 h 血糖	≥11.1 mmol/L
或加上糖化血红蛋白	≥6.5%
无糖尿病典型症状者，需改日复查确认	

【护考真题链接】2022 年-A1 型题

患者，男，52 岁。体检时发现空腹血糖 7.5 mmol/L，患者认为是检查结果不准确，到另家医院复查，复查空腹血糖 7.2 mmol/L。为明确该患者是否有糖尿病，首选的检查是（　　）。

A. 尿糖测定
B. C-肽测定
C. 胰岛素测定
D. 糖化血红蛋白测定
E. 口服葡萄糖耐量测定

答案：E

分析：当血糖值高于正常范围而又未达到诊断糖尿病的标准或疑有糖尿病倾向者，需进行葡萄糖耐量试验确诊（E 对）；尿糖受糖阈的影响，尿糖阴性并不能排除糖尿病的可能（A 错）；C-肽测定有助于了解患者胰岛功能，不是糖尿病的主要诊断依据（B 错）；胰岛素测定可反映患者胰岛素水平，不是糖尿病的主要诊断依据（C 错）；糖化血红蛋白可以反映糖尿病患者前 2~3 个月的血糖水平（D 错）。

【护理评估】

1. 健康史

（1）生理老化　老年人因出现生理性代谢降低，周围组织利用葡萄糖能力下降，加重胰岛素抵抗。

（2）生活方式　评估患者饮食、运动和吸烟饮酒情况，以及是否存在久坐行为等。

（3）合并症　是否合并高血压、冠心病、血脂异常、脑血管病、高尿酸血症（或痛风）和肥胖。

（4）用药评估　是否使用血糖升高的药物，皮质类固醇激素、雌激素、噻嗪类利尿剂、β 受体阻滞剂、苯妥英钠等。

2. 临床表现

典型的糖尿病症状为烦渴多饮、多尿、多食、不明原因体重下降。老年人起病隐匿，大部分老年人症状不典型。常并发皮肤、呼吸、消化、泌尿等系统的感染，且感染可作为首发症状出现。

糖尿病的并发症分为慢性并发症和急性并发症。慢性并发症包括：糖尿病肾病、糖尿病相关眼病、糖尿病神经病变、下肢动脉病变和糖尿病足。急性并发症包括：低血糖、高血糖高渗状态（hyperglycemic hyperosmolar state，HHS）、糖尿病酮症酸中毒（diabetic ketoacidosis，DKA）和乳酸酸中毒。接受药物治疗的糖尿病患者只要血糖<3.9 mmol/L 就属于低血糖。典型低血糖症状包括出汗、心慌、手抖等交感兴奋症状和脑功能受损症状。

HHS是糖尿病的严重急性并发症之一，临床以严重高血糖、血浆渗透压升高、脱水和意识障碍为主要表现。腹痛、恶心、呕吐是DKA的常见临床表现，老年糖尿病患者出现DKA时神经系统表现可能更为突出，而胃肠道表现不明显。

3. 辅助检查

（1）血糖测定　老年人易发低血糖，针对频发低血糖的患者需加强血糖监测。

（2）尿糖测定　老年人因为肾动脉硬化使肾小球滤过率降低，可表现为血糖与尿糖阳性程度不符合。

（3）胰岛B细胞分泌水平和胰岛素抵抗程度　老年糖尿病患者的胰岛素抵抗更加显著。

（4）糖化血红蛋白　可以反映2~3个月内血糖控制的平均水平，糖化血红蛋白未达标前每3个月检测一次，达标后每6~12个月检测一次。

（5）并发症筛查　通过眼底检查、足部10 g尼龙丝检测、尿微量白蛋白/肌酐比值测定、颈动脉/下肢动脉B超检查等进行糖尿病并发症的筛查。

4. 心理社会状况

在诊断初期，老年人会表现为精神高度紧张；在治疗阶段，会因为症状较轻而对诊断持怀疑态度，拒绝配合治疗和护理；随着各种严重并发症的出现，有些老年人会自暴自弃，甚至悲观厌世。针对这种状况，护理人员可以采用老年抑郁量表（geriatric depression scale，GDS）评价患者是否合并抑郁及发生程度。另外，老年糖尿病患者的注意力、对新知识的回忆能力和想象力均较同年龄组非糖尿病者差，护理人员可以采用简明精神状态检查量表（mini mental state examination scale，MMSE）对患者的认知状态进行评估。针对存在负性心理的患者应进一步寻求心理专科的协助，明确诊断。

【常见护理诊断/问题】

1. 营养失调：低于机体需要量　与胰岛素分泌不足、作用缺陷或胰岛素抵抗有关。
2. 知识缺乏：缺乏糖尿病用药、血糖检测、足部护理等相关知识。
3. 潜在并发症：低血糖、糖尿病酮症酸中毒、糖尿病周围神经病变、糖尿病血管病变等。

【护理计划与实施】

护理的目标是依照血糖控制标准个体化控制血糖，但通过严格控制血糖减少老年糖尿病患者并发症的获益有限，还会增加患者低血糖的发生风险。对老年糖尿病患者应该实施分层管理，延缓并发症发生，提高老年人的生活质量。老年糖尿病患者的血糖控制目标，见表5-5。

表5-5　老年糖尿病患者的血糖控制目标

血糖监测目标	未使用低血糖风险较高的药物			使用低血糖风险较高的药物		
	G1	G2	G3	G1	G2	G3
HbA1c（%）	<7.5	<8.0	<8.5	7.0~7.5	7.5~8.0	8.0~8.5
空腹或餐前血糖（mmol·L^{-1}）	5.0~7.2	5.0~8.3	5.6~10.0	5.0~8.3	5.6~8.3	5.6~10.0
睡前血糖（mmol·L^{-1}）	5.0~8.3	5.6~10.0	6.1~11.1	5.6~10.0	8.3~10.0	8.3~13.9

注：HbA1c为糖化血红蛋白；低血糖风险较高的药物包括：胰岛素、磺脲类、格列奈类药物等；G1为健康状态良

好；G2 为健康状态中等；G3 为健康状态差。

来源：国家老年医学中心，中华医学会老年医学分会，中国老年保健协会糖尿病专业委员会. 中国老年糖尿病诊疗指南（2024 版）[J]. 中华糖尿病杂志，2024，16（2）：147-189.

1. 饮食指导

老年糖尿病可合并衰弱、肌肉减少症、认知障碍、骨质疏松、吞咽困难、牙齿缺损等，出现低血糖事件、跌倒、骨折、营养不良风险较高，死亡率高。应对老年糖尿病患者给予更科学、合理的营养指导。老年糖尿病的饮食指导原则为：制订个性化的饮食计划，注重低糖、低脂、高纤维的饮食结构。注重饮食多样化，确保各种营养均衡摄入。

老年糖尿病患者的最佳能量摄入量应控制在每日 25~35 kcal/kg。能量摄入不足与老年糖尿病患者的肌肉质量损失有关。老年糖尿病患者供能营养素应以碳水化合物（50%~55%）为主，宜多选择能量密度高且富含膳食纤维、低升糖指数的食物，增加蔬菜和适当比例的低糖水果。主食可以选择全谷类主食，如糙米、全麦面包、全麦粉制品等，可以提供较为稳定的能量，并含有丰富的膳食纤维，有助于控制血糖。合理控制主食摄入量，避免大量进食高淀粉类食物。应选择低脂肪的蛋白质来源，如鸡肉、鱼肉、豆类、豆制品等，可以提供足够的蛋白质而不增加过多脂肪摄入。摄入优质蛋白，有助于维持身体组织结构和功能的正常运转。选择健康的脂肪来源，如橄榄油、菜籽油等植物油，鱼油中含有的 Omega-3 脂肪酸等，有益于心血管健康。控制动物脂肪和反式脂肪的摄入，避免食用油炸、油煎和高糖高脂食品。少食多餐，保持饮食规律，避免暴饮暴食。注意饮食的烹饪方法，推荐清蒸、水煮、凉拌等低油、低盐的烹饪方式。

2. 运动指导

运动治疗需要兼顾有助于血糖控制和保持良好的身体素质（体质量和灵活性）两方面，适度的运动（兼顾工作、运动和休闲）较单纯饮食控制更有益于老年人代谢的调整。老年患者的运动管理更需个体化。体能和智能水平正常者，选择能进行、容易坚持的全身或肢体运动方式（快走、游泳、乒乓球、羽毛球、门球、广播操、运动器械等）。结合轻、中度运动消耗量安排时间，提倡每日三餐后适量进行近距离轻度活动，有利于缓解餐后高血糖。结合每周 3~5 次的体能和素质锻炼，增强体质并保持机体灵活性，注意颈部关节、肩关节、肘关节、腕指多关节、脊柱多关节、髋关节、膝关节、踝趾多关节的适度、多方位活动，有助于防跌倒、防骨折。结合有计划的抗阻运动，如对掌、举重物、抬腿保持等可以帮助老年患者延缓肌肉的流失。肥胖者可通过适当增加有氧运动量消耗脂肪储存。运动前需进行运动安全性评估，重点关注心脑血管和运动机能指标。运动前后应常规对鞋袜及足部进行检查，应避免在高温高湿的环境中进行运动。除急性心脑血管病、急性感染、重症心肺、肝肾功能不全、急性损伤等危重情况不宜运动外，处于疾病恢复期、慢性残障状态等的老年患者也鼓励在可耐受时间段、相对固定体位进行四肢关节活动，有助于预防肌肉减少症及促进疾病的康复。此外，运动中应随身携带糖果，以防止低血糖的发生。

3. 用药护理

在治疗前应评估胰岛功能，同时根据患者治疗时的血糖水平，以糖化血红蛋白检测值为参考依据，制定治疗方案。低血糖对老年患者危害极大，应尽可能避免。因此，需权衡患者治疗方案的获益风险比，制定个体化用药方案。糖尿病患者常见药物服用方法，见表5-6。

考点：糖尿病用药

表 5-6　糖尿病常见药物服用方法

药名	服用方法
二甲双胍	餐后服用
磺脲类	餐前服用
瑞格列奈	餐前 15 min 内服用
阿卡波糖	餐前即刻整片吞服或与前几口食物一起咀嚼服用
吡格列酮	服药时间不受进餐影响
西格列汀	服药时间不受进餐影响
达格列净	服药与饮食无关，一般早上服用

（1）二甲双胍　作为 2 型糖尿病患者控制高血糖的首选或一线用药，也是老年糖尿病患者首选且可长期应用（除肾功能不全）的降糖药。在老年人中应用应该从小剂量起始。最常见的不良反应是胃肠道反应，使用缓释剂型或肠溶剂型有可能减轻胃肠道反应。长期使用二甲双胍需定期监测维生素 B_{12} 水平，必要时补充维生素 B_{12}。重度感染、外伤以及存在可造成组织缺氧疾病（如失代偿性心力衰竭、呼吸衰竭等）的老年患者禁用二甲双胍。

（2）磺脲类　主要有格列本脲、格列齐特、格列吡嗪、格列喹酮和格列美脲。磺脲类药物降糖疗效明确，但易致低血糖及体重增加，长效磺脲类药物上述不良反应更常见，老年患者应慎用。

（3）格列奈类　包括瑞格列奈、那格列奈和米格列奈。起效快、半衰期较短，需餐前服用。该类药物的不良反应主要是进餐后或下餐前低血糖、体重增加，需注意防范。

（4）α-糖苷酶抑制剂　包括阿卡波糖（也称拜糖平）、伏格列波糖和米格列醇。通过抑制肠道糖苷酶的活性，延缓糖类食物的吸收，降低餐后血糖，单独服用不会发生低血糖。常见的不良反应包括腹胀、腹泻、排气增多等胃肠道反应。

（5）格列酮类　包括罗格列酮和吡格列酮。单用不引发低血糖，有益于减慢心脑血管粥样硬化性病变的进程，但有增加体重、水肿、加重心力衰竭、加重骨质疏松（骨折）的风险。

（6）二肽基肽酶Ⅳ抑制剂（dipeptidyl peptidase Ⅳ Inhibitor，DPP-4i）　包括西格列汀、沙格列汀、维格列汀、利格列汀和阿格列汀。单独应用不增加低血糖发生风险，对体重影响小，耐受性和安全性比较好。

（7）钠-葡萄糖共转运蛋白 2 抑制剂（sodium-glucose cotransporter 2 inhibitor，SGLT-2i）　包括达格列净、恩格列净、卡格列净等。是糖尿病肾病患者的首选用药。SGLT-2i 单独使用时不增加低血糖发生的风险，联合胰岛素或磺脲类药物时，可增加低血糖发生风险。主要不良反应是泌尿生殖系统感染、血容量减少。初用药时注意避免直立性低血压和脱水。

（8）胰高血糖素样肽-1 受体激动剂（glucagon-like peptide-1 receptor agonist，GLP-1RA）　包括艾塞那肽、利拉鲁肽、利司那肽、贝那鲁肽、度拉糖肽（周制剂）和司美格鲁肽（周制剂），均需皮下注射。该类药物均能不同程度地降低心脑血管事件。但可能导致恶心、厌食等胃肠道不良反应及体重减轻，不适合用于比较瘦弱的老年患者。因有延迟胃排空的作用，存在胃肠功能异常，尤其是有胃轻瘫的老年患者不宜选用该类药物。

（9）胰岛素制剂　胰岛素是最强效的降血糖药物，为严重高血糖患者挽救生命的必需品,使用过程中会增加低血糖的发生风险,长期应用可能导致体重增加。采用正确的注射方法可以减少胰岛素吸收变异,取得最佳的治疗效果,对实现良好的糖尿病管理至关重要。胰岛素注射健康教育的内容包括患者的心理调节、注射装置的选择、自我检查、正确的注射技术(包括注射部位的轮换、注射角度及捏皮的合理运用、胰岛素贮存、胰岛素混悬液的混匀等)、注射相关并发症及其预防、选择合适的针头长度、针头使用后的安全处置等。规范胰岛素注射标准的9步骤(胰岛素笔)见图5-1。

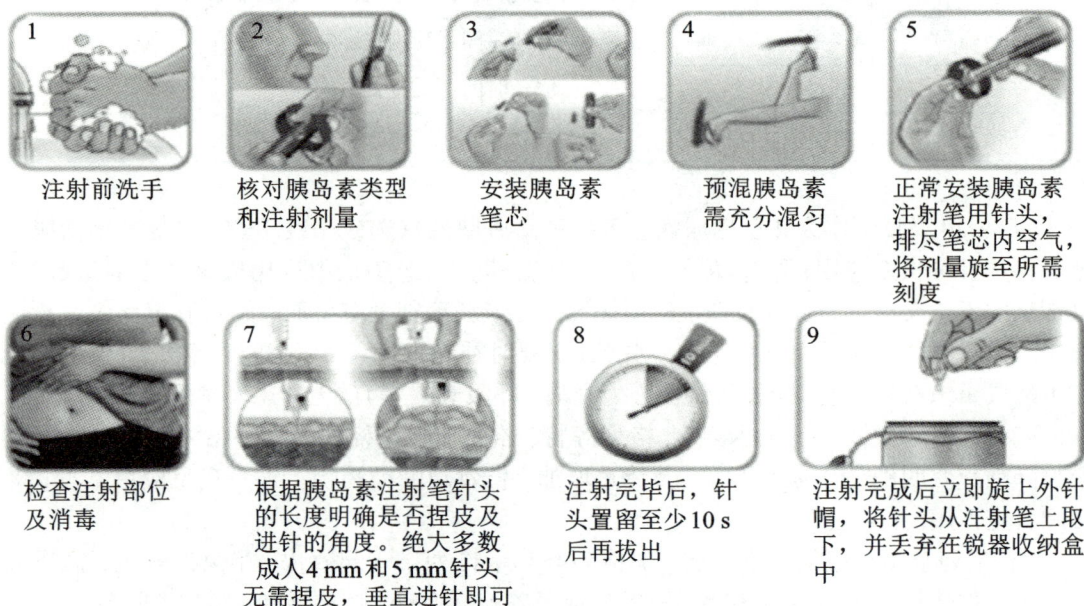

图5-1　规范胰岛素注射标准的9步骤(胰岛素笔)

来源:纪立农,郭晓蕙,黄金,等.中国糖尿病药物注射技术指南(2016年版)[J].中华糖尿病杂志,2017,09(02):79-105.

【知识链接】

胰岛素注射相关皮下脂肪增生

胰岛素注射相关皮下脂肪增生的危险因素包括重复使用注射针头、不规范轮换或未更改注射部位、胰岛素种类及注射次数、针头长度、胰岛素应用时间等。

胰岛素注射相关皮下脂肪增生的临床表现为胰岛素注射部位的皮肤增厚、由软变韧、橡皮样肿胀,偶见暗褐色色素沉着;压之无痛,增生部位缺乏正常组织的柔软性,肿胀部位可活动但不能挤压到一处;较大范围的皮下脂肪增生可出现"V"形凹陷征。

胰岛素注射相关皮下脂肪增生的危害包括:导致注射部位胰岛素吸收减少,胰岛素日剂量增加,血糖波动变大,低血糖发生风险增加,糖化血红蛋白升高,加重整体医疗成本负担。

来源:中华医学会糖尿病学分会.胰岛素注射相关皮下脂肪增生防治中国专家共识[J].中华糖尿病杂志,2021,13(12):1115-1122.

4. 疾病监测

(1)学会正确使用血糖仪,定期监测血糖水平。

(2)记录每次监测的结果,及时发现异常情况并向医生汇报。

(3)定期进行血压、血脂、体重等相关指标监测,全面了解身体健康状况。

5. 健康教育

指导患者学习糖尿病相关知识,包括了解糖尿病生活方式管理的必要性、为什么要进行血糖自我监测、以及糖尿病可能引起的并发症等,提高治疗的依从性。在开展糖尿病教育的过程中,关注患者的反馈,选用适合教育对象的方式以达到最好的效果。

【护考真题链接】2019 年-A1 型题

治疗糖尿病的药物拜糖平的正确服用时间为( )。

A. 空腹服用   B. 餐时服用

C. 睡前服用   D. 饭前 1 h 服用

E. 饭后 1 h 服用

答案:B

分析:常见糖尿病治疗药物的口服时间:①葡萄糖苷酶抑制剂:常见的药物阿卡波糖(也称拜糖平)服药时需与第一口主食同时嚼服,若食物中不含碳水化合物可不服(B 对,ACDE 错);②磺脲类:常见药物格列吡嗪、格列齐特和格列美脲等,应在饭前半小时口服;③双胍类:常见的药物有二甲双胍,应在进餐时或进餐后服用。

二、老年痛风

痛风(gout)是指因血尿酸过高而沉积在关节、组织中造成多种损害的一组疾病,严重者可并发心脑血管疾病、肾功能衰竭,最终可能危及生命,是糖尿病、代谢综合征、血脂异常、慢性肾脏病和脑卒中等疾病发生的独立危险因素。痛风的诊断推荐采用 2015 年 ACR/EULAR 的分类标准:在正常嘌呤饮食状态下,非同日两次空腹检测血尿酸>420 μmol/L(7 mg/dL)时,诊断为高尿酸血症。无症状高尿酸血症患者,关节超声、双能 CT 或 X 线发现尿酸钠晶体沉积和(或)痛风性骨侵蚀可作为亚临床痛风的诊断依据。依据 24 h 尿尿酸排泄量(UUE)和肾脏尿酸排泄分数(FE)将高尿酸血症的临床分型分为:肾脏排泄不良型、肾脏负荷过多型、混合型、其他型。

痛风是全球性疾病,不同国家、地区的患病率有所差异。欧洲痛风患病率为 0.9%~2.5%。美国痛风患病率亦逐年增长,从 1988—1994 年的 2.64%升至 2007—2010 年的 3.76%。2018 年我国慢性病及危险因素监测数据显示,我国成人居民高尿酸血症患病率达 14.0%,男性为 24.5%,女性为 3.6%。痛风的患病率随年龄的增长而增加,发病具有明显的年龄特征。具有较长高尿酸血症病史的年长患者,更容易出现痛风的症状或体征。

【护理评估】

1. 健康史

(1)症状评估 询问患者是否出现关节肿痛、红、热和活动受限等症状,以及发作频率和持续时间等情况。

(2)饮食评估 了解患者的饮食结构,特别是摄入高嘌呤食物(如内脏、海鲜、红肉等)的情况,以及是否有饮酒习惯。

(3)生活方式　了解患者是否有体重超标、缺乏运动、长时间坐姿等不良生活方式,以及是否有过度劳累或受伤的情况。

2.临床表现

传统的痛风自然病程分为无症状高尿酸血症期、急性发作期、发作间歇期和慢性痛风石病变期。

急性发作期:典型痛风常发作于夜间,起病急骤,疼痛进行性加剧,12 h左右达高峰。疼痛呈撕裂样、刀割样或咬噬样,难以忍受。受累关节及周围软组织红肿,皮温升高,触痛明显。症状多于数天或2周内自行缓解。首次发作多为单关节受累,50%以上发生于第一跖趾关节。

发作间歇期:急性关节炎发作缓解后一般无明显后遗症状,偶有炎症区皮肤色素沉着。二次发作的间隔时间无定论,多数患者在初次发作后1~2年内复发,随着病情进展,发作频率逐渐增加。

慢性痛风石病变期:皮下痛风石和慢性痛风石关节炎是长期血尿酸显著升高未受控制的结果,两者经常同时存在。

3.辅助检查

(1)血尿酸测定　检测血液中尿酸含量。血尿酸测定是诊断和用药的主要依据之一。由于血尿酸会受多种因素影响而有波动,应多次测定。

(2)尿尿酸测定　检测24 h尿液中尿酸总量。正常饮食情况下,24 h尿尿酸排泄量小于800 mg为肾脏尿酸排泄减少。

(3)其他常规检查　包括血尿常规、肝肾功能、血糖、血脂、红细胞沉降率、C反应蛋白及泌尿系超声检查等。痛风急性发作期,多数患者红细胞沉降率和C反应蛋白升高。慢性尿酸盐肾病时,尿常规示低比重尿、小分子蛋白尿、白细胞尿、轻度血尿及管型尿。

(4)HLA-B*5801基因检测　HLA-B*5801基因阳性与别嘌呤醇严重不良反应相关。我国人群中HLA-B*5801基因阳性率为11.51%,以华南地区最高,可达20.19%。在有条件的地区应用别嘌呤醇前应进行基因检测,以减少严重药物不良反应的发生。

(5)影像学检查　关节X线片可见由于单钠尿酸盐结晶沉积导致的关节软骨下骨质破坏,表现为偏心性圆形或卵圆形囊性变,甚至呈虫噬样、穿凿样缺损,骨缺损边缘可呈悬挂边缘征。晚期可出现关节间隙明显变窄甚至消失,形成纤维性强直,亦可出现关节半脱位或脱位,甚至病理性骨折。超声对疑诊痛风性关节炎或慢性痛风石关节炎患者的诊断更有意义。最重要的四种超声征象是痛风石、聚集物(关节积液内聚集的点状高回声,后方不伴声影,又称暴风雪征)、软骨表面的双轨征(double contour,DC)和骨侵蚀。

4.心理社会状况

痛风的发作会导致关节肿痛、红、热和活动受限,严重影响患者的日常生活。痛风具有反复发作、病程迁延不愈等特点,危害患者的身心健康与生活质量。由于病情反复发作,持续性的生理不适导致患者出现强烈的生理、心理应激反应。患者普遍存在焦虑、抑郁情绪,不仅导致患者生活质量下降,还会由于自身情感不佳、心境没落导致躯体症状加重,影响疾病治疗和转归。针对上述情况,护理人员可以采用焦虑自评量表(self-rating anxiety scale,SAS)、老年抑郁量表(geriatric depression scale,GDS)进行针对性评估。

【常见护理诊断/问题】

1. 疼痛 与痛风石沉积和侵蚀有关。

2. 知识缺乏：缺乏痛风疾病管理的相关知识。

【护理计划与实施】

1. 饮食指导

痛风患者强调饮食均衡，须控制饮食总热量，提倡低嘌呤、低脂肪和低盐饮食，进食清淡、易消化食物。痛风患者食用动物性食品时，应注意种类、数量、加工方式等，建议选择脂肪含量较低、颜色较浅的肉类，以瘦肉为主。不宜多食香菇、草菇、芦笋、紫菜、海带及粮食胚芽等嘌呤含量较高的植物性食品。限制饮酒及含有高果糖浆饮料，尽量选择碱性食物，以降低尿酸含量。增加饮水量可作为痛风患者非药物治疗的措施之一。增加饮水量可减少痛风发作次数，降低血尿酸水平，增加排尿量，从而促进肾脏排泄尿酸，减少尿酸盐结晶沉积。

> 考点：痛风的饮食指导

🔊【护考真题链接】2022 年-A1 型题

下列关于痛风患者饮食护理措施中哪些不妥（　　）。

A. 避免进食高嘌呤食物　　　　　B. 饮食要清淡、易消化

C. 多饮水，每天应饮水 2000 mL 以上　　D. 指导患者进食酸性食物

E. 每天进食热量应限制

答案：D

分析：痛风患者的饮食护理：①指导患者进食碱性食物，如牛奶、鸡蛋、马铃薯、各类蔬菜、柑橘类水果，使尿液的 pH 在 7.0 或以上，减少尿酸盐结晶的沉积（D 错，为本题正确答案）；②避免进食高嘌呤食物，如动物内脏、鱼虾类、河蟹、肉类、菠菜、蘑菇、黄豆、扁豆、豌豆、浓茶、饮酒等（A 对）；③饮食宜清淡、易消化，忌辛辣和刺激性食物；每天热量应限制在 5020~6276 kJ（1200~1500 kcal）；蛋白质控制在 1 g/（kg·d），碳水化合物占总热量的 50%~60%（BE 对）；④多饮水，每天应饮水 2000 mL 以上，促进尿酸排泄（C 对）。

2. 运动指导

高尿酸血症患者建议规律锻炼。痛风患者的运动应从低强度开始，逐步过渡至中等强度，避免剧烈运动。剧烈运动可使出汗增加，血容量、肾血流量减少，尿酸排泄减少，甚至诱发痛风发作。痛风急性期则以休息为主，中断锻炼，有利于炎症消退。运动次数以每周 4~5 次为宜，每次 0.5~1 h。可采取有氧运动，如慢跑、太极拳等。运动期间或运动后，应适量饮水，促进尿酸排泄。避免快速大量饮水，以免加重身体负担。因低温容易诱发痛风急性发作，运动后应避免冷水浴。对有心血管、肺部基础疾病者，应适度降低运动强度和缩短运动时间。

3. 用药指导

（1）别嘌呤醇 抑制尿酸合成，为痛风患者一线用药。可引起皮肤过敏反应及肝肾功能损伤，严重者可发生致死性剥脱性皮炎等超敏反应综合征。若皮疹广泛且持久，对症治疗无效并有加重趋势，或发生白细胞计数减少、血小板减少、贫血或骨髓抑制则必须停药。其他胃肠道反应如恶心、呕吐、腹泻，及周围神经炎等常为一过性，停药后会消失。应从

小剂量开始用药,用药期间定期检查血常规及肝肾功能,一旦出现皮疹建议立即停药。

(2)非布司他 抑制尿酸合成,为痛风患者的长期降尿酸治疗用药。与硫唑嘌呤、巯嘌呤存在配伍禁忌,禁止同服。不良反应包括肝功能损害、恶心、皮疹、横纹肌溶解症、肾小管间质性肾炎、精神异常等。应从小剂量开始用药,定期监测肝功能;关注皮肤不良反应及有无心肌梗死和脑卒中的症状和体征;不建议用于既往有颅内静脉血栓形成(cerebral venous thrombosis,CVT)病史或近期有 CVT 发作的患者。

(3)苯溴马隆 为痛风性关节炎间歇期及痛风结节肿等的二线用药。不良反应主要为恶心、腹部不适、肾结石、肾绞痛等。注意大量饮水,防止肾结石的发生;定期监测肝肾功能及血尿酸,必须在痛风性关节炎急性症状控制后使用。用药期间出现持续性腹泻,应立即停药;若出现痛风发作,建议将所用药量减半,必要时服用秋水仙碱或非甾体抗炎药。

(4)秋水仙碱 为痛风急性发作一线用药。常见的不良反应有恶心、呕吐、腹痛、腹泻,应减少用量,严重者立即停药。药物过量也可以引起严重腹泻、胃肠道出血、皮疹和肝肾损害,用药期间定期检查肝肾功能;少见周围神经炎、肌病、脱发、精子生成受抑制、休克、血尿、抽搐及意识障碍,多见于静脉用药及老年人;长期应用有导致骨髓抑制的可能,应定期监测血常规。

(郭春波)

【自测题】

一、选择题

A1 型题

1. 关于二甲双胍的叙述,下列正确的是( )。

A. 肾功能不全老年患者的首选用药　　B. 最常见的不良反应是骨质疏松

C. 可以增加低血糖的发生风险　　D. 服药时间为餐前 15 min

E. 长期服药需监测维生素 B_{12} 水平

2. 关于胰岛素规范注射的叙述,错误的是( )。

A. 注射前洗手　　B. 针头重复使用

C. 注射部位规律轮换　　D. 每次检查注射部位并消毒

E. 进针后停留 10 s

A2 型题

3. 患者,女,65 岁。出现烦渴多饮、多尿、多食、半年来体重下降 6 kg。下列哪项检查结果不能明确糖尿病的诊断( )。

A. 随机血糖 10.6 mmol/L　　B. 空腹血糖 9.1 mmol/L

C. 葡萄糖负荷 2 h 血糖 13.9 mmol/L　　D. 空腹血糖 10.6 mmol/L

E. 糖化血红蛋白 8.6%

4. 患者,男,69 岁。右侧跖骨红肿、疼痛,诊断为急性痛风性关节炎。患者首选的治疗药物是( )。

A. 美洛昔康　　B. 布洛芬

C. 秋水仙碱　　D. 糖皮质激素

E. 吲哚美辛

5. 患者,男,67 岁,糖尿病 5 年。近年来因血糖控制不佳入院治疗,遵医嘱给予三餐前速效胰岛素,睡前长效胰岛素,三短一长治疗方案。某日夜间,患者突感心慌,出虚汗,全身无力,继而神志恍惚。值班护士首先判断患者可能发生了(　　)。

A. 心绞痛　　　　　　　　　　　B. 胰岛素过敏

C. 心律失常　　　　　　　　　　D. 低血糖反应

E. 高渗性昏迷先兆

二、简答题

简述胰岛素规范注射九步骤的内容。

自测题答案

一、1. E　2. B　3. A　4. C　5. D

二、胰岛素规范注射 9 步骤的内容是:注射前洗手;核对胰岛素类型和注射剂量、安装胰岛素笔芯;预混胰岛素需充分摇匀;正常安装胰岛素注射笔用针头,排尽笔芯内空气,将剂量旋至所需刻度;检查注射部位及消毒;根据胰岛素注射笔针头的长度明确是否捏皮及进针的角度,绝大多数成人 4 mm 和 5 mm 针头无须捏皮垂直进针即可;注射完毕后,针头停留至少 10 s 后再拔出;注射完成后立即旋上外针帽,将针头从注射笔上取下,并丢弃在锐器收纳盒中。

第七节　老年运动系统疾病患者的护理

案例导入

案例

女,70 岁,40 岁绝经,常年吃素,不爱运动,也很少晒太阳,体形消瘦,自诉身高变矮 5 cm,常年骨头痛。7 天前不小心滑倒,用手肘撑地上,出现手臂剧痛、活动受限,送医检查后发现桡骨、尺骨均有骨折,做骨密度检查提示严重骨质疏松症。

思考

1. 该患者患骨质疏松症的病因是什么?

2. 该患者存在哪些护理诊断/问题?

3. 针对该患者情况,要如何调整生活方式?

一、老年骨质疏松症

骨质疏松症(osteoporosis, OP)是最常见的骨骼疾病,是一种以骨量低和骨组织微结构破坏,导致骨脆性增加,易发生骨折为特征的全身性骨病。

OP 是一种与增龄相关的骨骼疾病,随着社会人口老龄化,OP 和骨质疏松性骨折发病率不断上升。2018 年 10 月,国家卫生健康委员会公布中国 OP 流行病学调查结果显示:50 岁以上人群 OP 患病率为 19.2%,其中女性患病率达 32.1%,男性为 6.0%;65 岁以上人群 OP 患病率达到 32.0%,其中女性为 51.6%,男性为 10.7%;OP 最严重的后果是骨质疏松性骨折。骨质疏松性骨折又叫脆性骨折，是指自发性或者轻微外力而造成的骨折。2010年我国骨质疏松性骨折患者达233万，主要累及的部位是脊柱和髋部，发生髋部骨折一年内可有15%的致死率和50%的致残率，造成沉重的家庭、社会和经济负担。

OP分为原发性和继发性两大类。原发性OP包括绝经后骨质疏松症（Ⅰ型）、老年骨质疏松症（Ⅱ型）和特发性骨质疏松症（包括青少年型）。绝经后骨质疏松症一般发生在女性绝经后5~10年内；老年骨质疏松症一般指70岁以后发生的骨质疏松，占发病总数的85%~90%；特发性骨质疏松症主要发生在青少年，病因尚未明确。继发性骨质疏松症指由任何影响骨代谢的疾病和/或药物及其他明确病因导致的骨质疏松。

【护理评估】

1. 健康史

骨质疏松症的发生与多种因素有关。评估老年人年龄及女性绝经的年龄，有无骨质疏松症家族史；评估老年人的生活方式、营养状况，有无长期服用引起继发性骨质疏松症的药物；了解有无吸烟、酗酒、高蛋白、高盐饮食、大量饮用咖啡、光照减少等骨质疏松的易发因素。

（1）年龄、性别、遗传　增龄造成的器官功能减退、组织细胞老化是主要因素；女性绝经期后多见，男性则65岁以后发病较多；骨量的50%~85%是由遗传因素决定的，同时遗传还决定着骨折的其他危险因素，如骨质量、骨转换、体质指数、绝经年龄等，进而影响骨质疏松性骨折的发生率；不同人种的发病率也不相同，白种人高于黄种人，黄种人高于黑种人。

（2）性激素　性激素在骨生成和维持骨量方面起着重要的作用。随着年龄的增长，老年人性激素功能减退，激素水平下降，骨形成减慢，吸收加快，骨量下降。

（3）甲状旁腺激素（parathyroid hormone，PTH）和细胞因子　PTH作用于成骨细胞，通过其分泌的细胞因子促进破骨细胞的作用。随着年龄的增加，血PTH逐年增高，过多的PTH会使骨吸收增加，进而导致骨量丢失。

（4）维生素D和营养成分　钙是骨矿物质中最主要的成分，维生素D可促进骨细胞的活性作用，磷、蛋白质及微量元素可维持钙、磷比例，有利于钙的吸收。日照过少或者皮肤维生素D合成过少时，容易出现维生素D缺乏。老年人由于牙齿脱落及消化功能降低，易出现营养不足，可导致骨基质形成障碍，进而使骨量减少。

（5）生活方式　体力活动是刺激骨形成的基本方式，老年人活动减少导致骨吸收增加，骨形成减少，进而导致骨量丢失。此外，吸烟、酗酒、高蛋白、高盐饮食、大量饮用咖啡、光照减少均是老年人骨质疏松的易发因素。

（6）药物因素　老年人常并存多器官疾病，这些疾病及相关的治疗药物，都可能引起继发性骨质疏松症。如长期使用类固醇激素、甲状腺素、肝素等可影响钙的吸收，导致尿钙排泄增加，促使骨量丢失。

2. 临床表现

许多骨质疏松症患者早期常无明显症状，往往在骨折后经X线或骨密度检查时才发现已有骨质疏松。骨质疏松症典型的临床表现有：

（1）疼痛　疼痛是骨质疏松最常见的症状，以全身或腰背部疼痛最为常见。负重增加时疼痛加重或活动受限，严重时出现翻身、起坐和行走困难等症状。腰椎压缩性骨折可引起腰背部急性疼痛。

(2)身长缩短、畸形 可因椎体骨密度减少形成骨质疏松，导致椎体压缩变形，椎体缩短，身长可缩短 3~6 cm，严重者可发生驼背。

(3)骨折 脆性骨折是老年骨质疏松的主要并发症，常见部位有脊柱、髋部(股骨近端)及前臂骨折等。骨质疏松性骨折发生后，再骨折的风险会显著增加。

> 考点：骨质疏松的临床表现

【护考真题链接】2020 年-A1 型题

骨质疏松患者最常见的症状是(   )。

A.疼痛   B.身长缩短
C.驼背   D.呼吸困难
E.骨折
答案：A

分析：骨质疏松的临床表现：①疼痛：全身或腰背部疼痛最为常见，负重增加时疼痛加重或活动受限，严重时出现翻身、起坐和行走困难等症状。腰椎压缩性骨折可引起腰背部急性痛(A 对)。②身长缩短、畸形：可因椎体骨密度减少形成骨质疏松，导致椎体压缩变形，椎体缩短，身高可缩短 3~6 cm，严重者可发生驼背(BC 错)。③骨折：脆性骨折是老年骨质疏松的主要并发症，常见部位有脊柱、髋部及前臂骨折。其中髋部骨折(股骨颈骨折)是导致老年骨质疏松患者活动受限、寿命缩短的最常见和最严重的并发症。骨质疏松性骨折发生后，再骨折的风险显著增加(E 错)。

3.辅助检查

(1)生化检查 包括血、尿常规，肝、肾功能，血钙、磷，骨形成指标、骨吸收指标及血、尿骨矿成分等。

(2)常见骨及骨矿含量测量方法主要有以下几种：

1)双能 X 线测量仪(dual X-ray absorptiometry, DXA)：DXA 的测量结果是公认的骨质疏松症诊断依据，可满足骨质疏松症的诊断、骨质疏松性骨折风险评估和骨质疏松症疗效的监测需要。

2)X 线检查：是脊柱椎体压缩性骨折诊断的客观依据。但是，当出现阳性骨质疏松 X 线征象时，其骨矿含量的丢失也已达 30% 以上。因此，X 线检查不适于早期骨质疏松症的诊断，也不宜用于评估随访骨质疏松症治疗过程中骨矿含量的变化。

3)定量超声(quantitative ultrasound, QUS)：主要用于人群的普查和骨折风险的评估，但不能用于骨质疏松症的诊断和治疗后的随访观察。

4)定量 CT(quantitative computed tomography, QCT)：测量结果可反映骨代谢转换较敏感的骨结构变化情况，但辐射剂量较其他方法高，且对 CT 设备有要求。

4.心理社会状况

老年人常因身体疼痛不适、身体外形改变导致心理负担加重，有的老年人因驼背等形体改变自尊心受损，也会因身体活动不便或担心骨折而减少公共活动，拒绝锻炼，不利于身体功能的改善。有骨折的老年人在医疗支出和家庭照护方面给家庭带来巨大的压力，老年人常因生活不能自理及术后并发症使得抑郁和焦虑等心理问题的发生率增高。也有部分患者及家属不了解疾病相关知识，不重视疾病的风险和预后，而忽略疾病的预防和治疗。应评估患者的性格特征及心理反应；评估患者及家属的支持程度；评估老年人有无焦虑、抑郁等心理问题。

【常见护理诊断/问题】

1. 慢性疼痛　与骨质疏松、骨折和肌肉疲劳有关。

2. 营养失调：低于机体需要量　与钙、维生素 D、蛋白质的摄入不足有关。

3. 躯体活动障碍　与骨痛、骨折引起的活动受限有关。

4. 潜在并发症：骨折。

【护理计划与实施】

1. 生活方式调整

(1)加强营养，均衡膳食　老年骨质疏松症患者应加强营养，均衡膳食，戒烟限酒，严控食盐，避免过量饮用咖啡、浓茶及碳酸饮料，降低骨质疏松症的发生风险。应摄入含有优质蛋白质、丰富矿物质和维生素的均衡膳食，摄入足量蛋白质、高钙食物，如奶类及其制品、大豆类及其制品、水产类、坚果、深绿色蔬菜等。

(2)充足日照　天气条件允许时，日照至少 20 min/d，以促进体内维生素 D 的合成，但需避免强烈阳光照射，以免灼伤皮肤。

(3)规律运动　老年骨质疏松症患者应遵循运动个体化、量力而行、循序渐进的原则。对有运动能力的老年人，鼓励每天进行适当的体育活动和户外日光照射，有规律地进行一些中、低强度的多元化运动，如有氧运动、肌肉强化、平衡训练等，以维持现有功能的适度提高为目的。在身体条件允许的情况下，可定期进行一些负重运动来增强肌肉强度和预防跌倒。老年骨质疏松症患者多合并下肢骨关节炎，不建议进行下蹲、登楼梯、爬山等运动，应避免弯腰、扭腰等过度运动或不恰当运动带来的损伤。

2. 疼痛的护理

卧床休息、热水浴、按摩、擦背可使肌肉放松，减轻疼痛。当因病情需要长时间处于同一体位，如仰卧位时，可在膝下垫软枕，将患肢置于膝关节屈曲位，减轻腰部压力可缓解疼痛。可应用音乐治疗、暗示疏导等方法缓解疼痛；对疼痛严重者遵医嘱使用止痛剂、肌肉松弛剂等药物；对骨折者应通过牵引或手术方法最终缓解疼痛。

3. 预防跌倒

对老年骨质疏松症和脆性骨折的患者进行跌倒风险评估，对有风险的患者应提供改善平衡和/或包含综合运动方案的干预措施。老年骨质疏松症患者预防跌倒的措施有：规律锻炼、选择合适的服装和鞋子、科学选择和使用适老辅助器具、进行家居环境适老化改造、定期进行防跌倒评估和遵医嘱用药等。对已发生骨折者，应勤翻身，保护受压部位，指导老年人进行呼吸和咳嗽训练，做被动和主动的关节活动训练，定期检查，防止并发症的发生。

4. 用药护理

老年人应告知医生正在服用的药物，慎用影响骨代谢的药物；遵医嘱用药，不要随意增减药物，避免重复用药；了解药物的不良反应；应用中枢神经系统、心血管系统等药物后，动作宜缓慢，预防跌倒。

(1)钙制剂　充足的钙摄入对减缓骨丢失、维护骨骼健康有益。尽可能通过饮食补充钙剂，饮食摄入不足时，可予钙剂补充。碳酸钙含钙量高，吸收率高，常见不良反应为上腹部不适和便秘等。枸橼酸钙含钙量较低，但水溶性好，适用于胃酸缺乏和有肾结石风险的患者。高钙血症和高钙尿症时应避免使用钙剂。

（2）维生素 D　充足的维生素 D 可增加肠钙吸收、促进骨骼矿化、保持肌力、改善平衡能力和降低跌倒风险。

（3）抗骨质疏松症的药物　包括抑制骨吸收、促进骨形成和多重作用的药物：①骨吸收抑制剂：双磷酸盐类、降钙素类、雌激素类和选择性雌激素受体调节剂类等；②骨形成促进剂：人工合成 PTH 类似物，如特立帕肽等；③多种作用的药物：活性维生素 D、维生素 K、中药等。

5. 心理护理

骨质疏松症患者常因驼背畸形、躯干变短、疼痛、骨折、生活能力下降等问题遭受巨大的身心压力。对患者进行持续性的心理沟通和心理支持，改善患者的恐惧、焦虑、抑郁等消极心态，提高患者治疗依从性及生活质量。必要时遵医嘱给予抗抑郁及焦虑药物，从而让患者以积极态度应对疾病带来的变化。

6. 健康教育

建议对老年骨质疏松症及脆性骨折患者及家属进行系统化健康宣教，增加其对疾病的认识，包括告知骨质疏松症的危险因素、危害及防范措施，改善生活方式的重要性，用药常识与监测等，提高其治疗依从性。

【知识链接】

骨密度检测的适应证

符合以下任何一条，均建议行骨密度测定：

- 女性 65 岁以上和男性 70 岁以上者；
- 女性 65 岁以下和男性 70 岁以下，有一个或多个骨质疏松危险因素者；
- 有脆性骨折史的成年人；
- 各种原因引起的性激素水平低下的成年人；
- X 线影像已有骨质疏松改变者；
- 接受骨质疏松治疗、进行疗效监测者；
- 患有影响骨代谢疾病或使用影响骨代谢药物史者；
- 国际骨质疏松基金会骨质疏松症一分钟测试题回答结果阳性者；
- 亚洲人骨质疏松自我筛查工具结果 ≤−1 者。

来源：夏维波，章振林，林华，等. 原发性骨质疏松症诊疗指南（2017）[J]. 中国骨质疏松杂志，2019，25（03）：281-309.

二、老年退行性骨关节病

退行性骨关节病（degenerative osteoarthritis，OA）又称骨关节炎，是由于关节软骨发生退行性变，引起关节软骨完整性破坏以及关节边缘软骨下骨板病变，继而导致关节症状和体征的一组慢性退行性关节疾病。退行性骨关节病发病率随年龄的增长而升高，高龄男性好发于髋、膝、脊椎等负重关节，高龄女性好发于肩、指间关节。该病可累及关节变形及功能障碍，严重影响老年人的生活质量。

临床上将退行性骨关节病分为原发性和继发性。老年人退行性骨关节病大部分为原发性。原发性骨关节炎与一般易感因素和机械因素有关。一般易感因素包括遗传因素、生理性老化、肥胖、性激素、吸烟等；机械因素包括长期不良姿势导致的关节形态异常，从事的职业长期反复使用关节或者剧烈的文体活动对关节的磨损等。继发性骨关节炎常见原因为关节先天性畸形、关节创伤及其他疾病等。

【护理评估】

1. 健康史

评估有无家族遗传史、有无肥胖、有无吸烟等；是否存在长期不良姿势、长期从事反复使用关节的职业或剧烈的文体活动等损害关节的病理因素；有无先天性畸形、关节创伤、关节面的后天性不平衡及其他疾病等。

2. 临床表现

关节疼痛和关节活动受限是最常见的临床症状。压痛和关节畸形是手部和膝关节退行性骨关节病最常见的体征，骨擦感、骨擦音和肌肉萎缩常见于膝关节。

(1)关节疼痛 是最常见的临床症状，发生率为36.8%~60.7%。以膝关节、髋关节和指间关节最常见。初期为轻度或中度间断性隐痛，活动后加重，休息后可缓解。随着病情进展，疼痛程度加重，可出现持续性疼痛或者夜间痛，表现为钝痛或刺痛。

(2)关节僵硬 关节活动不灵活，有僵硬感，多发生于晨起或者较长时间未活动后，活动后可缓解。一般持续时间较短，常为几分钟或者十几分钟，一般不超过 30 min。

(3)关节内卡压现象 关节内有小的游离骨片时，可引起关节内卡压现象，表现为关节疼痛、活动时有响声和不能屈伸。膝关节卡压易使老年人摔倒。

(4)关节肿大和畸形 关节肿大和畸形是体格检查的常见体征。关节肿大以指间关节最为常见且明显，可出现指间关节背面内、外侧骨样肿大结节，位于远端指间关节者称Heberden结节，位于近端指间关节者称为 Bouchard 结节。膝关节肿胀多见，多由局部骨性肥大或渗出性滑膜炎引起，严重者可见关节畸形、半脱位等。髋、膝关节的重度 OA 患者可出现步态异常。

(5)功能受限 各关节可因骨赘、软骨退变、关节周围肌肉痉挛及关节破坏而导致活动受限。颈椎骨性关节炎脊髓受压时，可引起肢体无力和麻痹，椎动脉受压可致眩晕、耳鸣、复视、构音障碍或吞咽障碍，严重者可发生定位能力丧失或突然跌倒。腰椎骨性关节炎腰椎管狭窄时，可引起下肢间歇性跛行及大小便失禁。

3. 辅助检查

疑似 OA 患者应首选 X 线检查，必要时可行 CT、MRI 及超声等检查进一步明确退变部位、退变程度以及进行鉴别诊断。

(1)X 线检查 X 线检查为首选的影像学检查。OA 受累关节在 X 线片上的三大典型表现为非对称性关节间隙变窄、关节边缘骨赘形成以及软骨下骨硬化和(或)囊性变。

(2)CT 检查 OA 在 CT 上常表现为受累关节间隙狭窄、软骨下骨硬化、囊性变和骨质增生等，多用于 OA 的鉴别诊断和关节置换术前评估。

(3)MRI 检查 能发现早期的软骨病变，与半月板、韧带等关节结构的异常。

4.心理社会状况

长期反复的关节疼痛、肿胀、畸形，严重影响老年人的生活质量，使老年人日常及社交活动减少；功能障碍使老年人的无用感加重，产生自卑心理；疾病的迁延不愈使老年人对治疗失去信心，从而产生焦虑、悲观的情绪。

【常见护理诊断/问题】

1.疼痛　与关节退行性变引起的关节软骨破坏及骨板病变有关。

2.躯体活动障碍　与关节疼痛、畸形或脊髓压迫所引起的关节或肢体活动困难有关。

3.有跌倒的危险　与关节破坏所致的功能受限有关。

4.有自理能力缺陷的危险　与疾病引起的活动障碍有关。

【护理计划与实施】

本病的治疗及护理目标是：减轻疼痛，改善或恢复关节功能，提高老年人生活质量，延缓疾病进展和矫正畸形，减少致残。

1.一般护理

（1）生活指导　避免潮湿，注意保暖，防止关节受凉、受寒。指导老年人改变不良的生活及工作习惯，避免从事可诱发疼痛的工作或活动，避免长时间跑、跳、蹲，同时减少或避免爬楼梯、爬山等。指导老年人尽量用大关节而少用小关节，如以屈膝下蹲代替弯腰弓背、以转身代替突然扭转腰部。选用有靠背和扶手的高脚椅就座。肥胖者减轻体重，可减轻关节疼痛、改善关节功能。

（2）饮食指导　饮食宜清淡，进食高钙食品，以确保骨质代谢的正常需要，宜多食牛奶、蛋类、豆制品、鱼、虾、蔬菜和水果，必要时补充钙剂；增加多种维生素的摄入；适当增加矿物质镁、硒、锌及胶质食品的摄入量；应避免高脂、高糖食品的摄入。

（3）活动与休息　根据老年人个体情况制订休息与活动计划，规律而适宜的运动可有效预防和减轻病变关节的功能障碍。急性发作期宜限制关节活动，以不负重活动为主；症状缓解期可适当运动，可有效预防和减轻病变关节的功能障碍。

2.疼痛护理

对患髋关节骨关节炎的老年人，减轻关节的负重和适当的休息是缓解疼痛的重要措施，可利用手杖、拐杖/腋拐、助行器站立或行走，疼痛严重者，可采用卧床牵引限制关节活动。膝关节炎的老年人除适当休息外，可通过上下楼梯扶扶手、坐位站起时手支撑扶手的方法减轻关节软骨承受的压力，而膝关节积液严重时，应卧床休息。另外，局部理疗与按摩的综合使用，对骨关节炎有一定的镇痛作用。

3.功能锻炼

主动和被动的关节功能锻炼，可保持病变关节的活动能力，防止粘连和活动功能障碍。不同关节的锻炼根据其功能有所不同：①髋关节应早期训练做踝部和足部的活动，鼓励老年人尽可能做股四头肌的收缩，除去牵引或外固定后，先在床上训练髋关节，进而扶拐下地活动；②患膝关节骨关节炎的老年人，可做有氧运动、肌肉力量锻炼和水上运动为主的运动锻炼，避免做对膝盖压力较大的负重运动，如举重、跳绳、爬山、跑步等；膝关节的早期训练以股四头肌的伸缩活动为主，解除外固定后，再进行伸屈及旋转活动；③肩关节训练：主要练习外展、前屈、内旋活动；④手关节训练：主要锻炼腕关节的背伸、掌屈、桡偏屈、尺偏屈。

考点：骨质疏松的功能锻炼

【护考真题链接】2022 年-A2 型题

患者，男，60 岁。来院咨询减肥方法。查体身高 170 cm，体重 82 kg。膝关节有陈旧疾患，无法负重。护士建议其最好的运动方式是(　　)。

A.举重   B.跳绳

C.游泳   D.爬山

E.慢跑

答案：C

分析：游泳是一项老年人适合进行的运动，可以减肥，增加身体抵抗力，调节心肺功能，同时对调节内分泌有一定好处，而且不会对膝盖产生较大压力，非常适合该患者（C 对）。由于患者为老年人，且膝盖无法负重，故举重、跳绳、爬山、跑步等对膝盖压力较大的运动该患者均不适合进行(ABDE 错)。

4.用药指导

(1)非甾体抗炎药　主要是镇静作用。建议使用双氯芬酸、舒磷酸硫化物等镇痛药，尽量避免使用阿司匹林、吲哚美辛等副作用大且对关节软骨有损害作用的药物。

(2)氨基葡萄糖　修复损伤的软骨，减轻疼痛。常用药物有硫酸氨基葡萄糖、氨糖美辛片等。硫酸氨基葡萄糖适于餐中服用，氨糖美辛片宜饭后即服或临睡前服用。

(3)抗透明质酸　通过关节内注射，可较长时间缓解症状，改善关节功能，主要用于膝关节。用药期间应注意观察，通过 X 线片复查和超声波复查关节积液。

5.手术护理

对症状严重、关节畸形明显的晚期骨关节病老年患者，需进行人工关节置换术。术后患肢牵引者，应保持有效牵引，保证老年人在牵引状态下的舒适和功能；石膏固定者，应做好石膏固定与患肢的护理。

6.心理护理

患者由于疼痛、行走困难，从而产生焦虑、抑郁等心理，应增加老年人与外界互动的机会。主动提供一些能使老年人体会到成功的活动，并对其成就给予诚恳的鼓励和奖赏，增强老年人的自尊感，增强其自信心。

7.健康教育

指导患者注意防潮保暖，防止关节受凉受寒；饮食宜清淡，进食高钙食品，必要时补充钙剂；增加多种维生素的摄入；指导患者科学合理进行活动与锻炼，肥胖者减轻体重，保护关节；指导患者正确使用物理疗法，以缓解疼痛。指导患者正确用药，确保老年人定时、定量、准确服药，并告知药物的不良反应。

(张慧)

【自 测 题】

一、选择题

A1 型题

1. 骨质疏松症患者最常见的症状是( )。

A. 疼痛   B. 身长缩短

C. 驼背   D. 呼吸困难

E. 骨折

2. 骨质疏松症患者不宜食用的食物是( )。

A. 牛奶   B. 黄花菜   C. 鸡蛋   D. 浓茶   E. 海带

A2 型题

3. 患者,女,65 岁。遵医嘱每天服用补钙制剂阿仑膦酸钠 1 次,正确的服药时间是( )。

A. 晨起   B. 早饭后

C. 午饭后   D. 晚饭后

E. 睡前

4. 患者,女,48 岁。因午后潮热、心悸等症状就诊,诊断为围绝经期综合征。为预防骨质疏松,医嘱用激素替代疗法,同时需要补充( )。

A. 钙剂   B. 铁剂

C. 叶酸   D. 维生素

E. 蛋白质

二、简答题

简述骨质疏松症典型的临床表现有哪些?

自测题答案

一、1. A   2. D   3. A   4. A

二、骨质疏松症典型的临床表现有:

(1)疼痛 全身或腰背部疼痛最为常见,负重增加时疼痛加重或活动受限,严重时出现翻身、起坐和行走困难等症状。腰椎压缩性骨折可引起腰背部急性痛。

(2)身长缩短、畸形 可因椎体骨密度减少形成骨质疏松,导致椎体压缩变形,椎体缩短,身高可缩短 3~6 cm,严重者可发生驼背。

(3)骨折 脆性骨折是指轻微外力作用下发生的骨折,是老年骨质疏松的主要并发症,常见部位有脊柱、髋部及前臂骨折。其中,髋部骨折(股骨颈骨折)是导致老年骨质疏松患者活动受限、寿命缩短的最常见和最严重的并发症。骨质疏松性骨折发生后,再骨折的风险显著增加。

第八节 老年神经系统疾病患者的护理

案例导入

案例

男，74 岁，5 年前被诊断为帕金森病，规律服用多巴丝肼。近期，家属注意到患者运动迟缓增加，静止性震颤变得更加明显，特别是在情绪紧张或体力劳累后。患者还出现了言语障碍和吞咽困难。日常生活越来越依赖家人帮助，如穿衣、饮食和个人卫生。患者对自己状况感到沮丧，经常情绪低落。

思考

1. 该患者存在哪些护理诊断/问题？

2. 该患者口服用药的注意事项有哪些？

一、老年脑卒中

脑卒中（stroke）是指急性起病，由于脑局部血液循环障碍所导致的神经功能缺损综合征，持续时间至少 24 h 以上，包括脑梗死、脑出血、蛛网膜下腔出血等。老年人存在多种慢性病和生理功能衰退，是脑卒中的高危人群。我国每年有超过 200 万的脑卒中新发病例。随着人口老龄化，老年脑卒中患者的数量日益增多，已成为威胁我国老年居民健康的重大公共卫生问题。老年人脑卒中是老年人致残的主要原因，脑卒中类型以脑梗死和脑出血为主。

脑卒中患者在急性期的护理应专注于维持生命体征的稳定、预防并发症、优化神经功能恢复。护理原则包括监测和管理血压、维持适当的氧合和通气、确保营养和水分摄入、维持适当的头部位置以减少颅内压、定期评估神经状态以监测病情变化、预防感染和压力性损伤、提供适当的康复训练。

（一）老年脑梗死

脑梗死（cerebral infarction）是局部脑组织因血液灌注障碍而发生的变性坏死，常表现为急性起病的局灶性神经功能障碍。脑梗死是最常见的脑卒中类型，占我国脑卒中 69.6%~70.8%。

【护理评估】

1. 健康史

（1）个人病史 评估患者有无高血压、糖尿病、高血脂、冠心病等导致脑梗死的潜在风险因素。

（2）家族史 评估是否有家族成员有脑卒中、心脏病或其他相关疾病的病史。

（3）生活方式 包括饮食习惯、体育活动、吸烟和饮酒情况等。

2. 临床表现

脑梗死的临床表现因受影响的脑区域及程度不同而有所差异。常见的有运动功能障碍、语言障碍和感觉障碍。

（1）运动功能障碍 患者出现一侧身体无力或完全瘫痪。若梗死发生在大脑左半球，右侧身体会受影响,反之亦然。面部肌肉下垂,尤其是嘴角,这在尝试微笑或皱眉时尤为明显。

(2)语言和沟通障碍　可表现为失语症,如果脑梗死影响到大脑的语言区,会导致说话困难。这包括表达性失语(说话含糊或不连贯)和感受性失语(难以理解言语)。还可表现为阅读和写作困难,如患者难以阅读或写作,这通常与认知功能的其他障碍相关。

(3)感觉障碍　患者出现感觉减退或丧失,在身体某一侧或特定部位经历感觉减退或完全丧失。患者也可能出现异常感觉,包括刺痛、麻木或烧灼感。

3.辅助检查

(1)影像学检查　CT是诊断脑梗死的快速和常用方法,可以迅速识别出血性脑卒中(即脑出血),并在某些情况下显示出缺血性脑梗死的迹象。MRI对软组织的分辨率更高,适用于早期识别缺血性脑梗死。

(2)血管成像　数字减影血管造影(digital subtraction angiography, DSA)是一项有创影像学检查,但是可以精确评估血管的状况,识别狭窄、阻塞或血管畸形。

(3)心脏检查　包括心电图和超声心电图,用于监测心脏相关的问题,心脏问题(如心房颤动)是脑梗死的常见原因之一。

(4)其他检查　颈动脉狭窄是脑梗死的重要风险因素之一,可通过颈动脉超声评估颈动脉的狭窄程度。脑电图虽然不是直接用于诊断脑梗死,但可以帮助排除其他疾病,如癫痫。

4.心理社会状况

评估患者是否有焦虑、抑郁或其他情绪障碍。脑梗死后,患者会因生活方式的改变或失能感而感到沮丧。针对这种状况,护理人员可以采用老年抑郁量表(geriatric depression scale, GDS)评价患者是否合并抑郁。另外,老年脑卒中患者认知状态受到疾病影响,护理人员可以采用MMSE量表对患者的认知状态进行评估。此外,护士还需要评估患者家庭和社会环境的支持情况,包括家庭结构、经济状况和可获得的社会资源。存在负性心理的患者则应进一步寻求心理专科的协助,以明确诊断。

【常见护理诊断/问题】

1.躯体移动障碍　与一侧或双侧肢体无力或瘫痪有关。

2.语言沟通障碍　与意识障碍或病变累及语言中枢受损有关。

3.吞咽障碍　与脑缺血后神经肌肉受损或延髓麻痹有关。

4.有跌倒坠床的危险　与肢体功能下降,平衡力降低有关。

5.有皮肤完整性受损的风险　与疾病导致的长期卧床,局部皮肤受压有关。

6.潜在并发症:肺炎、泌尿系统感染、深静脉血栓。

【护理计划与实施】

老年脑梗死患者的护理目标主要集中在促进恢复、预防并发症、提高生活质量以及支持家庭和照护者。

1.一般护理

(1)生活照护　协助患者完成日常生活活动,包括进食、洗浴、更衣、如厕等,根据患者的具体能力调整帮助程度。

(2)协助翻身　每2 h改变一次患者的体位,以预防压力性损伤的发生,同时注意检查受压部位，及时观察皮肤变化。

（3）皮肤管理　每 2 h 改变一次患者的体位，以预防压力性损伤发生，同时注意检查潜在的压力性损伤部位。

2．预防并发症

（1）监测生命体征　持续监测患者的血压、心率、呼吸和体温，观察是否有异常情况，及时报告医生。

（2）防止吞咽障碍引发的肺炎　在营养师的协助下调整食物的软硬度，必要时采用鼻饲。定期进行吞咽能力评估，并根据评估结果调整护理措施。

（3）深静脉血栓预防　使用抗栓袜，定时进行下肢按摩，必要时使用抗凝血药物。

3．用药护理

老年脑梗死患者的用药护理措施是治疗管理的核心部分，需要确保药物准确使用，监测药物的效果及不良反应，确保脑梗死患者的用药安全和治疗效果。

（1）溶栓剂（如重组组织型纤溶酶原激活剂和尿激酶）：①时效性管理：确保在脑梗死发生后的"黄金时间"内（通常为发病后 4.5 h 内）使用溶栓剂，以提高治疗效果；②监测病情：在给药前后密切观察患者的神经状态和意识水平，是否有改善或恶化的迹象；③预防并管理并发症：密切关注患者有无出血的迹象（如头痛、突然意识改变等），并准备应对可能的严重出血事件。

（2）抗凝剂（如华法林、肝素）：①监测凝血指标：定期检查患者的凝血功能，如国际标准化比率（INR）或活化部分凝血活酶时间（APTT），以确保药物在安全范围内使用；②调整剂量：根据监测结果和医嘱调整药物剂量，以避免过度抗凝或凝血不足；③教育患者和家属：关于药物的风险、需要避免的活动（如可能导致受伤的运动）、及时报告出血或瘀伤的重要性。

（3）抗血小板聚集药物（如阿司匹林、氯吡格雷）：①长期服用管理：这类药物通常需要长期服用，教育患者持续使用而不是随意停药；②不良反应观察：监测患者有无胃肠道不适、出血等不良反应，必要时调整治疗方案；③药物相互作用：警告患者避免使用其他非处方药物（如其他非甾体抗炎药）而导致药物相互作用。

（4）降颅压药物（如甘露醇、呋塞米）：①监测药效：使用降颅压药物时，定期监测患者的颅内压和临床症状，如头痛、意识水平；②电解质平衡：监控患者的电解质水平和水分平衡，因为这类药物可能导致电解质失衡和脱水；③给药时间和剂量控制：严格按照医嘱进行，避免过量给药引起的不良反应。

4．心理护理

（1）提供情绪支持　经常与患者交谈，倾听他们的感受和困扰，提供情感上的支持和鼓励。

（2）专业心理咨询　如果必要，可引入心理医生进行专业的心理治疗，例如认知行为治疗等。

（3）组织支持团体　鼓励患者参与脑卒中患者和家属的支持团体，与经历类似情况的人交流，共享资源和经验。

5．健康教育

（1）疾病教育　向患者和家属普及脑卒中的知识，包括病因、预防、识别症状、急救措施等。

（2）康复指导　教育患者和家属关于康复的重要性，介绍可以利用的康复资源，如物理治疗、职业治疗和语言治疗。

（3）生活方式教育　指导患者和家属如何调整生活方式，比如饮食、锻炼、避免吸烟和限制酒精摄入，以及如何监测和管理潜在的危险因素如高血压和糖尿病等。

（二）老年脑出血

脑出血（intracerebral hemorrhage，ICH）指原发于脑实质内的非外伤性血管破裂出血，是影响老年人健康的最严重疾病之一。老年人患病率为250/10万，且患病率和病死率随年龄增长而升高，存活者中80%~95%遗留神经功能损害。

【护理评估】

1.健康史

（1）既往病史　评估患者是否有高血压、糖尿病、心脏病、高胆固醇或其他慢性病病史。

（2）用药史　记录患者正在使用的所有药物，特别是抗凝血剂和抗血小板药物，这些药物可能增加出血风险。

（3）家族史　询问是否有家族卒中或出血性疾病的病史。

（4）生活方式　包括饮食习惯、吸烟和饮酒情况，以及日常活动水平。

2.身体状况

（1）神经系统评估　检查意识水平（使用格拉斯哥昏迷评分）、瞳孔对光反射、肢体运动能力、感觉、平衡和协调性。

（2）生命体征　监测血压、心率、呼吸频率和体温。

（3）头颅和面部检查　观察有无不对称，检查是否有面部肌肉无力的迹象。

（4）言语和认知功能　评估患者的言语是否清晰，是否有理解或表达障碍。

3.辅助检查

（1）头颅CT扫描　这是诊断脑出血的首选方法，可以快速准确地显示出血的位置和范围。

（2）MRI扫描　用于更详细地评估脑组织的损伤，尤其是周围组织的影响。

（3）血液测试　包括全血细胞计数、凝血功能测试（如PT、INR、APTT），检查是否有血液病理状态。

4.心理社会状况

同脑梗死。

【常见护理诊断/问题】

1.急性意识障碍　与脑出血导致的大脑功能障碍有关。

2.清理呼吸道无效　与脑出血导致的意识障碍有关。

3.有皮肤完整性受损的危险　与卧床时间增加，局部皮肤长期受压有关。

4.潜在并发症：脑疝、消化道出血、肺部感染。

【护理计划与实施】

1.一般护理

（1）环境与体位　做好基础护理，保证病室环境安静、清洁。采用头高足低位，以减轻颅内压、预防脑水肿。

(2)监测生命体征　定期检测患者的血压、心率、呼吸频率和体温，以监控病情变化和及时调整治疗计划。

(3)维持呼吸道通畅　监控呼吸功能，必要时进行氧疗或呼吸支持。

(4)营养支持　根据患者的吞咽能力调整饮食，必要时使用鼻饲或静脉营养，保证足够的能量和营养摄入。

(5)生活照护　帮助患者进行日常生活活动，如个人卫生、更衣和床上翻身，预防压力性损伤的发生。

2. 预防并发症

(1)预防二次出血　密切监控患者的凝血指标和神经状况，及时调整抗凝和抗血小板治疗。

(2)预防感染　保持环境卫生，规范操作，防止呼吸道和泌尿系统感染。

(3)皮肤管理　定期改变患者体位，使用适当的支撑物，保持皮肤干燥和清洁。

3. 用药护理

(1)降颅压药物(如甘露醇)用于减少脑水肿和颅内压。

①监测药物不良反应：甘露醇可能导致脱水和电解质失衡，需定期监测患者的血液生化指标，如血钠水平。②监测颅内压：如果条件允许，监测患者的颅内压，以确保治疗效果。③液体平衡：密切监测患者的液体输入和输出，防止过度脱水或容量过载。

(2)降压药物(如拉贝洛尔、尼卡地平)用于控制高血压，防止出血加重。

①血压监测：严格监控患者的血压变化，保持在安全范围内。过度降压会降低脑灌注量，需要避免。

②剂量调整：根据血压反应调整药物剂量，确保治疗既有效又安全。

③评估心率：部分降压药如 β 受体阻滞剂还会影响心率，需要定期监测。

(3)止血药物(如维生素 K、血浆或凝血因子制剂)用于控制持续出血。

①监测凝血状态：定期检测凝血指标，如 PT、APTT、INR，以评估止血治疗的效果。

②观察出血迹象：监测患者是否有新的出血迹象，如皮肤瘀点、尿血或黑便等。

③药物相互作用：注意止血药物与其他药物之间的相互作用，避免影响治疗效果。

4. 心理护理

(1)情绪支持　提供心理支持，帮助患者处理抑郁、焦虑等情绪问题。

(2)心理咨询　必要时引入专业的心理咨询师，为患者提供专业的心理治疗。

(3)鼓励社交互动　鼓励患者参与家庭和社会活动，以减少孤立感和社交隔离。

5. 健康指导

(1)病情指导　向患者和家属详细解释脑出血的原因、影响和预后，帮助他们了解病情。

(2)康复指导　告知患者和家属有关康复的重要性，如物理治疗和言语治疗的必要性。

(3)生活方式调整　指导患者和家属如何调整生活方式，如高血压和糖尿病的管理，饮食调整，以及避免吸烟和过量饮酒等。

颅脑出血时可采取的体位（　　）。

A. 头高足低位　　　　　　　　B. 平卧位

C. 头低足高位　　　　　　　　D. 侧卧位

E. 中凹卧位

答案：A

分析：颅脑出血患者会出现颅内压增高，而引起脑水肿，故应采取头高足低位，以减轻颅内压、预防脑水肿（A 对）；平卧位是最常用卧位，适用于大部分的患者，但特殊患者（包括颅脑出血）应采取其他卧位（B 错）；头低足高位适用于肺部分泌物引流者、十二指肠引流者、妊娠时胎膜早破者和跟骨及胫骨结节牵引者（C 错）；侧卧位适用于灌肠、肛门的检查及配合，也可用于预防压力性损伤（D 错）；中凹卧位适用于休克患者，因头胸部抬高，有利于保持呼吸道通，改善缺氧；下肢抬高，有利于静脉回流，增加心排血量，缓解休克症状（E 错）。

二、老年帕金森病

帕金森病（parkinson disease，PD）是一种常见的神经系统退行性疾病，其特征性病理改变为黑质多巴胺能神经元进行性退变和路易小体的形成。随着纹状体区多巴胺递质不断降低以及多巴胺与乙酰胆碱递质的不断失衡，患者的临床症状不断增多，主要表现为静止性震颤、肌强直、动作迟缓、姿势平衡障碍等运动症状以及睡眠障碍、嗅觉障碍、自主神经功能障碍、认知和精神障碍等非运动症状。流行病学调查结果显示，全球 65 岁以上人群帕金森病患病率为 1%~2%，目前我国 65 岁以上人群帕金森病患病率为 1.7%，处于世界平均水平，但随着老龄化社会的不断加剧，2030 年我国帕金森病患者数可上升到 500 万人，几乎占到全球帕金森病患者数的一半。

【护理评估】

1. 健康史

（1）既往病史　中枢神经系统疾病、中风、脑外伤或其他可能影响神经功能的疾病。了解震颤、肌肉僵硬、动作迟缓等症状何时首次出现，以及这些症状的发展速度。

（2）个人史　长期接触某些化学物质，如农药和溶剂，已被证实与帕金森病的发病率增高有关。了解患者的职业历史对诊断和病因研究至关重要。居住在农村或工业区，会增加接触农药或重金属的机会，这些因素被认为是帕金森病的潜在风险因素。饮食习惯、体育活动、吸烟和饮酒行为等生活方式，都会对帕金森病的发展产生影响。例如，抗氧化剂和抗炎食物的摄入有助于减缓疾病的进展。

（3）家族史　记录患者家族中是否有其他成员患有帕金森病或类似的神经系统疾病。

2. 身体状况

（1）运动症状详细评估　详细记录静止时震颤的部位和严重程度，肌肉僵硬的范围，运动迟缓影响的活动类型（如行走、转身、使用手部细微动作等）。

（2）非运动症状的具体表现　评估患者的心理状态（抑郁、焦虑）、睡眠质量（夜间觉醒、日间嗜睡）、认知功能（记忆力、注意力、判断力等）以及自主神经功能障碍（如便秘、尿频、血压波动）。

3. 辅助检查

（1）特定神经功能测试　如多巴胺运输体扫描来帮助确认诊断。

（2）认知功能评估　使用标准化工具（如蒙特利尔认知评估 MoCA）定期检测认知能力，以监测潜在的认知衰退。

4. 心理社会状况

帕金森病本身就会有焦虑、抑郁等心理精神症状。对没有相关症状的老年人也会因为早期动作迟缓、流涎、言语断续等引起自卑心理，从而回避与人交往。随着病程延长和病情进行性加重，老年人丧失劳动能力，生活自理能力也会逐渐下降，会产生无助、恐惧甚至绝望的心理。

【常见护理诊断/问题】

1. 躯体活动障碍　与疾病导致的震颤、肌强直、体位不稳有关。

2. 营养失调：低于机体需要量　与吞咽困难、摄入减少有关。

3. 有跌倒坠床的风险　与疾病导致的平衡障碍有关。

【护理计划与实施】

1. 生活护理

（1）提供安全环境　确保环境安全，减少患者摔倒和受伤的风险。例如，安装扶手、防滑地毯和宽敞的走廊。

（2）提高日常生活能力　提供辅助工具和设备，如加大手柄的餐具、穿衣辅助工具、步行辅助器具等，帮助患者更轻松地完成日常活动。

（3）规律作息　建立良好的睡眠习惯，保持规律的作息时间，晚上避免进食刺激性食物和饮料，以免影响睡眠质量。

2. 运动护理

（1）物理治疗　定期进行物理治疗，包括运动康复、平衡训练和柔韧性训练，以减轻肌肉僵硬和改善运动功能。

（2）规律锻炼　鼓励患者进行适度的有氧运动，如散步、游泳或骑自行车，以维持身体机能和心血管健康。

（3）深呼吸练习　教导患者进行深呼吸练习，有助于放松身心、缓解紧张和焦虑情绪。

3. 用药护理

疾病的运动症状和非运动症状都会影响患者的工作和日常生活能力。因此，用药要以达到有效改善症状、避免或降低不良反应、提高工作能力和生活质量为目标。提倡早期诊断、早期治疗，不仅可以更好地改善症状，而且可延缓疾病的进展。

（1）复方左旋多巴（多巴丝肼、卡比双多巴）

左旋多巴，是帕金森病药物治疗中最有效的对症治疗药物。需按照医生的建议准确使用药物，遵循指定的剂量和用药频率。注意药物与餐饮的时间间隔，以避免食物影响药物的吸收。定期监测药物不良反应，如恶心、呕吐、头晕等，及时向医生报告。

（2）多巴胺受体激动剂

有麦角类多巴胺受体激动剂和非麦角类多巴胺受体激动剂两种类型。其中，麦角类由于可能引起瓣膜病变的严重不良反应，临床已不主张使用，而主要推荐采用非麦角类，并作为早发型患者病程初期的首选药物，包括普拉克索、罗匹尼罗、吡贝地尔、罗替高汀等。用药的过程中需逐渐增加剂量，以减少不良反应的发生。常见的不良反应包括嗜睡、精神异常、运动控制障碍等。

（3）金刚烷胺

在服药前后避免高蛋白饮食，以提高药效。定期监测不良反应，如低血压、肠胃不适等，及时向医生报告。

（4）抗胆碱能药物

抗胆碱能药，如苯海索，主要适用于有震颤的患者，而对无震颤的患者不推荐应用。对60岁以下的患者，需告知长期应用可能会导致认知功能下降，需定期筛查认知功能，一旦发现认知功能下降则应停用。对60岁以上的患者尽可能不用或少用，若必须应用则应控制剂量。

4. 心理护理

（1）心理支持

提供情感支持和心理咨询，帮助患者和家属应对疾病带来的压力和焦虑。

（2）应对策略

教导患者学习积极应对策略，如深呼吸、放松训练和认知行为疗法，以减轻抑郁和焦虑。

5. 健康教育

（1）疾病知识宣教

解释帕金森病的病因、症状和进展，以增强患者和家属对疾病的了解。提供关于帕金森病治疗和管理的信息，包括药物治疗、物理治疗和手术选项等。强调合理饮食和营养的重要性，鼓励患者摄入足够的蛋白质、维生素和矿物质，以维持身体健康和增强免疫力。教导患者如何识别并应对药物不良反应和并发症，以及在应急情况下的应对措施。

（2）生活指导

提供生活方式建议，包括规律的作息时间、适度的运动和保持社交活动，以维持身心健康。教导患者如何应对常见的帕金森病症状，如肌肉僵硬、运动迟缓和平衡问题，以减轻症状的影响。提供睡眠指导，包括创建良好的睡眠环境、避免刺激性饮食和饮料，以及养成良好的睡眠习惯。

（3）照顾者指导

为照顾者提供关于帕金森病的教育和培训，使他们能够更好地了解疾病，提供有效的支持和照顾。提供照顾者应对压力和焦虑的策略，包括寻求社会支持、定期休息和寻求专业心理辅导。强调照顾者自身健康的重要性，鼓励他们关注自己的身体和心理健康，并寻求必要的帮助和支持。

🔊 【护考真题链接】2019 年-A1 型题

下列用药与帕金森病无关的是(　　)。

A. 金刚烷胺　　　　　　　　　B. 肾上腺素

C. 苯海索　　　　　　　　　　D. 多巴胺

E. 复方左旋多巴

答案：B

分析：肾上腺素主要用于心搏骤停和过敏性休克的抢救等，本题选项中除肾上腺素外，其余药物均为帕金森病的治疗用药(B 错，为本题正确答案)。帕金森病的治疗药物：①复方左旋多巴(E 对)；②多巴胺受体激动剂：临床常用普拉克索、罗匹尼罗、吡贝地尔、罗替高汀等；③金刚烷胺(A 对)；④抗胆碱药:适用于早期轻症患者，常用盐酸苯海索(C 对)；⑤帕金森病患者服用多巴胺不能从根本上治疗疾病，但可以起到缓解作用(D 对)。

(郭春波)

✦ 【自测题】

一、选择题

A1 型题

1. 在脑卒中患者的护理中，为什么要注意血压管理？(　　)

A. 高血压可以增加感染风险

B. 高血压可以导致再次中风

C. 低血压可以改善症状恢复

D. 低血压有助于减轻头痛

E. 高血压有助于精神状态改善

2. 哪项不是帕金森病患者常见的非运动症状？(　　)

A. 抑郁　　　　　　　　　　　B. 认知障碍

C. 视力增强　　　　　　　　　D. 自主神经功能障碍

E. 便秘

A2 型题

3. 患者，女性，70 岁，最近因脑卒中入院。目前患者右侧肢体无力，面部略有下垂。护理人员应优先考虑实施的护理措施是(　　)。

A. 提供口腔护理　　　　　　　B. 协助翻身和改变体位

C. 应用抗凝血药物　　　　　　D. 实施言语康复训练

E. 监测心率和血压

4. 患者，男性，75 岁，帕金森病患者，最近感到日益疲劳，行动更为缓慢。为了改善其生活质量，护理团队首先应考虑的措施是(　　)。

A. 调整睡眠环境　　　　　　　B. 增加抗帕金森病药物的剂量

C. 介入物理治疗　　　　　　　D. 提供心理支持

E.安排营养咨询

5.患者，男性，82岁，脑卒中恢复期，家属报告其有时会显得迷惑、不安。针对这种情况，护理干预应优先考虑（ ）。

A.增加抗抑郁药物剂量

B.增加家庭护理服务

C.定期进行认知功能评估

D.提供适宜的病房照明

E.调整病房温度

二、简答题

1.简述脑卒中急性期的护理原则。

自测题答案

一、1.B 2.C 3.E 4.C 5.C

二、1.脑卒中患者在急性期的护理应专注于维持生命体征的稳定、预防并发症、优化神经功能恢复。护理原则包括监测和管理血压、维持适当的氧合与通气、确保营养和水分摄入、维持适当的头部位置以减少颅内压、定期评估神经状态以监测病情变化、预防感染和压力性损伤、提供适当的康复训练。

第九节　老年感官系统疾病患者的护理

✦ **案例导入**

案例

患者，女，71岁，右眼视力进行性下降半年余，诊断为老年性白内障。有高血压病史十余年，口服硝苯地平缓释片治疗。患者情绪低落，担心手术效果和自我照护能力不足。

思考

1.该患者存在哪些护理诊断/问题？

2.请为首优护理诊断列举护理措施。

一、老年人白内障

年龄相关性白内障（age-related cataract），又称老年性白内障，是老年眼科患者常见的退行性疾病，由晶状体混浊、视力下降、严重失明等多种因素引起，是全球首位致盲性眼病。随着人口老龄化加剧，白内障发病率逐年增高，截至2020年，中国成人（18岁及以上）白内障的发病率达到22.78%，患者数量已高达1.3亿，预计到2050年，中国成人白内障人群将超过2.4亿。由于晶状体是光线入眼的必经通路，白内障（晶状体浑浊）会阻挡光线的进入，或使入眼的光线散射，影响视力。白内障的症状包括：视力模糊、眩光、复视、变色、短暂性的近视改善等。尽管白内障很少导致疼痛，但偶尔会有肿胀和眼压升高（青光眼），进而出现眼痛症状。

早发现、早诊断、早治疗对提高白内障患者的生活质量及降低医疗成本具有重要意义。白内障主要通过专科医生进行视力检查以及裂隙灯检查来进行诊断。散瞳可检查眼底，观察网膜以及视神经的情况。对于老年白内障患者的护理，关键在于定期检查、保持眼部卫生、避免刺激、注意饮食和生活方式、佩戴合适的眼镜或隐形眼镜、关注手术治疗以及保持积极乐观的心态。

【护理评估】

1. 健康史

（1）疾病史　包括患者过去的眼部疾病史（如青光眼、玻璃体混浊等）、慢性疾病史（如高血压、糖尿病等）和手术史（是否曾接受过眼部手术）。

（2）药物史　了解患者目前正在使用的药物，包括处方药、非处方药以及补充剂，因为某些药物会影响白内障治疗或手术的选择。

（3）家族史　了解患者家族中是否有白内障或其他眼部疾病的遗传倾向。

2. 身体状况

（1）眼部状况　评估患者的视力、眼压、角膜透明度、晶状体状态等眼部指标，以确定白内障的严重程度及其他眼部问题。

（2）全身状况　评估患者的身体状况，包括血压、血糖、心血管健康等，因为这些因素会影响手术治疗的安全性和效果。

3. 辅助检查

（1）视力检查　进行标准的视力检查，包括远视和近视测试，以评估患者的视力水平。

（2）眼底检查　通过眼底镜检查视网膜和眼底血管的状态，以排除其他眼部疾病的存在。

（3）角膜地形图　评估角膜的曲率和形状，以确定手术治疗的适用性和选择合适的人工晶状体类型。

4. 心理社会状况

（1）心理状态　评估患者的心理健康状况，包括是否存在焦虑、抑郁或其他心理问题，因为这些问题会影响手术治疗的效果和康复过程。

（2）社会支持　了解患者的社会支持系统，包括家庭支持和社区资源，以帮助患者应对疾病挑战和康复需求。

【常见护理诊断/问题】

1. 感知紊乱　与视力下降及晶状体浑浊有关。

2. 焦虑　与担心治疗效果有关。

3. 疼痛　与白内障术后的局部症状有关。

4. 有受伤的危险　与疾病导致的视力减退有关。

5. 知识缺乏：缺乏白内障的相关知识。

6. 潜在并发症：术后感染、出血等　与晶体病变及手术有关。

【护理计划与实施】

1. 一般护理

（1）提供舒适的环境　确保患者的环境安静、明亮，避免光线刺激眼睛。

（2）安排适当的休息和活动　避免过度疲劳和眼部疲劳，合理安排休息时间和活动。

（3）保持眼部卫生　指导患者正确清洁眼部，避免摩擦眼睛，保持眼睛清洁和湿润。

2.对症护理

(1)疼痛管理　监测患者眼部疼痛状况,采取必要的措施缓解疼痛,如局部冷敷或口服止痛药物。

(2)防止感染　注意眼部卫生,避免眼睛受到感染源的污染,定期清洁眼睛,遵循医嘱使用抗生素眼药水。

3.用药护理

(1)根据医嘱使用眼药水　遵循医嘱正确使用抗生素眼药水或其他眼部药物,定期清洗和滴眼,以预防感染和促进愈合。

(2)管理用药不良反应　监测患者对眼药水的耐受性,及时发现和处理药物不良反应,如过敏反应。

4.心理护理

(1)提供情绪支持　与患者建立亲近的关系,倾听患者的主诉,提供情绪上的支持和安慰。

(2)减轻焦虑和恐惧　为患者提供关于手术过程和术后康复的详细信息,回答其疑虑和问题,减轻其对手术的焦虑和恐惧。重视与患者及家属进行交流,建立良好的护患关系。

5.健康教育

(1)术前准备教育　向患者和家属提供有关白内障手术前的准备和注意事项,包括术前禁食、禁药、检查和术后护理等。

(2)术后护理指导　提供术后眼部护理和用药指导,指导患者遵医嘱正确服用药物和使用眼药水;注意保护眼睛,术后避免用手揉眼,避免眼睛受到意外碰撞,外出时佩戴太阳镜,避免强烈光线刺激;注意保暖,预防感冒、咳嗽。术后一至两周内避免剧烈运动、举重和过度弯腰,以防增加眼内压力;初期需要限制阅读和观看电视的时间,以避免过度用眼;如出现剧烈疼痛、视力突然下降、闪光或大量眼前漂浮物,及出现恶心、呕吐等症状,应立即联系医生。保持均衡的饮食,多吃富含维生素 C、维生素 E、B 族维生素的食物,如新鲜蔬菜、水果、全谷类等。做好安全宣教,嘱患者注意防坠床,防跌伤,外出检查需有人陪同。

二、老年性耳聋

老年性耳聋(presbycusis)又称为年龄相关性听力损失(age-related hearing loss, ARHL),是与年龄相关的听力损失累积的病理生理变化。其特征是进行性、不可逆的双侧对称性感音神经性听力损失。据 WHO 报道,老年性耳聋是全球老年人中第二大常见疾病,也是全球第三大流行疾病。预计到 2025 年,随着世界人口老龄化,60 岁以上人口将超过 12 亿,其中超过 5 亿人将患老年性耳聋。老年性耳聋对老年人的身心不利,如会引起交流障碍、感觉剥夺、认知改变、社交孤立、抑郁等不良影响。老年性耳聋的发病机制复杂,目前尚无特效药,主要是使用人工听觉技术补偿听力损失,辅助以药物延缓老年性耳聋的发病进展。

【知识链接】

WHO 听力损失程度分级标准

分级	平均阈值(dBHL)	安静环境	噪杂环境
轻度听力损失	20~35	谈话没有问题	可能听不清谈话声
中度听力损失	35~50	可能听不清谈话声，在谈话中有困难	在谈话中有困难
中重度听力损失	50~65	提高音量后可以正常交流	部分谈话都很困难
重度听力损失	65~80	谈话大部分内容听不到，即便提高音量也不能改善	参与谈话非常困难
极重度听力损失	80~95	听到声音极度困难	听不到谈话声
听力完全损失/全聋	≥95	听不到言语声和大部分环境声	听不到言语声和大部分环境声
单侧聋	好耳<20 差耳>35	除非声音靠近较差的耳朵否则不会有问题，可能存在声源定位困难	可能对言语声、对话中和声源定位存在困难

来源：WHO-2021 听力损失分级标准。

【护理评估】

1. 健康史

（1）疾病史　高血压是老年性耳聋的危险因素。此外，应评估患者是否伴有抑郁症和认知功能障碍，以排除隐匿性听力损失。听力损失患者通常伴有耳鸣，还应注意排除导致此类症状的其他疾病（如听神经瘤等）。

（2）药物史　使用氨基糖苷类抗生素、顺铂和袢利尿剂等均导致听力损失。

（3）职业史和环境暴露史　大量暴露于工作场所噪音与娱乐性噪音的人更易出现高频听力损失。吸烟亦与高频率听力损失有关。

2. 临床分型

（1）感音型　该型患者患者进行组织病理学检查时可发现耳蜗基底毛细胞损失。

（2）神经型　当耳蜗中神经元丢失超过 50% 时称为神经性老年性耳聋。在患者整个耳蜗中观察到神经元的进行性丧失。

（3）代谢型　该型患者的血管纹组织损伤>30%。血管纹被认为在内耳动态平衡中具有重要的功能，在蜗内电位的产生和维持中发挥重要作用。

（4）耳蜗传导型　此型患者的病理学检查发现，耳蜗没有或者仅在基底段出现极少量的毛细胞损失。

3. 辅助检查

（1）耳镜检查　鼓膜有无特征性改变，如穿孔、内陷、萎缩、有钙化症。

（2）纯音听阈测试　为主观听力检查，包含气导听阈及骨导听阈检查。

(3)常规导抗测试 为客观听力检查，测试中耳传音系统、内耳系统、听神经及脑干听觉通路功能。

4.心理社会状况

(1)心理状态 评估患者的心理健康状况，包括是否存在焦虑、抑郁、自卑感等情绪，并了解其对耳聋的适应和应对方式。

(2)社会支持 了解患者的社会支持系统，包括家庭支持、朋友支持和社区资源，以及是否需要提供额外的支持和帮助。

【常见护理诊断/问题】

1.听力受损 与老年性耳聋导致的听力下降有关。

2.沟通障碍 与老年性耳聋导致与他人交流困难有关。

3.焦虑 与耳聋及担心预后有关。

4.知识缺乏：缺乏有关耳聋的防护知识。

5.生活自理能力下降 与老年性耳聋导致的语言理解、日常活动和安全问题有关。

【护理计划与实施】

1.一般护理

(1)提供舒适的环境 保持室内安静，减少噪音干扰，避免突然的声音刺激。

(2)促进安全 确保患者生活环境的安全性，如清除地面障碍物，标示重要地点，以减少意外发生的可能性。

(3)提供清晰的交流环境 与患者交流时，保持面对面与清晰的表达，避免嘈杂的背景声音。

2.对症护理

(1)助听器适应性训练 老年性耳聋患者使用助听器时，适当的护理和使用指导非常重要，这不仅能提高助听器的效果，也有助于保护患者的残存听力。①正确佩戴和调整：确保助听器正确安装在耳朵中，佩戴舒适，避免造成耳朵疼痛或不适；定期到专业的听力师处进行助听器的调整和评估，以确保其设置最适合患者当前的听力需求。②日常清洁和保养：每日使用后，用干燥的软布清洁助听器表面，避免使用水或任何化学清洁剂；检查耳塞部分是否堵塞或有蜡污，定期清理，必要时更换；使用专用的干燥盒或干燥剂保持助听器干燥，防止潮湿和耳垢引起的损坏。③电池管理：定期检查和更换电池，以确保助听器有足够的电力运行；存放备用电池，并学会正确更换电池，确保电池极性正确。④避免损害：避免将助听器暴露在极端温度或湿度中；避免跌落或重压，存放时使用硬质保护盒；避免在戴着助听器时使用发胶、香水等堵塞微型麦克风的产品。⑤定期听力检查：定期进行听力测试，监测听力状况是否有变化，以调整助听器设置；根据听力师的建议调整助听器的使用，以应对听力下降或其他变化。⑥用户培训和支持：家属也应了解如何辅助患者正确使用和维护助听器。

(2)采用有效沟通策略 针对老年性耳聋患者，护理人员可以采用多种策略来优化沟通。首先，面对面交谈时保持眼神接触，确保患者可以看到护理人员的嘴型和表情，这有助于他们更好地理解对话。其次，使用简洁明了的语言和较慢的说话速度可以提高信息的清晰度。此外，可以利用写字板或电子设备辅助交流，特别是在传达复杂信息时。确保环境相对安静，减少背景噪音也是关键，因为噪音可以显著影响听力受损者的理解能力。最后，鼓励使用助听器或其他听力辅助设备，并定期检查和调整这些设备以保证其效果。

3.用药护理

老年性耳聋患者的用药护理主要包括针对耳部炎症、内耳疾病和改善听力的药物治疗。

(1)耳部炎症的药物治疗　对于耳部炎症，可应用含抗生素的滴耳液如左氧氟沙星滴耳液、庆大霉素滴耳液等，用于消炎和控制感染；或使用含糖皮质激素的药物，用于减轻炎症和肿胀。

(2)内耳疾病的药物治疗　患有梅尼埃尔病等内耳疾病的患者，会使用利尿剂，如双氢克尿噻，以减轻内耳水肿和压力，从而改善听力。此外，内耳疾病可能涉及到血管问题，医生会开具血管活性药物，如植物神经调节药物，以促进内耳血液循环和改善听力。

(3)改善听力的药物治疗　针对耳聋患者，耳蜡过多会影响听力，医生会建议使用耳蜡软化剂，如甘油，用于软化耳蜡并促进耳道通畅。营养补充剂，如维生素 B 群、叶酸和锌等，有助于改善耳聋患者的听力。

(4)用药注意事项　患者在使用耳滴时，需要按照医生的建议正确滴入。使用滴耳液前，彻底洗净双手以避免将细菌带入耳内。检查药物的保质期和药物的质量。头部向一侧倾斜，患耳朝上，轻轻拉起耳郭，使耳道直立。避免将药物直接滴入耳腔深处，以免损伤耳膜。在用药期间需要注意观察是否出现药物不良反应，如耳部刺激、过敏反应等，如有异常应及时告知医生。

4.心理护理

(1)提供心理支持和咨询　为老年耳聋患者提供心理支持，帮助老年人保持与家人、朋友及社区的联系，避免因听力损失导致的社交孤立。当老年人因耳聋产生严重的情绪困扰时，建议寻求心理咨询或治疗。

(2)家庭支持和教育　鼓励患者的家人和照顾者参与护理过程，并提供相关的听力保护和应对策略的知识。

5.健康教育

(1)听力保护知识　向老年耳聋患者和他们的家人提供听力保护知识，包括避免长时间暴露于噪音环境、正确佩戴耳塞和耳罩等。

(2)助听器使用指导　详细介绍助听器的使用方法，包括如何正确佩戴、调节音量和清洁维护等，以提高使用效果。

（郭春波）

【自测题】

一、选择题

A1 型题

1. 对于老年白内障患者，在术后护理中应特别注意避免什么？（　　）

A. 长时间使用电脑　　　　　　　　B. 在室外不佩戴太阳眼镜

C. 术后立即重返工作岗位　　　　　D. 进行轻度的家庭活动

E. 术后即刻进行眼部按摩

2. 老年性耳聋患者使用助听器时，哪项是护理人员需要注意的？（　　）

A. 定期检查助听器电池　　　　　　B. 避免使用助听器以促进自然听力恢复

C. 只在社交场合使用助听器　　　　D. 激励患者自行调整助听器设置

E. 鼓励患者无论环境噪音大小都关闭助听器

A2 型题

3. 黄先生，84 岁，白内障术后第三天，在家中无意中撞到了门，随即出现眼部红肿。护理人员首先应采取的行动是什么？（　　）

A. 让他休息并观察几小时　　　　　B. 立即联系他的眼科医生

C. 轻轻按摩眼部以减轻肿胀　　　　D. 给予非处方的抗炎药物

E. 用冷敷缓解肿胀

4. 苏女士，76 岁，老年性耳聋，最近感到与家人的沟通变得困难。她的家人应该如何帮助她？（　　）

A. 增大与她交谈时的音量

B. 用更清晰和慢速的语速与她交谈

C. 只在必要时与她交谈以减少她的挫败感

D. 使用更多肢体语言和视觉提示辅助交流

E. 忽略她的困难，让她自行适应

二、简答题

在照顾老年性耳聋患者时，可以采用几种有效沟通策略？

自测题答案

一、1. E　2. A　3. B　4. D

二、针对老年性耳聋患者时，护理人员可以采用多种策略来优化沟通。首先，面对面交谈时保持眼神接触，确保患者可以看到护理人员的嘴型和表情，这有助于他们更好地理解对话。其次，使用简洁明了的语言和较慢的说话速度可以提高信息的清晰度。此外，可以利用写字板或电子设备辅助交流，特别是在传达复杂信息时。确保环境相对安静，减少背景噪音也是关键，因为噪音可以显著影响听力受损者的理解能力。最后，鼓励使用助听器或其他听力辅助设备，并定期检查和调整这些设备以保证其效果。

【本章小结】

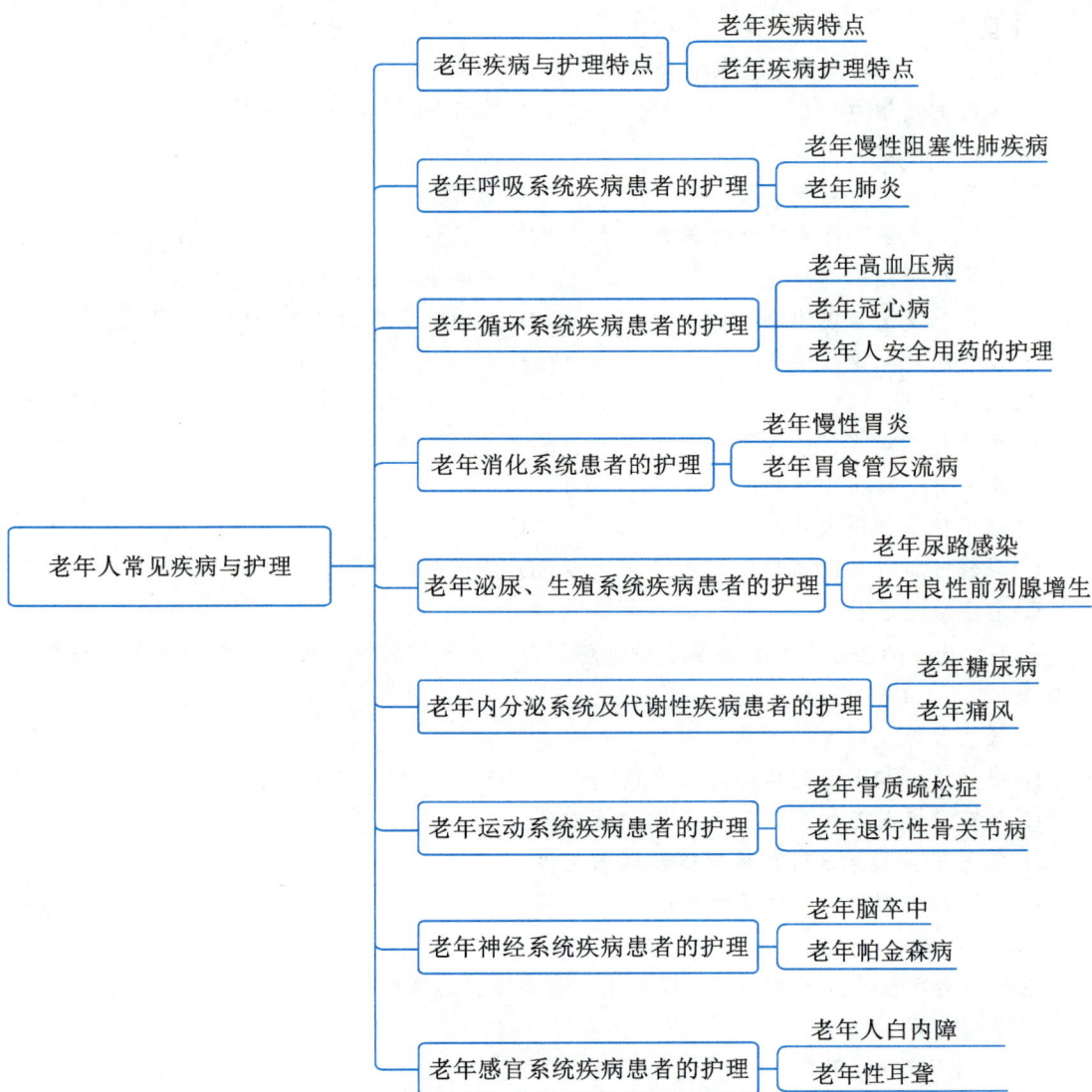

老年人常见疾病与护理

- 老年疾病与护理特点
  - 老年疾病特点
  - 老年疾病护理特点
- 老年呼吸系统疾病患者的护理
  - 老年慢性阻塞性肺疾病
  - 老年肺炎
- 老年循环系统疾病患者的护理
  - 老年高血压病
  - 老年冠心病
  - 老年人安全用药的护理
- 老年消化系统患者的护理
  - 老年慢性胃炎
  - 老年胃食管反流病
- 老年泌尿、生殖系统疾病患者的护理
  - 老年尿路感染
  - 老年良性前列腺增生
- 老年内分泌系统及代谢性疾病患者的护理
  - 老年糖尿病
  - 老年痛风
- 老年运动系统疾病患者的护理
  - 老年骨质疏松症
  - 老年退行性骨关节病
- 老年神经系统疾病患者的护理
  - 老年脑卒中
  - 老年帕金森病
- 老年感官系统疾病患者的护理
  - 老年人白内障
  - 老年性耳聋

第六章
常见老年综合征的评估与护理

✦ **学习目标**

知识目标：

（1）能陈述常见老年综合征的概念。

（2）能掌握常见老年综合征的评估方法。

（3）能陈述常见老年综合征的临床表现。

（4）能列出常见老年综合征的护理内容。

能力目标： 能评估和识别老年人常见老年综合征，并针对性给予适当的护理措施。

素质目标： 具有尊老、爱老观念，在评估和护理过程中尊重患者、关心患者、爱护患者，全心全意为患者服务。

由于年龄的增长，老年人的身体机能下降，疾病问题增多，导致老年人出现多种健康问题，常常表现为一组症候群，即老年综合征（geriatric syndrome，GS）。GS会严重影响老年人的生活质量和功能，需要通过系统的评估，多学科团队协作干预，改善其生活质量。本章主要介绍常见GS的概念、评估方法、诊疗原则以及护理措施。

第一节　概述

一、老年综合征概念及特点

（一）老年综合征的概念

老年综合征（geriatric syndrome，GS）是指老年人因老化、多种疾病或多种原因导致同一临床表现的非典型症状或非特异性症候群。常见GS包括：抑郁症、睡眠障碍、尿失禁、认知障碍、谵妄、疼痛、药物不合理应用和跌倒等。国际上关于GS应包含的种类目前尚无统一标准。哈佛大学Inouye等认为GS仅包括跌倒、谵妄、尿失禁、压力性损伤和功能下降5个症状。亚太地区老年医学会于2013年发表的专家共识中指出常见的GS包括认知障碍、尿失禁、谵妄、跌倒、听力障碍、视力障碍、肌少症、营养不良、衰弱、卧床、步态失衡和压力性损伤12项。虽然GS的表现形式多样，但大多有着共同的病理生理基础，可以随增龄而独立存在，也可以与老年性疾病相互交叉，叠加存在，两者会相互影响。

GS的危害大，可以加速老年疾病的发展，加重疾病进展，延长住院时间，影响老年人功能状态，降低生活质量。早期识别GS并进行针对性干预和管理，可以减少或延缓老年疾病的发生或发展，改善生活质量。老年综合评估是筛查GS的核心手段。

(二)老年综合征的特点

GS是人在衰老过程中出现的一系列问题症候群，是非典型症状或非特异性症候群，虽然表现形式不同，但是具有很多共同特点。

1. 年龄相关性　GS是老年人群出现的不典型衰老相关的症状，发生率随年龄增长而升高，会与老年相关疾病相互交叉，相互影响。例如认知障碍、尿失禁等GS都会随着年龄增加而发生率升高。

2. 非特异性　GS是一组多因素造成的非特异性症候群。发病原因不同，可能会出现同样的表现，如不明原因的体重下降、食欲下降、疲劳和反复感染等。当老年人出现某种GS时，往往会伴有一系列相关的症状，难以判断具体是哪一器官、系统的问题。

3. 隐匿性　GS的临床表现具有隐匿性，一般不会急性发病，疾病进展缓慢，因此易被误以为是年龄增长导致的，在临床中容易被忽略或者漏诊。因为GS不是明确的疾病，也不是致命性症状，对日常生活的影响也是由小到大逐渐增加。

4. 多因一果　GS的病因和病理过程都有复杂性，某一项GS不是单一器官的问题，而是由多种疾病或者原因导致的，同时GS的病因会相互作用，最终造成多器官功能受损，导致同一临床表现的多重因果关系。例如老年人可能因为吞咽功能障碍、平衡能力下降、睡眠障碍、疼痛等因素导致肌少症和跌倒的发生。

二、老年综合征的护理评估

GS在老年人群中发病率高，会导致老年人出现身心健康受损，生活质量下降，住院率增加，医疗费用增加。因此，对GS患者应及时进行评估，积极采取措施，有效地减少发病风险因素，降低GS发生率。由于GS的复杂性和多样性，临床通过组建多学科团队进行系统的评估和干预，团队成员包括医生、护士、营养师、康复师、临床药师等。GS的评估主要是量表评估，包括整体评估量表和单一评估量表两类。

(一)整体评估量表

目前系统、全面地评估多种GS的量表较少。目前国际常用的SPICES量表是由美国哈特福德老年护理研究所、纽约大学护理系Terry Fulmer博士设计，其中6个字母代表常见的6种GS。其中S代表睡眠障碍(sleep disorders)，P代表进食问题(problems with eating or feeding)，I代表失禁(incontinence)，C代表意识模糊(confusion)，E代表跌倒问题(evidence of falls)，S代表皮肤破损(skin break down)。但该量表仅提供了一个简单的评估框架，没有给出具体的评价指标，临床上可以将其作为GS的初筛内容参考，运用时需结合单一的GS评估工具进行完善。

国内四川大学华西医院也构建了一套GS评价量表，涉及的GS内容包括跌倒、吞咽障碍、睡眠障碍、尿失禁、便秘、营养不良、疼痛、压力性损伤等8个方面，共59个条目。临床研究显示该量表应用的信度、效度都较好。

(二) 单一评估量表

相对于整体评估量表, 目前使用较为广泛的是单个 GS 的评估量表。主要为引进的国外量表, 国内自主构建的评估量表较为缺乏。常用的量表包括评估跌倒风险的 Morse 跌倒评估量表、评估慢性疼痛的数字评定量表、评估认知功能的简易精神状态检查量表、评估抑郁的汉密尔顿抑郁量表等。

三、老年综合征的管理

在 GS 的管理中, 准确地评估和识别是第一步, 对存在问题的评估对象应及时评估, 若不能识别和针对性治疗潜在的 GS 的病因, 会进一步影响老年人的健康。对于已经识别的 GS 患者, 应进行整体治疗和照护, 使治疗效果最大化。因为 GS 是一组症候群, 不是单一的疾病, 管理复杂、难度大, 需要多学科团队协作为老年患者提供健康照护。根据患者的 GS 评估结果, 可以采用相应的 GS 管理策略。

1. 评估结果提示躯体活动能力良好、无焦虑和抑郁、营养状况良好、认知功能正常、非衰弱、无肌少症的老年人, 可进入传统的老年慢性疾病管理模式, 或单科会诊模式。

2. 评估结果提示合并跌倒高风险、躯体活动能力明显下降、焦虑、抑郁、谵妄、营养不良、认知功能减退、尿失禁、大便失禁、衰弱或肌少症的 GS 高危人群, 建议启动多学科团队管理模式, 以多学科团队为支撑, 制订出有效的管理方案, 全面又个体化地实施老年病治疗新模式。

3. 对 GS 评估结果提示高危人群, 但考虑到某种急性疾病引起 GS 加剧, 建议进一步专科诊治解决急性病问题。

4. 合并 GS 的老年人经多学科团队处理后, 症状加剧、功能恶化, 考虑由系统疾病状态加剧引起的, 也建议转专科进一步处理急性事件。

(杨慧娟)

【自测题】

一、选择题

A1 型题

1. 以下哪项表述不符合老年综合征的特点(　　　)。

A. 是明确的疾病

B. 不是致命性症状

C. 对日常生活有影响

D. 以老化为背景

E. 通常不仅涉及单个身体系统的功能障碍

2. 下列哪项不属于老年综合征(　　　)。

A. 跌倒

B. 认知功能障碍

C. 心功能减退

D. 抑郁

E. 营养不良

A2 型题

3. 李奶奶, 75 岁, 退休人员, 独居状态。近来自感体力下降, 容易疲劳, 食欲减退, 体重减轻, 入睡困难。医生认为李奶奶可能存在老年综合征, 建议行老年综合征评估。下列哪项不是老年综合征的特点(　　)。

  A. 非特异性　　　　　　　　　　B. 隐匿性

  C. 多因一果　　　　　　　　　　D. 年龄相关性

  E. 是一系列典型症状

4. 在为李奶奶实施评估的过程中,下列哪项不需要重点评估(　　)。

  A. 生活自理能力　　　　　　　　B. 家庭资产配置

  C. 有无营养不良　　　　　　　　D. 有无跌倒风险

  E. 有无睡眠障碍

二、简答题

请简述老年综合征的概念。

自测题答案

一、1. A 2. C 3. E 4. B

二、老年综合征是指老年人因老化、多种疾病或多种原因导致同一临床表现的非典型症状或非特异性症候群。

第二节　跌倒

✦ 案例导入

案例

患者,男,78 岁。高血压病史 20 余年,近期因头晕、血压高入院治疗,入院第 2 天晚上起来上厕所时发生跌倒,倒地时臀部先着地,诉有臀部疼痛,害怕再次跌倒。值班护士测量血压 148/96 mmHg,随机血糖 6.8 mmol/L,检查无明显外伤,安抚患者,扶至床上休息,给予吸氧,待医生进一步检查。

思考

1. 该患者有哪些护理诊断/问题?

2. 该患者发生跌倒的危险因素有哪些?

3. 该患者跌倒发生后护理措施有哪些?

跌倒(falling down)指突发不自主的、非故意的体位改变,包括倒在地上或更低的平面上,但不包括靠在墙壁或家具上的情况。按照国际疾病分类(ICD-10),跌倒分为两类,在同一平面的跌倒和从一个平面至另一个平面的跌倒。

老年人跌倒发生率高,危害大。据 WHO 估计,65 岁及以上老年人中有 28%~35% 每年至少发生一次跌倒。我国 65 岁以上老年人中,男性有 21%~23%、女性有 43%~44% 曾发生跌倒。2015 年全国疾病监测系统死因结果显示,我国 65 岁以上老年人跌倒死亡率为 58.03/10 万,占该年龄人群全部伤害致死原因的 34.85%,是老年人首位伤害死因。跌倒可导致软组织损伤、骨折、脑外伤,甚至引起死亡。但是跌倒事件存在可预知的潜在危险因素,因此,早期评估和干预非常重要。

【护理评估】

(一)健康史

1. 一般资料　评估老年人有无跌倒史、疾病情况(如帕金森病、肌肉骨骼慢性疼痛、脑卒中等)、近期有无急性疾病或慢性疾病急性发作、有无视力障碍、有无使用特殊药物(如降糖药、降压药以及镇静剂等)。

2. 危险因素　跌倒的危险因素可分内在危险因素和外在危险因素。

(1)内在危险因素:主要是患者本身的因素,包括生理因素、病理因素、药物因素、心理因素。

1)生理因素:高龄、肌力下降、骨质流失、步态和平衡功能下降、视力下降、听觉减退、触觉减退、前庭及本体感觉减退等,是导致跌倒发生的常见原因。

2)病理因素:①精神疾病、意识丧失,如昏厥或癫痫发作、严重抑郁等;②神经系统疾病、认知障碍等;③骨关节疾病、骨质疏松、足部疾病等;④眼部疾病;⑤贫血、虚弱、脱水、低氧血症、电解质紊乱等。

3)药物因素:①精神类药物,如抗抑郁药、抗焦虑药、抗惊厥药、催眠药等;②心血管药物,如降压药、血管扩张药、利尿剂等;③其它药物,如降糖药、非甾体抗炎药、多巴胺类药物、镇痛剂、抗帕金森病药等。

4)心理因素:老年人存在情绪不佳、抑郁、沮丧及其导致的社会隔离都会增加跌倒的风险。害怕跌倒的心理会降低老年人的活动,影响步态和平衡能力,从而增加跌倒的风险。

(2)外在危险因素:主要是指环境、社会因素。

1)环境因素:包括室内环境和公共环境。室内光线不良、地面湿滑、台阶或地面有落差、过道有障碍物、无扶手、床或座椅过低等均是老年人跌倒的危险因素。

2)社会因素:老年人的教育水平、经济水平、卫生保健水平、享受社会服务和卫生服务的途径、公共环境安全设计、是否独居、社会交往都会影响老年人跌倒的发生。

(二)临床表现

1. 跌倒前表现　跌倒前可能出现前驱症状,如头晕、眩晕、失衡感、心悸等。

2. 跌倒后表现　老年人跌倒后会导致各种损伤,其中50%会引起软组织损伤及内脏损伤,10%出现严重损伤,5%出现骨折。软组织损伤表现包括轻度软组织损伤,如局部疼痛、瘀斑、肿胀;重度软组织损伤表现,如关节脱位、血肿、积血、扭伤。内脏损伤,如肝脏损伤、脾脏损伤,一般会有体表相应部位的触痛或腹膜刺激征。骨折主要表现为股骨颈骨折、椎骨骨折、髋部骨折。

(三)辅助检查

1. 体格检查　观察老年人跌倒后的生命体征、意识状态,检查有无外伤及骨折等,初步判断病情。询问跌倒前是否患有心力衰竭、帕金森病、骨质疏松、脑血管疾病以及有无走路不稳、感觉异常、慌张步态等。

2. 实验室及其他检查　实验室检查如血常规、尿常规、电解质、肝肾功能、血糖、维生素 B_{12} 水平、甲状腺功能等;影像学检查包括 X 线平片检查、CT 或 MRI;另外根据情况可以选择心电图或超声心动图、脑电图、肌电图、诊断性穿刺等检查,以明确跌倒的原因和损伤的严重程度。

3.筛查量表　对于跌倒的风险评估可以运用评估量表进行筛查,目前多种评估工具已经证明用于预测老年人的跌倒风险评估信效度好。其中,应用广泛、相对较成熟的跌倒危险评估工具包括 Morse 跌倒评估量表和托马斯跌倒风险评估工具。

(1)Morse 跌倒风险评估量表:用于预测跌倒可能性的量表(表6-1)。由跌倒史、超过一个医学诊断、使用行走辅助工具、静脉输液或使用肝素、步态、认知状态 6 个条目组成。总分 125 分,得分 0~24 分提示无跌倒风险;25~45 分为跌倒低风险;>45 分为跌倒高风险。

表 6-1　Morse 跌倒风险评估量表

项目	评分标准	分值
跌倒史	无=0 有=25	
超过一个医学诊断	无=0 有=15	
使用行走辅助工具	否或卧床=0 拐杖、助步器、手杖=15	
	扶靠家具行走=30	
静脉输液或使用肝素	否=0 是=20	
步态	正常或卧床不能移动=0	
	双下肢软弱乏力=10 残疾或功能障碍=20	
认知状态	量力而行=0	
	高估自己或忘记自己受限制=15	
总得分		

(2)托马斯跌倒风险评估表:专门为老年人设计的跌倒风险评估量表,见表6-2,量表由 5 个项目组成。得分越高,提示跌倒风险越大,得分大于 2 分,为跌倒高危患者。

表 6-2　托马斯跌倒风险评估表

序号	项目	得分	
1	最近一年内或住院中发生过跌倒	否=1	是=2
2	意识不清、无定向感、躁动不安(任一项)	否=1	是=2
3	主观视觉不佳,影响平时生活能力	否=1	是=2
4	有无尿失禁或尿频	否=1	是=2
5	活动无耐力,只能短暂站立,需协助或使用辅助器下床	否=1	是=2
总分			

（四）心理社会评估

心理、社会因素可增加跌倒的风险，需要注意评估老年人是否存在沮丧、抑郁、焦虑、情绪不佳、害怕跌倒的情况。另外，需要评估老年人的经济状况、教育文化、卫生保健水平、就医途径、是否独居、与社会交往联系的程度、居住环境等社会因素。

【常见护理诊断/问题】

1. 有受伤的危险　与跌倒有关。
2. 疼痛　与跌倒后损伤有关。
3. 恐惧　与害怕再跌倒有关。
4. 移动能力障碍　与跌倒后损伤有关。
5. 如厕自理缺陷　与跌倒后损伤有关。
6. 健康维护能力低下　与缺乏跌倒相关知识有关。

【护理计划与实施】

（一）去除危险因素

及时识别发生跌倒的原因。老年人跌倒往往并不是一种意外，而是存在潜在的风险。老年人跌倒是可以预防和控制的，应积极开展老年人跌倒的干预，去除危险因素，预防跌倒的发生。

（二）跌倒后的处理

1. 安全转移　老年人跌倒，处于有危险因素的环境中时，应选择适当的方法快速转移至安全舒适的地方；如果环境安全，病情危重，立即就地进行抢救。

2. 病情观察　跌倒后，重点检查受伤和着地的部位，并进行全面、详细的体格检查。跌倒后局部肢体肿胀、瘀斑、功能障碍、畸形者判断是否发生骨折；髋部疼痛，不能站立和行走时，考虑股骨颈骨折；头部先行着地时应检查有无外伤痕迹，鼻腔和外耳道有无分泌物流出；重点观察胸廓两侧呼吸是否对称、呼吸音有无减弱或消失、胸部有无触痛；其次观察腹部有无膨隆，触诊有无肌紧张、压痛、反跳痛等，必要时行腹腔诊断性穿刺。

3. 完善相关检查　当老年人由于直立性低血压引起跌倒时，应进行平卧位和直立位血压测定；疑似有低血糖时应检测血糖；如跌倒后疑似并发骨折，需行 X 线检查；如头部先着地需做头部 CT 或 MRI；同时行视力、听力检查等。

4. 症状处理　轻微的跌倒伤害，如扭伤、拉伤等，应充分休息；跌倒后 24~48 h 内，可使用冰袋冷敷受伤部位减轻肿胀和疼痛；可以将受伤的肢体抬高，高于心脏水平，有助于减轻肿胀；轻度扭伤或肿胀可使用弹性绷带适当压迫包扎以减轻肿胀。

5. 骨折后处理　骨折部位未确定的情况下，不随意搬动，以免造成二次伤害。对意识清楚者，可询问老年人跌倒时的情况，配合医生评估有无骨折或其他伤害，协助做好骨折固定等现场处理。对有手术指征的跌倒伤害应尽早手术治疗，术后积极进行康复治疗，以免造成关节挛缩、肌力下降及功能丧失等。

6. 急救处理　老年人跌倒后出现意识不清，有明显外伤、畸形、身体不能自主活动或伴有口角歪斜、言语不畅时，应立即急救处理。

> 考点：跌倒患者的处理

【护考真题链接】2013 年-A1 型题

患者，女，66 岁。高血压病史多年。曾多次发生短时间肢体麻木或眩晕，持续几分钟后恢复正常，发作时曾有跌倒现象。目前最重要的护理措施是( )。

A.给予低脂、低盐、低胆固醇饮食　　B.向患者讲解疾病相关知识

C.安抚患者情绪　　D.指导患者配合，进行有效安全防护

E.嘱患者戒烟限酒

答案：D

分析：因该高血压患者有跌倒史，且多次发生肢体麻木或眩晕，再次发生跌倒的风险很大，故目前最重要的护理措施是指导患者配合，进行有效安全防护(D 对，ABCE 错)。

(三) 安全防范

跌倒可导致严重的并发症，识别并减少跌倒危险因素，预防跌倒发生非常重要。来自39 个国家的 96 位专家在 2022 年 9 月发布了《世界指南：老年人跌倒的预防与管理》，系统地阐述了社区老年人跌倒管理流程(图 6-1)，流程可以帮助医护工作者快速、精准地评估老年人跌倒风险，及时予以处理。

除此之外，安全防范还包括协助老年人了解跌倒后的不良后果和预防跌倒的措施，如保持房间光线充足，夜间留夜灯；保持通道畅通，清理地面不必要的杂物；在上下楼梯、经过有扶手的地方要有扶住扶手的习惯；长时间坐位后，从椅子上站起时要注意动作缓慢、站稳后再行走；转身时也要动作缓慢，切忌转身过快等。

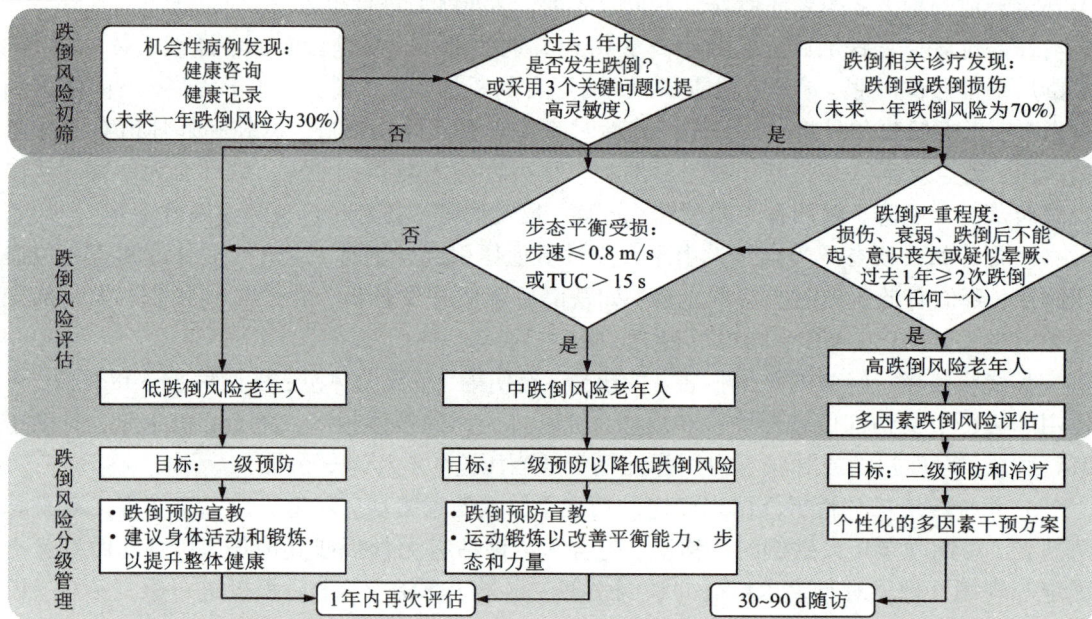

注：TUG 为起立-行走测试。

图 6-1　社区老年人跌倒管理流程

图片来源：吴延，王广玲，聂作婷，等.2022 年版《世界指南：老年人跌倒的预防与管理》解读[J].
中国全科医学，2023，26(10)：1159-1163+1171.

(四)心理护理

老年人害怕跌倒的心理普遍存在，在日常生活中，应鼓励老年人保持乐观情绪，适当娱乐，保持良好的人际交往，调整和控制不良情绪。老年人跌倒后常产生恐惧心理，家属应多陪伴与沟通，增强自信、自我效能和提供社会支持，以减少老年人对跌倒的恐惧。

(五)健康教育

1.知识宣教　及时向老年人及照护者讲解发生跌倒的原因；告知老年人的活动范围，能力大小，使其有足够的危机意识；讲解预防跌倒的干预措施，出现跌倒后迅速做出反应，正确处理，尽量避免出现严重后果。

2.生活指导　可通过步态练习、力量训练等加强平衡协调能力，进行规律运动，以减少跌倒的发生。

3.合理用药　指导老年人遵医嘱正确用药。服用镇静安眠药的老年人，未完全清醒时勿下床活动；服用降糖、降压及利尿等药物需注意用药后的反应。

4.适当的辅助工具　使用长度合适、顶部面积较大的拐杖；将拐杖、助行器及常用物品等放在触手可及的位置。

5.合适的生活环境　帮助老年人熟悉居住环境，家具摆放适当，穿防滑平底鞋；走路保持步态平稳，避免携带沉重物品等。

🔊【知识链接】

老年人药物相关性跌倒使用管理证据总结

1.由临床医生、药剂师及护理人员一起优化调整跌倒相关药物，服药从小剂量开始，缓慢加量。

2.合理地进行跌倒相关性药物的处方精简，结合药物的特点和老年人的实际情况调整。

3.让老年人和家属参与处方精简过程，了解老年人的实际用药情况，让老年人及家属共同决策。

4.组织多学科团队共同管理并全面评估老年人的疾病和用药情况，尽量减少用药数量和剂量，停掉或撤掉不必要的药物，逐渐减量至停药。

5.监测已知的可能导致跌倒风险药物的不良反应。不良反应的主要管理措施：锥体外系反应时，减量或换药，必要时遵医嘱应用药物拮抗等；直立性低血压时，在监测下继续用药，长期卧床者，应缓慢下床或站立前静坐几分钟；低血糖时，按照低血糖处理流程尽早纠正低血糖。

来源:韩辉武,雷雨洁,卓红霞,等.老年人药物相关性跌倒预防与管理的证据总结[J].中国护理管理,2024,24(03):336-341.

【自 测 题】

一、选择题

A1 型题

1. 住院患者使用 Morse 量表评估，分值≥（   ）者可视为存在跌倒危险。

A. 10 分   B. 15 分

C. 20 分   D. 25 分

E. 50 分

2. 跌倒常规预防措施中活动环境安全包括（   ）。

A. 光线充足   B. 地面清洁、干燥

C. 通道畅通无杂物   D. 上下楼梯、如厕时有扶手

E. 以上都是

A2 题

3. 患者，男，67 岁，突发脑梗死住院治疗 10 天，病情平稳后拟办理出院。患者右侧肢体无力，走路步态不稳。此患者出院时，护士应该重点指导（   ）。

A. 压力性损伤的预防   B. 抑郁情绪的观察

C. 跌倒的预防   D. 肢体功能的康复训练

E. 用药指导

4. 护士对此患者居家环境进行评估，为预防跌倒，建议居家环境安全设置不包括（   ）。

A. 马桶两侧增设扶手   B. 光线充足

C. 通道畅通无杂物   D. 地面清洁、干燥

E. 进门设门槛

二、简答题

对存在跌倒风险的老年人，健康教育的内容主要有哪些？

自测题答案

一、1. D 2. E 3. C 4. E

二、健康教育的主要内容有：

1）知识宣教：及时向老年人及照护者讲解跌倒的原因；告知老年人的活动范围，能力大小，使其有足够的危机意识；讲解预防跌倒的干预措施，出现跌倒后迅速做出反应，正确处理，尽量避免出现严重后果。

2）生活指导：可通过步态练习、力量训练等加强平衡协调能力，进行规律运动，减少跌倒的发生。

3）合理用药：指导老年人遵医嘱正确用药。服用镇静安眠药的老年人，未完全清醒时勿下床活动；服用降糖、降压及利尿等药物需注意用药后的反应。

4）适当的辅助工具：使用长度合适、顶部面积较大的拐杖；将拐杖、助行器及常用物品等放在触手可及的位置。

5）合适的生活环境：帮助老年人熟悉居住环境，家具摆放适当，穿防滑平底鞋；走路保持步态平稳，避免携带沉重物品等。

第三节　吞咽障碍

✦ 案例导入

案例

患者，李爷爷，男，84岁。于2024年3月27日突发脑梗死，急诊入住老年科，经临床治疗后病情稳定。现患者仍有言语不清、吞咽困难，进食时容易出现呛咳。

思考

1.该患者有哪些护理诊断/问题？

2.如何评估该患者的吞咽功能？

3.如何对该患者进行健康指导？

吞咽障碍（dysphagia）是由于多种原因导致不能安全有效地把食物由口送到胃内的一种临床表现，是临床常见的老年综合征之一。吞咽过程包括认知期/口腔前期、口腔准备期、口腔推进期/口腔期、咽期和食管期5个阶段，任何阶段发生功能障碍都会导致吞咽运动受阻，发生进食困难。吞咽障碍所带来的常见问题包括误吸、肺炎、脱水、营养不良、窒息，甚至死亡，这些都会影响老年人的身体健康和生活质量。

吞咽障碍在老年人群中发生率高。调查显示，吞咽障碍发生率在我国独居老年人中为30%~40%，在接受急症护理老年人中为44%，在社区老年人中为13%~38%，在养老院高达40%~60%。吞咽障碍对老年人危害大，美国每年因吞咽障碍导致死亡的人数超过1万，加上其相关并发症导致的死亡人数可达到6万。

【护理评估】

(一)健康史

1.一般情况　评估患者基本情况，如年龄、生活方式、饮食习惯、生活环境、疾病史等；了解口腔功能，如口部开合、有无流涎、吞咽反射、呕吐反射、牙齿完整性、发声、味觉、有无咽喉部及食管的手术史等；评估进餐习惯，如有无进食过快、食物过硬或过黏、饮酒过量、进食时说话等；评估全身情况，如体力、呼吸状态、意识状态、认知功能等。

2.危险因素　吞咽反射涉及多种神经和肌肉，吞咽障碍的危险因素也包括多个方面。

(1)年龄：随着年龄增长，老年人神经、肌肉功能出现退行性变，会影响吞咽相关神经肌肉和关节的协调性，出现咽反射下降、咽喉部感觉障碍、咳嗽反射减弱、胃肠道蠕动减弱等，从而导致吞咽障碍。另外，老年人易出现口腔问题，如牙齿松动、残缺，导致咀嚼能力下降。

(2)疾病因素：多种影响神经和肌肉功能的疾病会导致吞咽障碍。①神经系统疾病：脑卒中、帕金森病、阿尔茨海默病、重症肌无力、神经炎等。②梗阻性病变：咽、喉、食管腔内炎症、狭窄、肿块等。③其他慢性疾病：类风湿性疾病，如硬皮病、干燥综合征等会导致内脏器官硬化及萎缩、唾液分泌减少，影响吞咽功能。其他疾病如糖尿病、心力衰竭、慢性阻塞性肺疾病、慢性呼吸功能衰竭等，可导致体位不易保持、呼吸不畅等，出现吞咽功能障碍。④药物不良反应：如镇静催眠类药物、抗组胺类药物、抗胆碱类药物等，有抑制神经功能、减少唾液分泌的不良反应，可影响吞咽功能。⑤侵入性治疗措施：因疾病导致的气管切开、气管插管、头颈部手术等会增加吞咽障碍发生率。

（3）进食情况：进食时速度过快、咀嚼不够、边进食边说话或者视力下降等，也会影响吞咽功能。

（4）食物的质地：食物质地较硬容易导致食物在口腔内残留，选择液体或者流速较快的食物易出现误吸。

（二）临床表现

吞咽障碍常见的临床表现有：进食速度减慢、口水或食物从口中流出、长时间将食物停留在口腔内不吞咽、食物或水从鼻腔流出（鼻腔返流）、食物黏在口腔或喉部、进食或喝水时出现呛咳；进食习惯改变、不能进食某些食物、需要额外液体将食物湿化或帮助吞咽；声音嘶哑、咳嗽、喘鸣、哽咽、频繁清理口腔；咀嚼困难或疼痛；反复发作的肺炎、不明原因的发热、体重下降等。

吞咽障碍发生后老年人可能因为营养摄入不足，出现营养不良、水电解质紊乱、酸碱平衡失调等，且吞咽障碍极易引起误吸、吸入性肺炎、噎食窒息，还可能导致社会交往障碍和焦虑、抑郁情绪。

> 考点：吞咽障碍的临床表现

🔊 【护考真题链接】2014 年-A2 型题

患者，男，70 岁。因糖尿病、阿尔茨海默病入院治疗，今晨进食油条、豆浆时，突然面色发绀，继而倒地、抽搐，意识丧失。该患者最可能发生了（　　）。

A．酮症酸中毒　　　　　　　　　B．噎食

C．癫痫小发作　　　　　　　　　D．癔病

E．中毒

答案：B

分析：解答本题应紧扣题干，根据诱发因素及临床表现特点，应考虑窒息引起中枢损害，故造成该患者窒息的原因可能与噎食有关（B 对）。酮症酸中毒是糖尿病患者一种急性并发症，轻度实际上是指单纯酮症，并无酸中毒；有轻、中度酸中毒者可列为中度；重度则是指酮症酸中毒伴有昏迷者（A 错）。癫痫小发作是突然、短暂的意识丧失，一般不超过 30 s，常不跌倒（C 错）。癔病又称癔症，发病时感觉障碍以肢体麻木多见，运动障碍则为痉挛发作，如倒地抽搐，手足乱舞而无规律，或为四肢挺直，角弓反张或拉头发，揪衣服，发怪声等，其发作时意识及二便正常（D 错）。中毒，题干中有进食的情况下有可能是食物中毒，但食物中毒的常见症状有恶心、呕吐、腹痛、腹泻、水样便等（E 错）。

（三）辅助检查

《中国吞咽障碍评估与治疗专家共识》（2017 年版）明确指出，及时筛查是吞咽障碍管理的重要环节。吞咽障碍常见辅助检查包括吞咽障碍筛查、吞咽功能临床评估以及仪器类检查。

1. 吞咽障碍筛查 包括基本筛查和进一步筛查，基本筛查主要方法为进食评估工具-10中文版量表(eating assessment tool-10，EAT-10)。对于初步筛查存在问题的老年人，需进行进一步筛查，最常用的方法是洼田饮水试验、改良饮水试验、反复唾液吞咽试验(repetitive saliva-swallowing test，RSST)。气管切开的患者可以运用染料测试，其他还有多伦多床旁筛查试验、标准吞咽功能评价量表(standardized swallowing assessment，SSA)等。

(1)EAT-10：是临床中最常用的吞咽障碍筛选量表，由患者或者主要家庭照顾者协助填写，评估方法见表6-3，评估结果大于2分需要进一步进行评估。

表6-3 进食评估工具-10(EAT-10)

问题	得分				
	0没有	1轻度	2中度	3重度	4严重
1. 我的吞咽问题已经使我体重减轻					
2. 我的吞咽问题影响到我在外就餐					
3. 吞咽液体费力					
4. 吞咽固体食物费力					
5. 吞咽药片(丸)费力					
6. 吞咽时有疼痛					
7. 我的吞咽问题影响我享用食物时的快感					
8. 我吞咽时有食物卡在喉咙里的感觉					
9. 我吃东西时会咳嗽					
10. 我吞咽时感到紧张					

(2)洼田饮水试验：是目前临床中最常用的吞咽障碍筛查试验(表6-4)。让患者端坐位，喝下30 mL温水，观察所需时间及呛咳情况。

表6-4 洼田饮水试验分级及判断标准

分级	判断
Ⅰ. 可一次喝完，无噎呛	正常：Ⅰa级，5 s内完成
Ⅱ. 分两次以上喝完，无噎呛	可疑：Ⅰb级，5 s以上完成；Ⅱ级
Ⅲ. 能一次喝完，但有噎呛	异常：Ⅲ、Ⅳ、Ⅴ级
Ⅳ. 分两次以上喝完，且有噎呛	
Ⅴ. 常常呛住，难以全部喝完	

(3)反复唾液吞咽试验：患者端坐位，检查者将手指放在患者的喉结及舌骨处，患者快速反复地做吞咽动作，感受舌骨随吞咽的运动，观察30 s内患者吞咽的次数和喉上提的幅度，30 s内吞咽少于3次确认为吞咽功能异常。

(4)染料测试：适用于气管切开的患者。方法是给患者进食一定量的蓝色染料混合食物，吞咽后观察或用吸痰器在气管套管中抽吸，确认是否有蓝色染料食物。

2. 吞咽功能临床评估

（1）进食评估：中国专家指南推荐使用容积-黏度吞咽测试（volume-viscosity swallow test，V-VST）作为床旁进食评估，用于判断吞咽障碍的安全性和有效性，可以帮助患者选择摄入液体量最合适的容积和稠度。操作方法为：选择合适的测试容积，分为少量（5 mL）、中量（10 mL）、多量（20 mL）；选择合适稠度，分为低稠度（水样）、中稠度（浓糊状）、高稠度（布丁状）。按照不同的组合方式进行测试，共需要进行 9 次进食，通过观察患者的吞咽情况，从安全性和有效性指标判断进食有无风险。V-VST 操作方法简单、安全，敏感性 94%，特异性 88%，可以重复多次检测，为医生判断患者是否需要接受仪器检查提供依据。

安全性指标包括：①咳嗽，提示部分食物进入呼吸道，可能发生误吸；②音质变化，吞咽后声音变得湿润或沙哑，提示可能发生了渗漏或误吸；③血氧饱和度水平下降，当基础血氧饱和度下降 5%，提示发生误吸。

有效性指标包括：①唇部闭合，闭合不完全导致部分食物漏出；②口腔残留，提示舌的运送能力受损，导致吞咽效率低；③咽部残留，提示咽部食物清除能力受损；④分次吞咽，提示摄取有效性降低。

（2）其他吞咽功能评估：对于有吞咽障碍风险的患者还可以进行首次进食评估、标准吞咽功能评估、吞咽饼干试验、吞糊试验，必要时进行颈部听诊、血氧饱和度测定。

3. 仪器类检查　对于吞咽障碍的患者，可根据病情需要使用仪器检查，以了解是否有噎呛的可能及发生的时期。主要方法有吞咽造影录像检查（video fluoroscopic swallow study，VFSS）、吞咽纤维内镜检查（fibreoptic endoscopic evaluation of swallowing，FEES）。其中，VFSS 是指通过影像学手段对整个吞咽过程进行评估的筛查方法，被认为是吞咽功能筛查的金标准。FEES 是一种利用内镜进行直视检查的方法。其他的检查方法还有吞咽测压、CT 检查、24 h 食管 pH 测定等。

（四）心理社会评估

评估患者及照护人员对疾病的认知及接受程度，判断患者有无焦虑、抑郁、社交隔离等情况。

【常见护理诊断/问题】

1. 吞咽障碍　与老化、进食过快、食物过硬或过黏、疾病原因等有关。
2. 有窒息的危险　与摄食-吞咽功能减弱有关。
3. 有急性意识障碍的危险　与有窒息的危险有关。
4. 焦虑　与担心窒息而紧张有关。
5. 恐惧　与担心窒息而害怕有关。

【护理计划与实施】

吞咽障碍的护理分为三个部分：急性期噎食的处理、鼻饲护理与恢复期护理。

1. 急性期噎食的处理　发现噎食者，立即呼叫其他医务人员，就地急救，立即有效清除口咽部食物，疏通呼吸道。轻度噎食的老年人能自行咳嗽，不采取拍背等措施影响老年人清理呼吸道；如果老年人噎食症状无缓解，采取海姆立克急救法或环甲膜穿刺。

（1）海姆立克急救法：对于意识清醒患者，急救时嘱患者头部略低、嘴张开，施救者站于患者身后双臂环绕患者腰部，一手握拳，将拳头的拇指侧顶在患者的上腹部（肚脐上方两横指），另一手包住握拳的手，向后上方用力冲击、挤压上腹部，压后随即放松，重复5~6次；对于意识不清醒患者，置患者平躺于地板上，仰卧，头偏一侧并后仰，充分开放气道，施救者骑跨于患者髋部或患者一侧，一手掌跟置于患者脐和剑突之间，另一手置于其上，迅速有力向内上方冲击5~6次。

（2）环甲膜穿刺：意识不清醒的患者发生异物堵塞呼吸道时，还可以选择环甲膜穿刺。将患者置于平卧位，肩胛下方垫高，颈部伸直，摸到环甲韧带（在喉结下），稳准地刺入一个粗针头（12~18号）于气管内，以暂时缓解缺氧状态，争取抢救时间，必要时配合医生行气管切开术。

2. **鼻饲护理**　老年人如有吞咽障碍高风险，或口服摄入量不能提供足够的营养支持，可选择使用鼻饲。

（1）确认管道位置：每次注食前，先确定胃管位置，可以用注射器经胃管回抽胃液，或置听诊器于老年人胃部，快速经胃管注入10 mL空气，听气过水声。如不能抽出胃内容物或管端在十二指肠或空肠时，X射线是证实鼻饲管位置首选的检测手段。对持续鼻饲患者，每4 h评估1次胃管的位置。

（2）鼻饲营养液要求：鼻饲营养液最好现配现用，冷藏保存（<24 h）。

（3）喂食体位：如病情允许，鼻饲时床头应抬高30°~45°，并至少保持半卧位至鼻饲结束后30 min。

（4）喂食的温度和速度：鼻饲食物温度以38~40 ℃为宜，避免过冷、过热。每次鼻饲量不超过200 mL；鼻饲完后用温开水冲净胃管；喂食间隔时间大于2 h。胃内连续性喂养时，鼻饲喂养速度应从慢到快，根据耐受量逐步增量，第一日以20~50 mL/h速度开始，次日逐渐加至80~100 mL/h，当日喂养量在12~24 h内输注完毕。注意定时冲洗导管，防止堵管，定期更换导管。连续鼻饲时，每4 h用20~30 mL温水脉冲式冲管一次。

（5）并发症的观察与护理：鼻饲营养是一种简便、安全、有效的营养支持方法。但如果使用不当，也会发生一些并发症，增加痛苦，影响疗效。主要表现为腹泻、恶心、呕吐、倾倒综合征、便秘、吸入性肺炎、代谢性并发症等，临床中需要注意观察和预防，及时处理。

3. **恢复期护理**　处于恢复期的患者是指经过评估和治疗后还存在吞咽问题，但采取部分措施可直接经口进食。护理措施包括进食环境选择、食物选择及调配、餐具选择、调整进食的量和速度、进食体位等，进食时注意进食前后患者护理。

（1）进食评估：评估患者的意识状态和吞咽功能。患者需意识清醒，全身状态稳定，能产生吞咽反射，少量误咽能通过随意咳嗽咳出。

（2）环境准备：进餐的环境宜安静、舒适，让患者尽量保持轻松、愉快的心情，进餐时不要大声说话，以促进食欲，减少呛咳，增加进食的安全性。

（3）食物选择：食物的种类及比例选择，以均衡营养为主，可根据实际情况考虑特殊营养成分的补充，需要避免有刺、干硬、黏性较强、过冷、过热的食物，少食辛辣、刺激食物，不过量饮酒。对于食物质地的选择应根据V-VST的结果，选择适合患者稠度的食物。

吞咽障碍患者容易吞咽的食物应符合以下要求：①密度均匀；②黏性适当、不易松散；③有一定硬度，通过咽和食管时易变形且很少在黏膜上残留；④稠的食物比稀的安全，因为它能较满意地刺激触、压觉和唾液分泌，使吞咽变得容易；⑤兼顾食物的色、香、味及温度等。

（4）餐具选择：根据患者的功能情况尽量选用适宜的餐具，应充分考虑安全性、方便、实用性，以便顺利地完成进食。餐具选择应注意：①勺：选择加粗手柄、勺面光滑、边缘钝厚，容量5~10 mL的勺子，便于抓握，可以准确舀取食物及控制每勺食物量，不会损伤口腔黏膜；②杯：选择切口杯等杯口不会接触患者鼻部的杯子，可以方便患者饮水；③碗：选择广口平地碗或边缘倾斜的盘子，在碗底放置防滑垫，避免患者舀取食物时碰翻碗。

（5）进食的要求：进食时应把食物放在口腔最能感觉食物的位置，最好把食物放在健侧舌后部或健侧颊部，这样有利于食物的吞咽。

对患者进行摄食训练时，需要进行一口量的确定。如果一口量过多，食物将从口中漏出或引起咽残留导致误咽；过少，则会因刺激强度不够，难以诱发吞咽反射。一般正常人每口量：①稀液体5~20 mL；②果酱或布丁5~7 mL；③浓稠泥状食物3~5 mL；④肉团平均为2 mL。也可以根据V-VST的评估结果分级酌情增加。

为减少误咽的危险，应调整合适的进食速度，前一口吞咽完成后再进食下一口。根据患者吞咽功能情况，选择合适的食团大小，进食避免过快、过多，以防误咽。

对于自己进食有困难，但是经评估可以经口进食的患者，可以由照护人员协助喂食（表6-5）。

表6-5 老年吞咽障碍患者协助喂食的方法

项目	具体内容
辅助用具	确保有义齿、眼镜、助听器或其他辅助工具以方便进食
照护者和老年人位置	照护者与患者座椅保持同一水平面，视线与患者接触
喂食速度相当	调整进食的速度和每口喂食的量，避免过快或强迫进食
促进老年人张口进食	流质和固体食物交替
喂食到恰当位置	根据患者情况，调整喂食到口腔的不同位置（如患者左边面瘫，从右边进食）；对于频繁发生呛咳的患者，可用汤匙将少量食物送至舌根处，让患者吞咽，待完全咽下，张口确认后再送食物
确保安全	患者发生呛咳时立即暂停进食，待呼吸平稳后，再喂食；若患者频繁呛咳且严重，停止进食

（6）进食前后护理：①口腔与咽的清洁：进食前后口腔与咽的清洁对于吞咽障碍患者预防肺部感染非常重要，在进食前应及时清理痰液及分泌物；体位引流、机械辅助排痰也能预防肺部感染，促进患者康复；②进食记录：了解患者进食前后情况，追踪进食效果，了解患者进食的动态变化，从而更精准地实施个体化治疗方案，达到患者安全有效进食的目的。

4. 健康教育

（1）指导患者及照护人员掌握噎食的救护方法。具体内容见急性期噎食的处理。

（2）吞咽功能锻炼指导：①面部肌肉锻炼：包括皱眉、鼓腮、露齿、吹哨、龇牙、张口、咂唇等；②舌肌运动锻炼：伸舌，使舌尖在口腔内左右用力顶两颊部，并沿口腔前庭沟做环转运动；③软腭的训练：张口后用压舌板压舌，用冰棉签于软腭上做快速摩擦，以刺激软腭，病人发"啊""喔"声音，使软腭上抬，利于吞咽。通过吞咽功能锻炼促进吞咽功能的康复或延缓吞咽功能障碍的恶化，预防噎呛的再发生。

【知识链接】

国际吞咽障碍饮食标准

国际吞咽障碍食物标准行动委员会（IDDSI）发布的国际吞咽障碍食物分级标准，建立了全球范围内规范化的专业术语和标准定义，确立了由八个连续等级（0~7级）组成的适用于吞咽障碍人士的食物框架。每个等级可根据不同的数字、文字描述和颜色进行区分，并提供了相应的简单易行的测试方法，是目前应用较广的参考标准。目前世界上许多国家都已经使用 IDDSI 的标准，并且证明该标准实用性高，现已翻译成 15 种语言，在 57 个国家推广应用。

来源：Cichero J A, Lam P, Steele C M, et al. Development of International Terminology and Definitions for Texture-Modified Foods and Thickened Fluids Used in Dysphagia Management: The IDDSI Framework. Dysphagia[J]. 2017, 32(2): 293-314.

【自测题】

一、选择题

A1 型题

1.海姆立克急救法适用于（　　）的快速急救。

A.脑梗死 　　　　　　　　　　B.呼吸道异物堵塞

C.急性心肌梗死 　　　　　　　D.鱼刺卡喉

E.心搏骤停

2.海姆立克急救法的原理是冲击（　　）产生向上的压力，压迫两肺下部，形成一股气流使异物排出。

A.胸部 　　　　　　　　　　　B.下腹部

C.背部 　　　　　　　　　　　D.上腹部

E.腰部

A2 型题

3.李奶奶，76 岁，近来出现进食时易呛咳的现象，医生采用洼田饮水试验进行评估后，结果为Ⅲ度。护士对患者进行健康指导，以下哪项错误（　　）。

A.避免进食有鱼刺、骨头等容易噎呛的食物

B.避免黏性较强的食物

C.避免半流质饮食

D.进餐环境宜安静、舒适

E.喂饭时每勺饭量不要太多，速度不要太快

4.患者，男性，79 岁，因脑梗死急性期使用鼻饲饮食。护士在对患者进行鼻饲喂食时应注意(   )。

A. 喂养结束保持平卧位至少 30 min

B. 床头抬高 30°~45°

C. 每次可直接喂食

D. 食物现配现用，不能超过 4 h

E. 每次喂食 500 mL

二、简答题

请简述海姆立克急救法的实施方法。

自测题答案

一、1. B 2. D 3. C 4. B

二、海姆立克急救法：对于意识清醒患者，急救时嘱患者头部略低、嘴张开，施救者站于患者身后双臂环绕患者腰部，一手握拳，将拳头的拇指侧顶在患者的上腹部(肚脐上方两横指)，另一手包住握拳的手，向后上方用力冲击、挤压上腹部，压后随即放松，重复 5~6 次；对于意识不清醒患者，置患者平躺于地板上，仰卧，头偏一侧并后仰，充分开放气道，施救者骑跨于患者髋部或患者一侧，一手掌跟置于患者脐和剑突之间，另一手置于其上，迅速有力向内上方冲击 5~6 次。

第四节 营养不良

案例导入

案例

刘爷爷，77 岁，退休后与老伴共同生活，半年前因老伴离世开始独居生活，自己做饭，喜欢碳水类和蔬菜类食物，近期出现了疲劳、无力、体重下降的情况，儿女送他到医院就诊后，诊断为营养不良。

思考

1. 该患者有哪些护理诊断/问题？

2. 针对该患者的情况有哪些护理措施？

3. 可以对老人进行哪些健康指导？

营养不良(malnutrition)指人体从食物中获取蛋白质、能量或其他营养元素等不足或过量而导致的营养不足或营养过剩的状态，对机体组成、功能和临床结局有害。老年人群是营养不良的高危人群，多为营养不足，主要表现为蛋白质-能量营养不良或微营养素缺乏，中华医学会肠外肠内营养学分会提出营养不良诊断标准为体重指数(body mass index, BMI)<18.5 kg/m²。

营养不良在全球老年人群中普遍存在，大约 1/4 的 65 岁以上老年人存在营养不良或有营养不良的风险。欧洲和亚洲营养不良患病率较低，部分经济欠发达国家患病率较高。

一项使用简易微型营养评定法(mini-nutritional assessment short-form, MNA-SF)的荟萃分析显示,社区老年人营养不良的患病率为3.1%,女性、农村人口、大于80岁老年人及受慢性病影响的人群患病率往往更高。我国住院老年人约有51.41%存在营养不良。及时有效地对老年人群进行营养不良风险筛查,发现营养不良的风险,及时干预,能有效减少老年人疾病风险,助力科学养老。

【护理评估】

(一)健康史

1.一般资料 了解患者的年龄、性别、身高、体重、受教育程度、饮酒情况、经济水平、生活环境、居住情况、宗教信仰、疾病史、饮食习惯,评估目前饮食摄入、口腔健康、营养支持情况、是否有喜欢或讨厌的食物、是否存在咀嚼及吞咽困难、有无体重改变等。

2.危险因素

(1)生理因素:与年龄相关的生理性改变和不良饮食习惯。随着年龄增加,老年人牙齿松动、咀嚼力下降、嗅觉、味觉减退等引起食欲减退,摄入量减少,营养摄入不足。此外,饮食习惯改变及活动量减少,也是发生营养不良的重要因素。

(2)病理因素:多病共存是老年人营养不良最主要的原因。各系统的急慢性疾病,均可通过影响机体的能量需求、摄入和代谢等环节导致营养不良。老年人合并口腔疾病导致进食困难,合并消化系统疾病影响肠道的消化吸收和排泄功能,合并肿瘤等消耗性疾病与合并神经精神疾病等,均可增加老年人营养不良的风险。

(3)药物因素:老年人由于患病率、共病率较高,药物使用种类多、基数大,药物可影响食物的消化吸收,导致营养物质吸收、利用或排泄受损,增加营养不良的风险。

(4)社会经济与心理因素:老年人退休、收入下降、丧偶、独居、社会活动减少、生活起居无人照顾、孤独、焦虑、抑郁等因素都可导致营养不良的发生。

(二)临床表现

老年人的营养不良涉及机体的各个器官及系统,临床表现主要包括:

1.体质量下降 老年人体质量下降,逐渐消瘦,抵抗力和应激能力下降,易反复感冒。

2.肌肉力量下降 肌力的减弱往往不易察觉且不易量化,老年人自感乏力,但在生活中容易被忽视。

3.日常生活活动能力下降 表现为活动无耐力,活动范围减少,日常生活能力下降甚至失能。

4.其他特殊表现 如微量元素缺乏引起的眼睛干涩、视物不清,皮肤干燥脱屑,指甲缺乏光泽,头发干燥易断等。

(三)辅助检查

1.实验室检查 实验室的检查可以明确患者的各项指标,主要包括血清白蛋白、血红蛋白、免疫功能测定等。

(1)血清白蛋白:血清白蛋白对营养不良时合成蛋白质前体的氨基酸缺乏反应比较敏感。35~55 g/L为正常值,30~35 g/L为轻度营养不良,25~30 g/L为中度营养不良,<25 g/L为重度营养不良。

(2)血红蛋白:男性120~160 g/L为正常,<120 g/L为贫血;女性110~150 g/L为正

常，<110 g/L 为贫血。

（3）免疫功能测定：免疫系统的变化可以测定是否有免疫功能缺陷。体液免疫功能测定和细胞免疫功能测定是常用的两类测定指标。

（4）其它：尿素氮、肌酐、维生素及微量元素等的测定也可为营养不良的诊断提供依据。

2.人体测量指标　临床常用的人体测量指标包括体重、BMI、上臂围、小腿围、腰围、上臂肌围、肱三头肌皮褶厚度等。

（1）体重：体重是营养评定最简单且常用的可靠指标。标准体重（kg）为身高（cm）-105，BMI 为体重（kg）/身高²（m²）。在我国，成人 BMI<18.5 kg/m² 为体重过低，需结合临床情况判断是否为营养不足，18.5 kg/m²≤BMI<24.0 kg/m² 为体重正常，24.0 kg/m²≤BMI<28.0 kg/m² 为超重，BMI≥28.0 kg/m² 为肥胖。

> 考点：体重指数的结果判断

【护考真题链接】2019 年-A1 型题

一男子身高 1.68 m,体重 74 kg。根据体重指数可判断,其属于（　　）。

A.超瘦　　　　　　　　　　B.肥胖

C.超重　　　　　　　　　　D.正常

E.稍轻

答案：C

分析：体重指数简称 BMI，是用体重公斤数除以身高米数平方得出的数字，是目前国际上常用的衡量人体胖瘦程度以及是否健康的一个标准。即体重指数（BMI）= 体重（kg）÷身高²（m²）。据题干可知该男子身高 1.68 m，体重 74 kg，故体重指数（BMI）= 74（kg）÷1.68²（m²）≈26.2 kg/m²，根据成人的 BMI 参考数值，可判断为超重（C 对，ABDE 错）。

（2）皮褶厚度：皮褶厚度是判断皮下脂肪含量的一项重要指标。肱三头肌皮褶厚度代表四肢，肩胛下皮褶厚度代表躯体。①肱三头肌皮褶厚度：被测者立位，用左手拇指和示指将上臂背侧中点（肩峰至尺骨鹰嘴的中点）以上约 1 cm 处的皮肤和皮下组织轻轻捏起，皮褶与上臂纵轴平行，右手持卡尺在 3 s 内测定中点处皮褶厚度，放松皮褶后再次测量，连测三次，取平均值。我国参考标准男性为 8~10 mm，女性为 12~16 mm。②肩胛下皮褶厚度：用左手拇指和示指将肩胛角边缘处的皮肤和皮下组织轻轻捏起，皮褶与水平线成 45°，并向上斜向体中线，右手持卡尺测量肩胛角下 1 cm 处的皮褶，方法同上。

（4）上臂围：手臂自然下垂，上臂松弛，上臂中点（肩峰至尺骨鹰嘴突连线中点）处用软尺测量臂围。上臂围标准值男性为 27.5 cm，女性为 25.8 cm。测量值大于标准值的90%为营养正常，80%~90%为轻度营养不良，60%~80%为中度营养不良，低于 60%则为重度营养不良。

（5）腰围：自然站立，被测者双脚分开 25~30 cm，测量位置在水平位，测量髂前上棘和第 12 肋下缘连线的中点，沿水平方向围绕腹部一周，紧贴而不压迫皮肤，在正常呼气末测量腰围的长度，准确至 1 mm。

3.量表评估 《中国老年患者肠外肠内营养应用指南(2020)》推荐使用简易微型营养评定法进行常规营养不良筛查,临床常用的还有营养风险筛查2002(nutritional risk screening 2002,NRS2002)。

(1)简易微型营养评定法:简易微型营养评定法可用来评估是否存在营养不良风险或是否存在营养不良,6项共14分。12~14分为正常营养状况,8~11分为有营养不良的风险,0~7分为营养不良,见表6-6。

表6-6 简易微型营养评定法(MNA-SF)

条目	描述	得分
1.过去3个月内有没有因为食欲不振、消化问题、咀嚼或吞咽困难而减少食量?	0:食量严重减少 1:食量中度减少 2:食量没有减少	
2.过去3个月内体重下降的情况	0:大于3 kg 1:不知道 2:1~3 kg 3:体重没有下降	
3.活动能力	0:需长期卧床或坐轮椅 1:可以下床或离开轮椅,但不能外出 2:可以外出	
4.过去3个月内有没有受到心理创伤或患急性疾病?	0:有 2:没有	
5.精神心理问题	0:严重痴呆或抑郁 1:轻度痴呆 2:没有精神心理问题	
6A. BMI(kg/m²)	0:<19 1:19≤BMI<21 2:21≤BMI<23 3:BMI≥23	
6B. 小腿围(cm)	0:<31 cm 3:≥31 cm	
总分		

注:①无法测量BMI者(如:长期卧床),以问题6B代替6A,如果已完成6A,不需要评估6B;②如不能站直测量身高,可以平展双臂的指距作为身高计算BMI。

(2)营养风险筛查2002:营养风险筛查2002是国际上第一个采用循证医学方法开发的营养评估工具,共三个部分。评分相加,如总分>3分,评定为具有营养风险,予营养干预;如总分<3分,每周进行一次营养筛查,见表6-7。

表 6-7 营养风险筛查 2002(NRS2002)

疾病严重程度	营养状况	年龄	评分
	正常营养状况	≤70 岁	0
髋骨骨折、慢性疾病有急性并发症;肝硬化、慢性阻塞性肺病、长期血液透析、糖尿病、恶性肿瘤	3 个月内体重丢失大于 5%;或前一周的食物摄入为正常食物需求的 50%~75%	>70 岁	1
腹部大手术、脑卒中、重症肺炎、血液系统恶性肿瘤	2 个月内体重丢失大于 5%;或者 BMI 为 18.5~20.5,且基本营养状况差;或前一周的食物摄入量为正常食物需求量的 25%~50%		2
头部损伤、骨髓移植、重症监护的患者(APACHE Ⅱ >10)	1 个月内体重丢失大于 5%(3 个月内大于 15%);或 BMI 小于 18.5 且基本营养状况差;或前一周的食物摄入量低于正常食物需求量的 25%		3

注:对于表中没有明确列出诊断的疾病参考以下标准,依照调查者的理解进行评分:

1 分:慢性疾病患者因出现并发症而住院治疗;患者虚弱但不需卧床;蛋白质需要量可通过口服补充来弥补。

2 分:患者需要卧床,如腹部大手术后;蛋白质需要量可以通过肠外或肠内营养支持得到恢复。

3 分:患者依赖机械通气支持;蛋白质需要量不能被肠外或肠内营养支持所弥补,但是通过肠外或肠内营养支持可使蛋白质分解和氮丢失明显减少。

(四)心理社会评估

老年人退休、收入下降、社交隔离、孤独、焦虑、抑郁等因素都可导致营养不良的发生。营养不良发生后会增加疾病发生的风险,影响疾病的预后和转归,也会增加患者及照护者的焦虑、抑郁等情绪。

【常见护理诊断/问题】

1.营养失调:低于机体需要量　与热量和/或蛋白质摄入不足或消耗过多有关。

2.活动无耐力　与营养不良有关。

3.焦虑　与进食减少、生活质量受影响有关。

4.知识缺乏:缺乏营养不良的病因及防治相关知识。

【护理计划与实施】

(一)病情观察

定期评估营养不良程度及其对老年人的影响。如定期测量体重(每半个月 1 次),计算 BMI,根据医嘱测量血清白蛋白和血红蛋白等实验室指标,推荐使用 MNA-SF 进行常规营养不良筛查。

(二)饮食护理

1.促进食欲　准备适合就餐的环境,空气新鲜,温度适宜,就餐前做好清洁卫生。食物应选择合适的烹饪方式,建议采取烩、蒸、煮、炖、煨等方式,少用煎炸、熏烤等方法制作食物,同时注意食物搭配,可以根据老年人的饮食习惯和个体营养状况搭配,采用多种烹饪方式或变换食谱,以提高老年人的食欲。

2.均衡营养　推荐老年人每天摄入12种以上的食物,其中总能量的20%~30%来自脂肪,45%~60%来自碳水化合物,15%~20%来自蛋白质。根据《中国居民平衡膳食餐盘(2016)》指导意见,膳食中应包含谷类、蔬菜、水果、鱼肉、豆类及奶制品,老年人更应注意多进食富含优质蛋白质的动物性食物,如红肉、鱼类、乳类及大豆制品。根据《中国老年患者肠外肠内营养应用指南(2020)》建议,肾脏功能正常的老年患者,每天应增加1.2~1.5 g/kg的蛋白质目标摄入量,能量维持在20~30 kcal/(kg·d)。

3.少食多餐　老年人容易出现牙齿松动和缺失的情况,对此应尽快安装合适的假牙,更好地进餐。有自理能力的老年人鼓励自己进餐,自理受限的老年人可以协助进餐,完全不能自理的老年人可以由照护人员喂饭。注意少食多餐,老年人可以采用三餐两点制或三点制,其中正餐占全天能量的20%~25%,每次加餐占5%~10%。

4.足量饮水　老年人每天保证足够的饮水量在1500~2000 mL,可以少量多次,主动饮水,首选温热的白开水,每次50~100 mL。

(三)营养支持

根据具体情况,进行个体化的营养支持。营养不良的规范治疗应该遵循五阶梯治疗原则:首先选择营养教育,然后依次向上晋级选择口服营养补充(oral nutrition supplement,ONS)、全肠内营养(total enteral nutrition,TEN)、部分肠外营养(partial parenteral nutrition,PPN)、全肠外营养(total parenteral nutrition,TPN)。参照欧洲临床营养与代谢学会(European Society for Clinical Nutrition and Metabolism,ESPEN)指南建议,当下一阶梯不能满足60%目标能量需求3~5 d时,应该选择上一阶梯。

1.口服营养补充　当老年患者进食量不足目标需要量的80%时,推荐使用口服营养补充,在两餐间使用,摄入量至少400 kg/d,蛋白质至少30 g/d。

2.管饲喂养护理　对于昏迷、吞咽障碍而经口摄入不能或不足、经口摄入低于目标需要量50%~60%的老年患者需要考虑使用管饲。鼻胃管/鼻肠管适用于短期内接受肠内营养的老年患者,超过4周需要考虑长期置管进行营养支持。鼻饲护理要求详见本章第三节。

3.肠外营养护理措施　肠外营养(parenteral nutrition,PN)指经中心静脉或周围静脉置管,为无法经胃肠道摄取营养物质或摄取的营养物质不能满足自身代谢需要的患者提供营养要素,包括碳水化合物、氨基酸、脂肪乳、水溶性及脂溶性维生素、微量元素等。当患者肠道不耐受或者各种原因不能进行EN时可考虑使用PN。在PN输注过程中应密切监测患者临床表现、摄入量、出入水量、输液管道、体重等。

(四)健康教育

对老年患者来说,均衡营养、科学饮食有助于保持健康状态,延缓衰老,减少老年综合征的发生。应对老年患者及照护者进行营养支持教育和指导,提高其对营养问题的认知水平。

1.营养干预　膳食供给的质量对老年人的营养状况至关重要,应根据个人喜好、活动水平和健康状况等制作多样化、营养均衡的膳食,以满足其对营养的需求。食物品种应丰富,保持良好食欲,享受食物美味。

2. 坚持运动锻炼　鼓励老年人积极参加户外活动，增加日晒时间，坚持有氧运动、抗阻运动及全身协调运动，延缓肌肉衰老，保持适宜体重。

3. 调节不良心理　独居、社交活动减少等引起的孤独、焦虑及抑郁情绪可导致营养不良的发生，营养不良的发生又会给患者及家属带来较大的心理压力。照护者应常与患者进行沟通，帮助调整情绪，保持愉快心情。同时鼓励老年患者参加社交活动转移注意力，缓解心理压力。

4. 定期健康体检　定期评估营养状况，预防营养缺乏。

【知识链接】

再喂养综合征(refeeding syndrome，RFS)

RFS 指机体经长期饥饿或营养不良后，提供再喂养(包括经口摄食、肠内或肠外营养)后出现的以低磷血症为特征的电解质代谢紊乱及由此产生的一系列症候群，包括水电解质失衡、葡萄糖耐受性下降、维生素缺乏及由此引发的神经、呼吸、消化、循环系统并发症。目前临床对于 RFS 认识不够，容易漏诊，若治疗不及时，则可危及生命。

来源:VSJSD, SDS, Kim S, et al. ASPEN Consensus Recommendations for Refeeding Syndrome[J]. Nutrition in clinical practice: official publication of the American Society for Parenteral and Enteral Nutrition, 2020, 35(2): 178-195.

【自测题】

一、选择题

A1 型题

1. 下列哪个项目不属于临床常用的人体测量指标(　　)。

A. 体重　　　　　　　　　　　　　B. BMI

C. 上臂围　　　　　　　　　　　　D. 肱三头肌皮褶厚度

E. 大腿围

2. 简易微型营养评定法可用来评估患者是否存在营养不良风险或已存在营养不良。下列评分结果提示患者存在营养不良的是(　　)。

A. 14 分　　　　　　　　　　　　　B. 12 分

C. 10 分　　　　　　　　　　　　　D. 8 分

E. 7 分

A2 型题

3. 李爷爷所在社区准备对 65 岁以上老年人进行营养状况测定，李爷爷测得身高为 173 cm，体重为 78 kg，李爷爷的体重属于(　　)。

A. 消瘦　　　　　　　　　　　　　B. 营养不良

C. 正常　　　　　　　　　　　　　D. 超重

E. 肥胖

4. 王奶奶，75 岁，独居，平时喜欢吃面食，BMI 为 17.1 kg/m²，医院就诊后被诊断为营养不良，医生建议需要增强营养，以下哪项建议不正确(　　)。

A. 准备适合就餐的环境

B. 注意均衡营养，保证食物种类多样

C. 注意少食多餐

D. 足量饮水，每天保证饮水 2500 mL 以上

E. 定期评估营养状况

二、简答题

如何对于有营养不良的老年人进行健康指导？

自测题答案

一、1. E　2. E　3. D　4. D

二、健康指导内容：

(1)营养干预：根据个人喜好、活动水平和健康状况等制作多样化、营养均衡的膳食，以满足其对营养的需求。食物品种应丰富，保持良好食欲，享受食物美味。

(2)坚持运动锻炼：鼓励老年人积极参加户外活动，增加日晒时间，坚持有氧运动、抗阻运动及全身协调运动，延缓肌肉衰老，保持适宜体重。

(3)调节不良心理：独居、社交活动减少等引起的孤独、焦虑及抑郁情绪可导致营养不良的发生，营养不良的发生又会给患者及家属带来较大的心理压力。照护者应常与患者进行沟通，帮助调整情绪，保持愉快心情。同时鼓励患者参加社交活动转移注意力，缓解心理压力。

(4)定期健康体检：定期评估营养状况，预防营养缺乏。

第五节　衰弱

案例导入

案例

李爷爷，70 岁，近两年出现睡眠不佳，自觉疲倦乏力，体重下降，去医院就诊，医生评估后诊断为衰弱。

思考

1. 衰弱的主要评估方法是哪些？

2. 针对该患者的情况有哪些护理诊断/问题？

3. 可以对老人进行哪些日常生活指导？

衰弱(frailty)是指老年人身体储备能力下降，导致易感、易损性显著上升，抵抗应激状况的功能衰退的持续性、非特异性病理状态。它是一种与增龄相关的老年综合征，核心是老年人生理储备减少或者多系统异常，外界较小的刺激如感染、服用新药、便秘或尿潴留等，即可引起负性临床事件的发生，这一非特异性状态显著增加老年人发生多种不良健康事件的风险，包括失能、跌倒、骨折、急性疾病、恢复缓慢甚至死亡等。衰弱包括躯体衰弱、认知衰弱和社会衰弱，本节介绍躯体衰弱。

老年人群衰弱患病率高。国外研究显示，老年人衰弱的患病率为 10.7%，我国住院患者躯体衰弱患病率高达 39.1%，来自 62 个国家的荟萃分析显示，衰弱在老年人中的发生率至少为 12%。

衰弱为老年人失能前期，衰弱的发生发展在全生命周期中是一个可控甚至可逆的动态过程。高质量防控老年衰弱，对减少失能，提高老年人生活质量至关重要。

【护理评估】

(一)健康史

1.一般情况　评估老年人年龄、性别、婚姻状况、教育程度、职业、饮食习惯、生活方式等，同时注意评估老年人的生长发育史、疾病史、有无多重用药问题、家族史等。

2.危险因素　衰弱的危险因素可分为不可干预危险因素和可干预危险因素。

(1)不可干预危险因素：包括遗传、年龄和性别，其中不同种族基因的多态性可能影响衰弱的临床表现，年龄增加使衰弱发生率增高，女性的衰弱发生率高于男性。

(2)可干预危险因素：主要包括社会经济状况、不良生活方式、跌倒、营养不良、不合理用药、心理状况等。

(二)临床表现

1.非特异性表现　包括疲劳、无法解释的体重降低和反复感染等。衰弱是缓慢、逐渐发展的，早期表现为疲劳和步速减慢。一般采用 Fried 等学者于 2001 年提出的衰弱表型对衰弱临床表现进行描述，详见辅助检查内容(表 6-8)。

2.跌倒　平衡和步态受损是衰弱的主要特征，衰弱的老人即使轻度疾病也会导致肢体平衡受损，不足以维持完整的步态，易出现跌倒等情况。

3.谵妄　衰弱老人多伴有脑功能下降，应激时可导致脑功能失调加剧而出现谵妄。

4.波动性失能　患者可出现功能状态的急剧变化，常常表现为功能独立和需要他人照顾交替出现。

(三)辅助检查

衰弱为老年人失能前期，可独立预测 3 年内跌倒发生率、日常生活活动能力(ADL)受损程度、住院率和死亡率，也是可控甚至可逆的动态过程，需要及时诊断、评估与干预，避免不良结局。

1.整体评估　如果出现一种或一种以上下述症状，怀疑患有衰弱，需进行重点筛查：

(1)跌倒：如突然跌倒、骨折、被发现躺在地上。

(2)不能动：突然不能动、无力感、在厕所出不来等。

(3)谵妄：急性意识改变、较前恶化或短期记忆下降。

(4)失禁：有新发现或较前恶化的大、小便失禁。

(5)对某些药物的不良反应敏感等。

美国及欧洲老年医学专家共识指出，大于 70 岁的所有老年人及患有慢性疾病、体重减少超过 5% 的老年患者均应进行衰弱筛查，尤其是心力衰竭、肾功能衰竭、肿瘤、获得性免疫缺陷综合征、糖尿病和需手术的患者，能从衰弱的早期筛查和干预中获益。

2.Fried 衰弱表型(Fried's frailty phenotype)　2001 年，Fried 等学者提出用五项主要表现定义衰弱，制定诊断标准，即体重下降、疲劳感、无力、行走速度下降、躯体活动降低

（表6-8）。符合3条及以上者可诊断为衰弱，1~2条为衰弱前期，0条为无衰弱。

表6-8 Fried 衰弱表型

序号	项目	男性	女性
1	体重下降	过去1年中，不明原因出现体重下降>4.5 kg 或>5%体重	
2	行走速度下降(4.6 m)	身高≤173 cm：≥7 s 身高>173 cm：≥6 s	身高≤159 cm：≥7 s 身高>159 cm：≥6 s
3	握力(kg)	BMI≤24.0：≤29 BMI 24.1~26.0：≤30 BMI 26.1~28.0：≤30 BMI>28.0：≤32	BMI≤23.0：≤17 BMI 23.1~26.0：≤17.3 BMI 26.1~29.0：≤18 BMI>29.0：≤21
4	体力活动少(MLTA)	<383 kcal/周（约散步2.5 h）	<270 kcal/周（约散步2 h）
5	疲乏	CES-D 的任一问题得分2~3分 过去一周内以下现象您发生几次？ (1)我感觉到每件事都需要经过努力 (2)我不能向前行走 0分：<1 d；1分：1~2 d；2分：3~4 d；3分：>4 d	

注：MLTA，明达休闲时间活动问卷；CES-D，流行病学调查用抑郁自评量表；BMI 单位 kg/m^2。

3.衰弱筛查量表 由国际营养与衰老协会提出，由五个问题的英文首字母组成（表6-9）。五个问题中，如果具备三个及以上者考虑衰弱，具备一个或二个需考虑衰弱前期。衰弱筛查(FRAIL)量表简单、易于操作，可以帮助医务工作者快速识别衰弱或衰弱前期患者，是一个良好的衰弱筛查工具。

表6-9 衰弱筛查(FRAIL)量表

项目	问题	是	否
疲劳(fatigue)	上周多数时间您感到做每件事都很费力？	1分	0分
阻力(resistance)	您能上一层楼梯吗？	0分	1分
步行(ambulation)	您能行走一个街区的距离(500 m)吗？	0分	1分
疾病(illness)	您患有5种以上的疾病吗？	1分	0分
体重下降(loss)	您在最近一年内体重下降超过5.0%了吗？	1分	0分

4.其他 衰弱评估工具有很多种，其他常见的评估方法包括衰弱指数、蒂尔堡衰弱评估量表、加拿大临床衰弱评估量表等。

四、心理社会评估

对于衰弱老年人还需要评估患者有无焦虑、抑郁等情绪，经济情况，是否独居等。

【常见护理诊断/问题】

1. 活动耐力下降　与衰弱导致的疲劳感有关。
2. 自理缺陷　与增龄、多种疾病共存等有关。
3. 营养失调：低于机体需要量　与日常能量摄入不足有关。
4. 有跌倒的危险　与平衡功能和步态受损有关。

【护理计划与实施】

衰弱及衰弱前期可逆转，衰弱前期人群易发展为衰弱，因此，对衰弱尤其是衰弱前期的老年人进行针对性干预非常重要。衰弱的护理目标是预防、延缓或减少衰弱的发生和发展，对已经不能逆转的衰弱，主要目标是预防或减少衰弱带来的不良后果。

（一）一般护理

1. 日常生活护理　戒烟限酒，摄入充足的营养物质，包括微量元素和矿物质等，合理运动，防跌倒，保证充足的睡眠。

2. 基础疾病的护理　关注潜在的、未控制的、终末期疾病继发的衰弱，积极治疗基础疾病如心力衰竭、糖尿病、慢性感染、恶性肿瘤、抑郁和痴呆等，做好疾病相关护理措施。

3. 去除诱因及一些可逆性促发因素　去除可纠正的危险因素，如多重用药、住院手术及其他应激，尤其是可治的疾病或环境管理。各种侵入性检查和治疗会带来更多的并发症，甚至有时会增加患者的负担并损害其生活质量。因此，对衰弱的老人应该仔细评估其身体状况，避免过度医疗。

4. 运动锻炼　运动锻炼有助于改善衰弱症状，改善认知状况和情绪，降低跌倒发生率。美国运动医学协会推荐老年人通过抗阻力运动锻炼肌肉的力量，可以根据其身体状况制定抗阻力训练计划，规划每天的锻炼时间及强度，运动的时间和强度需要循序渐进。此外，可以选择传统运动疗法，如太极拳、五禽戏、八段锦、易筋经、奥塔戈运动等，有助于促进平衡能力和肌肉力量的改善，减轻慢性疼痛。

5. 营养干预　营养干预可以改善衰弱老年人的营养失调和体重减轻。针对衰弱老年人营养干预的建议包括调整膳食结构、增加营养补充剂、纠正不良的饮食习惯等。日常饮食注意荤素搭配，多吃新鲜蔬菜水果，保证摄入足量的优质蛋白质，尤其是保证动物蛋白的摄入量。衰弱合并肌少症的老年人推荐每日蛋白质摄入量为 1.2 g/kg，应激状态时需要 1.3 g/kg，营养不良者 1.2~1.5 g/kg，慢性肾功能不全的老年人推荐每日蛋白质摄入量 0.8~1.0 g/kg。

对于饮食情况差、缺乏阳光照射的衰弱老人，建议每日补充 800~1000 IU 的维生素 D，注意监测血维生素 D 水平，避免过量。应注意的是，营养干预和运动锻炼需要配合进行，二者缺一不可。

（二）老年综合评估和多学科干预

老年综合评估是进行老年人衰弱管理的重要策略之一，强调多学科团队对衰弱老年人进行全面评估，内容包含健康史、体格检查、自理能力、用药情况、心理需求、社会支持、居住环境等。评估后再针对老年人存在的问题进行讨论，基于老年人的需求和康复目标，制订个体化的照料和支持策略，包括优化和保持身体功能的计划、患者或照料者需要寻求进一步诊疗建议的扩大计划、应激时的照料计划以及临终照料计划。综合干预有助于整合多学科资源，共同改善老年人衰弱状况，不同干预相互促进和补充，最终效果叠加，以取得较好结果。

(三)药物治疗

目前没有可靠的临床证据支持以药物治疗衰弱。治疗中以睾酮、雌激素替代疗法为主，效果不明确，且存在较多的禁忌证和不良反应。维生素 D、血管紧张素转换酶抑制剂虽然安全性好，但有待更多临床研究的证实。大多数老年人本身已存在多重用药的问题，因此，药物干预不是衰弱的最佳干预方式，不推荐使用。

(四)健康教育

衰弱和很多其他老年综合征密切相关，出现跌倒、活动障碍、谵妄、失禁等表现时，要高度注意。早发现、早诊断、早干预，可以有效地将衰弱及其造成的不良后果降到最低，有助于提高老年人生活质量。进行老年综合评估，制定个性化的照料和支持策略，合理饮食搭配、坚持运动，并注重心理及日常生活能力改善，预防或延缓正常向衰弱前期、衰弱前期向衰弱的转化，提高生活质量。

【知识链接】

衰弱指数

Rockwood 等学者将心理、智能、社交功能等指标引入衰弱老年人的界定，并提出衰弱指数(frailty index, FI)，即通过老年综合评估，根据所患疾病、躯体及认知功能受损程度、心理危险因素以及是否存在其他老年综合征进行综合评价，计算异常项目占全部评估项目的比例。

FI 评估是基于健康缺陷理论发展而来，也称缺陷累积评估方法。目前变量的数量无统一标准，实际应用中，通常为 30~70 个。如老年综合评估包含 60 项内容，其中潜在健康缺陷 60 项，在此情况下，无任何健康缺陷老年人的 FI 评分为 0/60＝0。同理，假设老年人有 24 项健康缺陷，其 FI 评分则为 24/60＝0.4。通常认为，FI≥0.25 提示该老年人衰弱；FI<0.12 为无衰弱老年人；FI 得分 0.12~0.25 为衰弱前期。由于 FI 对危险因素进行了分级，而且包括器官功能缺陷与临床结果之间的相关性，所以 FI 能更敏感地预测预后。但是，FI 并不能用于鉴别衰弱与失能、共病，而且需评估的项目繁琐众多，耗时较长。

来源：Rockwood K, Mitnitski A. Frailty defined by deficit accumulation and geriatric medicine defined by frailty [J]. Clin Geriatr Med, 2011, 27: 17-26.

【自 测 题】

一、选择题

A1 型题

1.衰弱的危险因素分为不可控危险因素和(   )。

A.环境因素   B.躯体疾病

C.药物因素   D.可控危险因素

E.社会因素

2. Fried 衰弱表型中,评分5分为(　　)。

A. 衰弱　　　　　　　　　　　　B. 衰弱前期

C. 健康　　　　　　　　　　　　D. 无衰弱

E. 虚弱

3. 衰弱及衰弱前期可逆转,(　　),是延缓衰弱的有效途径。

A. 尽早使用药物治疗　　　　　　B. 及早评估、及早防控

C. 完善术前检查　　　　　　　　D. 及时复查电解质

E. 尽早确诊

A2 型题

4. 王奶奶,77 岁,既往有高血压、高脂血症,去年老伴去世后没有选择与子女同居,单独生活,近期出现了易疲劳、体重下降超过5%,可以上一层楼,能独立完成500 m以上的行走。现社区护士对王奶奶进行衰弱评估,使用 FRAIL 量表评估的结果为(　　)。

A. 1分,无衰弱　　　　　　　　　B. 2分,衰弱前期

C. 2分,衰弱　　　　　　　　　　D. 3分,衰弱前期

E. 3分,衰弱

5. 对于王奶奶目前的情况,社区护士给予健康指导,以下哪项不是社区护士的建议(　　)。

A. 增强营养　　　　　　　　　　B. 进行运动锻炼

C. 药物治疗　　　　　　　　　　D. 保证充足睡眠

E. 与子女同住

二、简答题

衰弱老年人有哪些常见的护理诊断/问题?

自测题答案

一、1. D　2. A　3. B　4. B　5. C

二、衰弱老年人常见的护理诊断/问题有:

(1)活动耐力下降　与衰弱导致的疲劳感有关。

(2)自理缺陷　与增龄、多种疾病共存等有关。

(3)营养失调:低于机体需要量　与日常能量摄入不足有关。

(4)有跌倒的危险　与平衡功能和步态受损有关。

第六节　尿失禁

✦ 案例导入

案例

李奶奶,71 岁,15 年前出现咳嗽、大笑时有尿液自尿道外口不自主溢出,行走、坐卧位时无尿液流出,未经过特殊治疗。3 年前症状加重,行走时也会有尿液不自主流出。李奶奶目前能自主小便,有尿急,无尿频、尿痛及肉眼血尿。诊断为尿失禁。

思考

1. 尿失禁的危险因素主要有哪些？

2. 针对该患者的情况有哪些护理诊断/问题？

3. 可以对该患者进行哪些日常生活指导？

尿失禁（urinary incontinence，UI）指由于尿道括约肌损伤或神经功能障碍而丧失排尿自控能力，尿液不自主流出的状态。老年人常见的 UI 包括急迫性尿失禁、压力性尿失禁、混合性尿失禁、充溢性尿失禁等，其中压力性尿失禁为老年女性最常见的类型。

由于 65 岁以上老年人激素水平下降、尿道括约肌松弛、性器官退化等生理特点，UI 发病率随着年龄的增加也会增高。有研究显示，我国老年人 UI 发病率为 15.0%～41.1%，老年女性为 21.0%～73.9%。UI 若未及时治疗，会让老年人发生尿路感染、皮肤损伤等并发症，并且会使老年人发生抑郁、社会孤立及跌倒的风险增加，给患者和其家庭带来沉重的负担，严重影响患者的身心健康及生活质量。

【护理评估】

（一）健康史

1. 一般情况　评估患者的一般情况，如年龄、性别、认知功能、服药情况，是否伴发尿急、尿频等，是否有尿道手术史及外伤史等。评估患者是否有神经系统的损伤或病变、肾脏的病变、泌尿系的肿瘤、结石、狭窄等。评估膀胱容量及压力，UI 的类型、频次、程度及伴随症状。评估会阴部及肛周皮肤情况，判定有无尿路感染及失禁性皮炎等并发症。

（二）危险因素

1. 暂时性 UI 的相关因素　感染、药物、精神性尿失禁、膀胱过度充盈、活动受限等。

2. 永久性 UI 的相关因素　逼尿肌作用亢进、逼尿肌活动过弱、尿道出口关闭不全、尿道梗阻、膀胱局部手术后等。

（二）临床表现

1. 尿液流出　尿液不受主观控制自尿道口溢出或流出。UI 常伴有尿频、尿急和夜尿增多。

2. 并发症　UI 的人会阴部皮肤易出现皮疹、压力性损伤，容易发生跌倒和反复尿路感染等并发症。

3. 国际尿控协会推荐的 UI 分型

（1）压力性尿失禁（stress urinary incontinence，SUI）：又称张力性尿失禁，是由于腹压升高（如咳嗽、打喷嚏、运动或大笑）使尿液不自主从尿道流出，此时尿道括约肌或盆底肌及尿道周围的肌肉松弛，膀胱逼尿肌功能正常，常不伴尿意。

（2）急迫性尿失禁（urge urinary incontinence，UUI）：是指因膀胱病变引起膀胱收缩并产生急迫的排尿感觉的情况下，尿液快速溢出，典型症状表现为尿频、尿急、不自主控制排尿、夜尿等。

（3）混合性尿失禁（mixed urinary incontinence，MUI）：指同时具有压力性和急迫性尿失禁的症状，症状间具有相互影响，相互加重倾向。

（4）充溢性尿失禁（overflow urinary incontinence，OUI）：又称假性尿失禁，是指由于尿

道梗阻(尿道狭窄、前列腺增生)和膀胱收缩无力等原因导致慢性尿潴留后,膀胱在极度充盈的情况下,膀胱内压力超过正常尿道括约肌的阻力时,尿液从尿道溢出。

(5)其他:症状不能单纯归结为压力性尿失禁或急迫性尿失禁,但也可以由类似的情况引起,包括无意识尿失禁、持续性尿失禁、夜间遗尿、排尿后滴沥、尿道外尿失禁等。

> 考点:尿失禁的分型

🔊 **【护考真题链接】2020 年-A2 型题**

患者,男,73 岁。良性前列腺增生,反复尿潴留,尿道口不断有尿液流出。该患者的尿失禁属于(　　)。

A.真性尿失禁　　　　　　　　　B.完全性尿失禁

C.急迫性尿失禁　　　　　　　　D.压力性尿失禁

E.充溢性尿失禁

答案:E

分析:尿潴留、梗阻严重者膀胱残余尿增多,长期可导致膀胱收缩无力,发生尿潴留,并可出现充溢性尿失禁。

(三)辅助检查

1.国际尿失禁咨询委员会尿失禁问卷简表(ICI-Q-SF)　包括漏尿次数、漏尿量、漏尿对日常生活的影响、发生漏尿的时间共 4 项内容(表 6-10)。该评估表以自我评估方式,结合近 4 周的症状,评估尿失禁的发生率及影响程度。将问卷前 3 项分数相加,根据总分将 UI 分为 3 种程度:0 分为正常,1~7 分为轻度尿失禁,8~14 分为中度尿失禁,15~21 分为重度尿失禁。

表 6-10　国际尿失禁咨询委员会尿失禁问卷表简表(ICI-Q-SF)

评估内容	评分细则	得分
1.您溢尿的次数?	0 分:从来不溢尿 1 分:一星期大约溢尿≤1 次 2 分:一星期溢尿 2~3 次 3 分:大约溢尿 1 次/d 4 分:溢尿数次/d 5 分:始终溢尿	
2.在通常情况下,您的溢尿量是多少(不管您是否使用了防护用品)?	0 分:不溢尿 2 分:少量溢尿 4 分:中等量溢尿 6 分:大量溢尿	
3.总体上来看,溢尿对您的生活影响程度如何?	请在 0(表示没有影响)~10(表示有很大的影响)之间选择某个数字 0 1 2 3 4 5 6 7 8 9 10 没有影响　　　　　　　　　有很大影响	

续表 6-10

评估内容	评分细则	得分
4.什么时候发生溢尿？（请在与您情况相符合的空格打√）		

(1)从来不溢尿 □ 　(2)在睡着时溢尿 □

(3)在活动或者体育运动时溢尿 □ 　(4)在无明显理由的情况下溢尿 □

(5)未到厕所就会有尿液漏出 □ 　(6)在咳嗽或者打喷嚏时溢尿 □

(7)在小便完和穿好衣服时溢尿 □ 　(8)在所有的时间内溢尿 □

2. **压力性尿失禁尿垫试验**　在试验开始前排空膀胱，穿上已称重的纸尿裤或卫生巾，在 15 min 内饮水 500 mL，然后散步和爬楼 30 min，最后在 15 min 内进行以下活动：下蹲起立 10 次，原地跑步 1 min，剧烈咳嗽 10 次，弯腰在地板上拾小物品 5 次，洗手 1 min。试验结果判断，尿垫增重>2 g 为阳性。

3. **实验室检查**　尿常规、尿沉渣和细菌培养排除泌尿系感染。

4. **排尿日记**　详细记录患者 3 天内液体摄入时间、摄入量、漏尿时间、量及漏尿时从事的活动，有助于尿失禁的诊断。

5. **其他**　测量患者的残余尿量，排尿期膀胱尿道造影，站立膀胱造影，膀胱测压，国际前列腺症状评分(IPSS)，动力性尿道压力图等。

(四)心理社会状况

尿失禁会对患者的社交产生障碍，导致患者出现自卑、抑郁、焦虑、失眠等情况，对心理产生严重危害。需要评估尿失禁对患者及其照顾者日常生活能力、人际关系、整体生活质量的影响，以及对其家庭的经济负担等。

【常见护理诊断/问题】

1. **压力性尿失禁**　与老年退行性变化(尿道括约肌松弛)、手术等因素有关。

2. **急迫性尿失禁**　与老年退行性变化、局部膀胱刺激(感染、结石、炎症、肿瘤)、中枢或周围神经病变等有关。

3. **有皮肤完整性受损的危险**　与尿液刺激局部皮肤、辅助用具使用不当等有关。

4. **社会交往障碍**　与尿频、异味引起的不适、困窘和担心等有关。

5. **知识缺乏**：缺乏尿失禁治疗、护理及预防等知识。

【护理计划与实施】

(一)一般护理

1. **改善环境**　卫生间靠近老人卧室；马桶旁和走道应有扶手，光线良好；房间内的座椅不能太低，要方便老人及时站立。

2. **定时排尿，适量饮水**　根据老人的排尿记录制定排尿计划，定时提醒，帮助养成规律排尿习惯。调整每日饮水的时间、量，白天分次摄入，睡前适当限制饮水。

（二）行为干预

1.生活方式干预 合理膳食，增加富含纤维的食物，多吃蔬菜水果；多饮水，定时排尿，控制液体量的摄入；戒烟，减少饮用含有咖啡因的饮料；控制体重（尤其是 BMI > 30 kg/m² 者）；避免或减少腹压增加的活动等。

2.盆底肌锻炼 适用于压力性尿失禁患者和以压力性尿失禁为主的混合性尿失禁患者，通过锻炼提高盆底肌肉力量改善患者症状。具体方法：嘱患者快速有力地收缩盆底肌，并维持至少 3 s，然后快速放松肌肉，维持放松状态 2~6 s；依次重复收缩与放松动作，连续做 15~30 min，每天重复 3 遍，可在 3 种不同体位下（站立位、坐位、仰卧位）进行，持续 3 个月或更长时间。

3.膀胱训练 通过控制尿急和减少排尿次数，对自身排尿行为进行修正，从而增加膀胱容量，改善膀胱过度活动，使患者重新获得控尿能力。指导患者记录每周饮水和排尿情况，结合排尿日记，鼓励患者有意识地延长排尿间隔时间，学会通过抑制尿意延长两次排尿之间的时间，以期重新恢复排尿节律，最后达到每 2~3 h 排尿一次。

（三）皮肤护理

1.皮肤清洁 注意患者会阴部清洁卫生，每日用温水擦洗，保持会阴部皮肤清洁干燥。定期变换体位，减轻局部受压，加强营养，预防失禁相关性皮炎、压力性损伤等皮肤问题的发生。会阴部皮肤清洁干燥后，注意保湿，可以选用甘油外擦、氧化锌或鞣酸软膏外涂保护皮肤。

2.护理用具选择 根据患者病情、性别、活动性、经济状况等结合产品特点，选择合适的护理用具，并指导患者及其照护者正确使用护理用具。临床常用的尿失禁护理用具选择与护理内容，见表6-11。

表6-11 尿失禁护理用具选择与护理

用具	适用对象	护理注意事项
失禁护垫（纸尿裤）、便盆	无会阴部及臀部局部皮肤受损者、神志清楚者	每次更换时，用温水清洗会阴、阴茎、龟头、臀部；及时更换纸尿裤，保持会阴皮肤清洁干燥；指导患者正确使用便盆；切忌拉、拽、扯，防止皮肤破损
留置导尿管	有局部难治性压力性损伤者	每日行尿道口护理；严格无菌操作；保持尿管通畅；缩短尿管留置时间；尿管勿从腿上通过，尿袋不能等于或高于膀胱水平，防止尿液反流
避孕套式尿袋	男性患者	选择适合阴茎大小的尿袋；使用前清洁会阴，保持干燥；尿袋固定高度适宜，防止尿液反流；涂爽身粉保持皮肤干燥，每日 2 次

续表 6-11

用具	适用对象	护理注意事项
保鲜袋式尿袋	男性无烦躁者	松紧适度，避免过紧引起阴茎缺血； 及时更换，防止侧漏； 保持会阴皮肤清洁、干燥，每次排尿后及时更换保鲜袋，每次更换时用温水清洁会阴部皮肤，将阴茎、龟头包皮等处的尿液及污垢清洗干净； 每日会阴冲洗 2 次，保持会阴皮肤清洁、干燥
高级透气接尿器	无会阴部及臀部局部皮肤受损者	接尿器应在通风、干燥、清洁的地方保存，冲洗晾干，严禁暴晒； 注意会阴皮肤清洁，每日用温水擦洗； 观察局部皮肤情况，保持局部皮肤干燥； 使用时排尿管不能从腿上通过，防止尿液反流
尿套管	中度及严重尿失禁者	注意会阴皮肤清洁，每日用温水擦洗； 观察局部皮肤情况，保持局部皮肤干燥

（四）用药护理

对逼尿肌不稳定者最常用的药物是抗胆碱能作用的丙胺太林，但应注意对青光眼、流出道梗阻的老人禁用，对冠心病、前列腺病老人慎用。对括约肌功能不全者，最常用的是能使括约肌张力增加的麻黄碱和去甲麻黄碱，对有高血压和冠心病的老人慎用。对无张力性膀胱最有效的药物是乌拉胆碱，注意用药前排除机械性梗阻，且哮喘老人禁用，冠心病及心动过缓老人慎用。对神经源性、功能性或药物原因引起的括约肌协同失调最有效的办法是用 α 受体阻滞药降低括约肌的张力，常用药物是苯氧苄胺，注意大剂量使用可导致直立性低血压和反射性心动过速。当保守治疗无法控制患者症状时，可采用外科手术治疗。

（五）心理护理

尿失禁患者容易产生羞耻、焦虑的情绪，平时医务工作者要注意与患者多沟通，向患者解释尿失禁的诱因、病因，了解患者的真实心理，有针对性的制定专属计划，减少患者对尿失禁的恐惧和害羞心理，缓解精神紧张，用心聆听患者的困扰，给予相应的帮助。询问是否有尿失禁的情况，进行相关方面的评估时，应为患者保密。为患者更换尿袋或导尿时，注意保护隐私，如拉窗布、关门等。

（六）健康教育

1. 日常生活指导　为患者提供方便的排尿环境与条件，包括厕所、便器、衣裤设计等；压力性尿失禁者避免大笑、咳嗽、打喷嚏等使腹压增加的因素；养成定时排尿的习惯；每天保证摄入足够的水分 1500~2000 mL，不可为控制漏尿量而减少饮水量。

2. 避免使用不当的药物　要注意慎用或禁用各种能够引起尿失禁的药物，如因心脏、肾脏疾病需用利尿药时，尽可能早晨顿服，减少夜间尿失禁的发生。

3. 指导功能训练　鼓励老年人坚持进行盆底肌训练、膀胱训练、健身体操等活动，减缓肌肉松弛，促进尿失禁的康复。

【知识链接】

男性尿失禁

男性尿失禁是由尿道括约肌和/或膀胱功能障碍导致的尿液由尿道不随意漏出，通常分为压力性尿失禁、急迫性尿失禁、充溢性尿失禁等，男性压力性尿失禁的常见病因有前列腺手术或放疗、外伤、神经病变或先天发育异常。

治疗原则：①首选保守治疗，特别是盆底肌训练，治疗6~12个月后如果效果不佳，再考虑外科手术治疗；②盆底肌训练可与生物反馈和电刺激等疗法联合应用；③药物治疗男性压力性尿失禁的效果不佳。

来源：中华医学会泌尿外科学分会尿控学组. 男性压力性尿失禁诊断与治疗中国专家共识[J]. 中华泌尿外科杂志，2022，43（9）：641-645.

【自测题】

一、选择题

A1 型题

1. 以下关于压力性尿失禁患者治疗和护理的内容正确的是（   ）。

A. 指导患者盆底肌锻炼   B. 定时排尿

C. 注意会阴部皮肤清洁   D. 使用抗胆碱能药物

E. 帮助患者舒缓压力，减轻患者焦虑情绪

2. 前列腺增生致膀胱过度充盈而引起的尿失禁是（   ）。

A. 压力性尿失禁   B. 神经性尿失禁

C. 充溢性尿失禁   D. 松弛性尿失禁

E. 痉挛性尿失禁

A2 型题

3. 李某，女，69 岁，腹部用力或下蹲时，出现不自主地排尿。该患者的尿失禁属于（   ）。

A. 压力性尿失禁   B. 急迫性尿失禁

C. 反射性尿失禁   D. 充溢性尿失禁

E. 完全性尿失禁

4. 患者，女性，65 岁，平时有打喷嚏小便流出情况。护士在对患者进行健康指导时，以下哪项不准确（   ）。

A. 避免大笑、咳嗽、打喷嚏等   B. 养成定时排尿的习惯

C. 每天饮水 2500 mL 以上   D. 进行盆底肌训练

E. 避免使用不恰当药物

二、简答题

对于尿失禁的患者主要的行为干预包括哪些方面？

自测题答案

一、1. D   2. C   3. A   4. C

二、行为干预内容包括：

（1）生活方式干预：合理膳食，增加富含纤维的食物，多吃蔬菜水果；多饮水，定时排尿，控制液体量的摄入；戒烟，减少饮用含有咖啡因的饮料；控制体重（尤其是 BMI>30 kg/m² 者）；避免或减少腹压增加的活动等。

（2）盆底肌锻炼：适用于压力性尿失禁患者和以压力性尿失禁患者为主的混合性尿失禁患者，通过锻炼提高盆底肌肉力量改善患者症状。具体方法：嘱患者快速有力地收缩盆底肌，并维持至少 3 s，然后快速放松肌肉，维持放松状态 2~6 s；依次重复收缩与放松动作，连续做 15~30 min，每天重复 3 遍，可在 3 种不同体位下（站立位、坐位、仰卧位）进行，持续 3 个月或更长时间。

（3）膀胱训练：通过控制尿急和减少排尿次数，对自身排尿行为进行修正，从而增加膀胱容量，改善膀胱过度活动，使患者重新获得控尿能力。指导患者记录每周饮水和排尿情况，结合排尿日记，鼓励患者有意识地延长排尿间隔时间，使患者学会通过抑制尿急来延长两次排尿之间的时间，以期重新恢复排尿节律，最后达到每 2~3 h 排尿一次。

第七节　便秘

案例导入

案例

王奶奶，女，65 岁，平常身体健康，喜爱运动，二便正常。前些天因腰椎间盘突出住院行手术治疗，需卧床休息。因为不习惯床上如厕，一连好几天都没排便。王奶奶感腹胀不适，告知医生，医生开了灌肠的医嘱。

思考

1. 王奶奶有哪些护理诊断/问题？
2. 王奶奶发生便秘的危险因素有哪些？
3. 王奶奶便秘发生后的护理措施有哪些？

便秘（constipation）是指一种（组）临床症状，表现为排便困难和/或排便次数减少、粪便干硬。排便困难包括排便费力、排出困难、肛门直肠堵塞感、排便不尽感、排便费时以及需手法辅助排便。排便次数减少指每周排便<3 次。慢性便秘（chronic constipation）指病程≥6 个月。

老年人便秘的发生随年龄增长而增加。60 岁以上老年人便秘的发生率为 15%~20%，80 岁以上达 20%~34%，在长期行动不便需照护的老年人中，便秘的患病率甚至高达 80%。慢性便秘是一种常见的老年综合征，目前已成为一个各国面临的老龄化社会问题。

长期便秘容易使老年人产生焦虑、抑郁等异常情绪，严重影响老年人的生活，降低老年人的生活质量。同时，很多老年人在发生慢性便秘的时候自行使用各种泻药导致依赖药物，甚至发生结肠黑变病，可能诱发或加重肛裂、痔疮，反复发生不全肠梗阻，引发肠穿孔、疝气、结肠癌、阿尔茨海默病、心脑血管疾病等，从而造成更加严重的后果。

【护理评估】

（一）健康史

1. 评估便秘症状　详细询问病史，询问老年人便秘的症状及严重程度，包括病程时间、伴随症状及排便频率、粪便性状、有无排便费力感、排便不尽感、排便梗阻或阻塞感、排便费时、手法辅助排便、使用通便药物等。老年人慢性便秘诊断标准主要依据罗马Ⅳ诊断标准（表 6-12）及患者自主感觉。粪便性状可采用 Bristol 粪便性状分型（图 6-2）进行评估，对于评估结肠功能而言，它是一个比排便频率更好的指标。

表 6-12　罗马Ⅳ便秘诊断标准

疾病名称	诊断标准
功能性便秘	（1）必须包括下列 2 项或 2 项以上： ①至少 25% 的排便感到费力 ②至少 25% 的排便为干球粪或硬粪（可参照 Bristol 粪便性状的第 1 型或第 2 型） ③至少 25% 的排便有不尽感 ④至少 25% 的排便有肛门直肠梗阻/堵塞感 ⑤至少 25% 的排便需要手法辅助（如用手指协助排便、盆底支持） ⑥每周自发排便少于 3 次（应在未使用缓泻剂的情况下计算） （2）不用泻药时很少出现稀便 （3）不符合肠易激综合征的诊断标准
阿片类药物引起的便秘	（1）患者必须符合功能性便秘的诊断标准 （2）在开始使用阿片、改变剂型或增加剂量过程中新出现的或加重的便秘症状
便秘型肠易激综合征	反复发作的腹痛，近 3 个月内平均发作至少每周 1 d，伴有以下 2 项或 2 项以上： ①与排便相关 ②伴有排便频率的改变 ③伴有粪便性状（外观）改变
功能性排便障碍	（1）患者必须符合功能性便秘和（或）便秘型肠易激综合征的诊断标准 （2）在反复试图排便过程中，需经以下 3 项检查中的 2 项证实，有特征性排出功能下降： ①球囊逼出试验异常 ②压力测定或肛周体表肌电图检查显示肛门直肠排便模式异常 ③影像学检查显示直肠排空能力下降

注：诊断前症状出现至少 6 个月，且近 3 个月症状符合以上诊断标准。

2. 危险因素

（1）基础疾病：评估老年人是否患有导致或加重便秘的疾病，如炎症性肠病、肿瘤、疝、直肠脱垂等，此类病变可导致功能性出口梗阻引起排便障碍，如肛裂、痔疮或肛周脓

便秘

第1型		一颗硬球（很难通过）
第2型		香肠状，但表面凹凸
第3型		香肠状，但表面有裂痕
第4型		像香肠或蛇一样，且表面很光滑
第5型		断边光滑的柔软块状（容易通过）
第6型		粗边蓬松块，糊状大便
第7型		水状，无固体块（完全呈液体状）

正常

腹泻

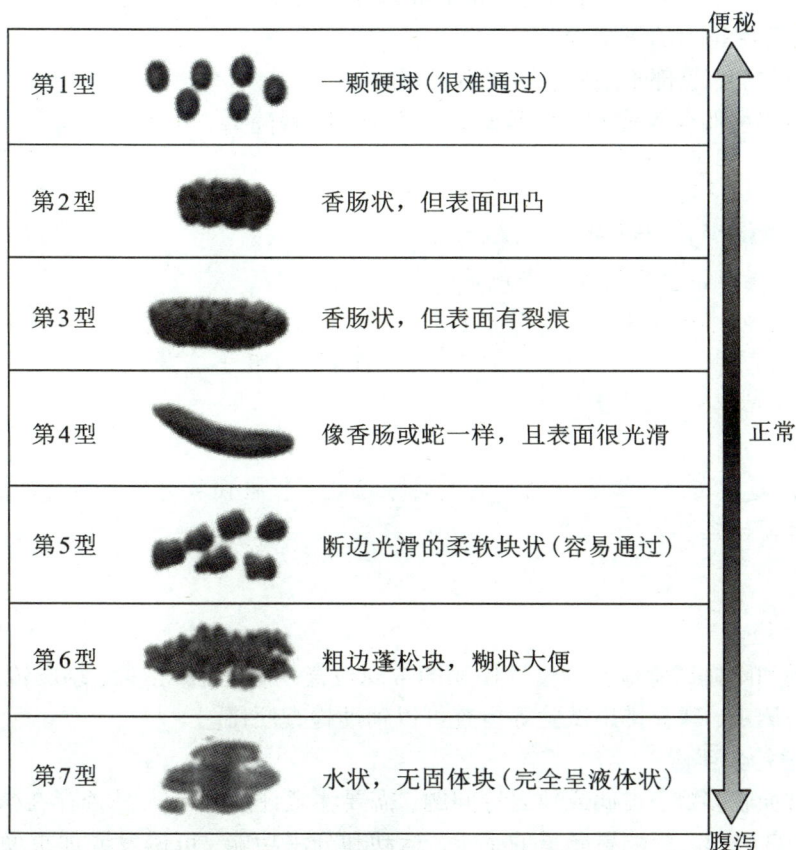

注：第1、2型表示有便秘；第3、4型是理想的便型，特别是第4型，是最容易排便的形状；第5~7型表示可能有腹泻。

图6-2　Bristol粪便性状分型（布里斯托大便分型法）

来源：中华医学会，中华医学会杂志社，中华医学会消化病学分会，等.慢性腹泻基层诊疗指南（2019年）[J].
中华全科医师杂志，2020，19（11）：973-982.

肿等肛门疾病；老年期痴呆、脑血管疾病、帕金森病等神经精神问题；糖尿病、甲状腺功能减退、低钾或高钙血症等内分泌代谢疾病等。

（2）药物不良反应：询问老年人有无使用引起便秘的药物，如阿片类镇痛药、抗胆碱能制剂、神经节阻滞剂、镇静剂、抗抑郁药、利尿剂、抗惊厥药、抗高血压药、抗帕金森病药或过量使用泻药等。

（3）不合理饮食：饮食过于精细，动物性食物多，谷类食物、膳食纤维的摄入量减少，喜食辛辣食物，饮水量较少，喜饮用浓茶等。

（4）心理因素：情绪紧张、焦虑、抑郁导致神经调节功能紊乱，排便反射受抑制。

（5）其他不良的生活习惯：如久坐不动、缺乏运动、生活起居无规律，没有养成良好的排便习惯，如有意克制排便等。

（二）临床表现

1.排便次数减少。每周排便少于3次、粪便干硬、排便费力、排便不尽感、排便时肛门直肠堵塞感，甚至需手法辅助排便等。

2. 排便时间延长。排便时间长达 30 min 以上或每天排便多次但排出困难，粪便干硬如羊粪状，且每次排出的量很少。

3. 可出现腹痛、腹部不适感，排便后可缓解。

4. 长期便秘可伴全身症状，食欲缺乏、乏力、睡眠障碍、焦虑和抑郁。

> 考点：便秘的临床表现

【护考真题链接】2019 年-A1 型题

慢性便秘患者最主要的临床表现是（　　　）。

A. 缺乏便意、排便艰难　　　　B. 腹痛

C. 里急后重感　　　　　　　　D. 恶心、呕吐

E. 腹部下坠感

答案：A

分析：本题考查的是慢性便秘患者的临床症状。慢性便秘患者最主要的临床表现是缺乏便意、排便困难。

（三）辅助检查

大便常规和隐血试验应作为慢性便秘的常规检查，肛门直肠指检、结肠镜、钡剂灌肠、直肠肛门压力测定、球囊排出试验等检查可以辅助检查便秘。

（四）心理社会评估

老年人常面临多病、丧偶或独居等问题，需要注意评估老年人是否存在焦虑、抑郁等心理问题，不良心理会影响胃肠道的感觉、运动和分泌功能，可诱发或加重便秘。同时应该注意评估老年人社会交往情况。与老年人其他慢性疾病一样，老年人慢性便秘与社会支持关系密切。

【常见护理诊断/问题】

1. 便秘　与活动减少、不合理饮食、药物的不良反应等有关。
2. 焦虑　与患者对便秘恐惧、担心预后有关。
3. 舒适的改变　与排便时间延长、排便困难、便后无舒畅感等有关。
4. 知识缺乏：缺乏合理饮食、健康生活方式及缓解便秘方法等相关知识。

【护理计划与实施】

（一）预防

调整生活方式，包括足够水分摄入、合理膳食、运动、建立良好的排便习惯等是预防老年人发生便秘的重要措施。

1. 足够的水分摄入　多饮水、常饮水（1500～2000 mL/d）可在一定程度上缓解便秘。老年人要养成定时喝水的习惯，不能等口渴了再喝水，尤其是晨起和运动后。老年人因代谢缓慢，需要的水分相对于年轻人要少，大脑对于口渴反应较为迟钝，因此，当老年人感觉到口渴的时候往往已经处于缺水状态了。但应注意，患有心力衰竭、肾衰竭或胸腹水等特殊疾病需限液的老年人应遵医嘱饮水。

2. 足够膳食纤维的摄入　防治老年人便秘的基础是保证足够的膳食纤维摄入量，老年人每日膳食纤维摄入量应≥25 g/d。保证足量的水果蔬菜摄入的同时，应该注重粗细搭配，少吃煎、炸、熏、烤等不易消化的食物。

3. 合理运动　适当运动(如散步、打太极拳等)对排便有益，老年人运动要以安全、不感觉劳累为原则。对于卧床无法主动运动的老年人，可进行一些被动运动，如腹部按摩每天2~3次，每次5~15个循环(用手掌从右下腹开始沿顺时针方向向上、向左、再向下至左下腹，按摩至左下腹时应加强力度)。

4. 建立良好的排便习惯　培养良好的排便习惯，每天定时排便；结肠活动在晨醒、餐后最为活跃，建议老年人在晨醒、餐后2 h内尝试排便，集中注意力，减少外界因素的干扰，排便时不宜看书、看报、看手机等；有便意时不要抑制便意。

5. 保证良好的排便环境及正确的排便姿势　为老年人提供良好的排便环境，便器应清洁、温暖，体质虚弱的老年人可使用坐便椅，保证安全。指导老年人使用正确的排便方法(身体前倾，心情放松，先深呼吸，后闭住声门向肛门部位用力解便)。

(二)发生便秘的管理

1. 口服药物　老年人一般患基础疾病多，服用药物也多，而很多药物都容易导致老年人发生便秘。选用通便药时应注意药物的安全性，避免长期使用刺激性泻药和依赖性强的药物。容积性泻药是老年人慢性便秘的常用药物，因为容积性泻药在肠道内不被吸收，其原理是增加粪便含水量和粪便容积，使粪便变松软从而易于排出，但粪便嵌顿、怀疑有肠梗阻的老年人慎用。

另外，还有渗透性泻药、刺激性泻药、润滑性泻药、促动力药等多类药物，可根据情况使用，这些药物须遵循梯度用药的原则。药物治疗需以生活方式调整为基础，包括足够的水分摄入、足够的膳食纤维摄入、合理运动和建立良好的排便习惯等。

2. 灌肠和使用栓剂　对于2~3 d未排便、有便意但无力自行解出，口服药物无效的老年人，可使用开塞露20~40 mL或甘油栓剂等肛内给药，刺激肠蠕动、润滑肠道，使粪便软化，易于排出。此外，也可使用开塞露进行灌肠。

3. 人工取便法　老年人慢性便秘者发生粪便嵌顿无法自行排出，且灌肠无效时可采取人工取便法。

(三)健康教育

1. 知识宣教　告知老年人及其家属造成便秘的可能原因、预防措施和处理方法。

2. 指导老年人建立健康的生活方式　包括足够水分摄入、合理膳食、运动、建立良好的排便习惯等。

🔊【知识链接】

粪菌移植

粪菌移植(fecal microbiota transplantation，FMT)是将经过严格筛选的特定健康人粪便中的功能肠道菌群移植到患者肠道内，重建新的肠道菌群，从而达到实现肠内及肠外疾病治疗的目的。FMT属于菌群移植技术的一种。

由于 FMT 能够维持微生物多样性且不破坏肠道微生物的自然平衡，因而相较于其他治疗方式更具有明显优势。现如今，FMT 已被国内外一些临床指南及专家共识推荐用于治疗复发性及难治性艰难梭菌感染。同时，越来越多的证据表明 FMT 还具有治疗便秘的作用，这将为众多老年便秘患者带来一种新的治疗方式。

来源：张明月，徐红. 粪菌移植在老年慢性便秘中的应用现状［J］. 中国老年学杂志，2023，43（22）：5615-5619.

（盛丽娟）

【自测题】

一、选择题

A1 型题

1. 下列哪项是诊断便秘的常规检查（　　　）。

A. 大便常规　　　　　　　　　　　　B. 剂灌肠

C. 直肠指检　　　　　　　　　　　　D. 乙状直肠镜

E. 结肠镜

2. 对于预防老年人便秘，如果没有如心脏、肾脏功能不好等特殊限制，建议每天饮水量至少为（　　　）。

A. 1000~1500 mL　　　　　　　　　　B. 1500~2000 mL

C. 2000~2500 mL　　　　　　　　　　D. 2500~3000 mL

E. >5000 mL

A2 型题

3. 王大爷，66 岁，在社区进行健康体检时主诉经常发生便秘。社区护士对王大爷进行健康指导，下列说法不恰当的是（　　　）。

A. "您应该每天都出来活动活动，增加活动量。"

B. "每天应当多吃一点粗纤维食物，如新鲜蔬菜水果，尽量不吃油炸食品。"

C. "每天排便要保持一定的规律，在固定时间内排便；有便意的时候要及时排便。"

D. "可以经常做腹部环行按摩，促进肠蠕动。"

E. "您可以在家里多准备一些开塞露，排便不畅时可以随时使用。"

4. 患者，女，76 岁，因慢性心力衰竭入院，入院后 4d 未解大便，患者主诉腹胀难受，责任护士利用润肠剂使患者顺利排便。下列对患者发生便秘的原因，解释不恰当的是（　　　）。

A. 住院后环境变化，使排便习惯发生改变

B. 疾病使患者规律排便受抑制

C. 胃肠道淤血，食欲减退，进食少

D. 大肠排便反射障碍

E. 限制饮水量，对排便有一定的影响

二、简答题

慢性便秘的基础治疗措施包括哪些方面？

自测题答案

一、1. A　2. B　3. E　4. D

二、足够的水分摄入、合理膳食、运动、建立良好的排便习惯等是慢性便秘的基础治疗措施。

第八节　睡眠障碍

案例导入

案例

患者，男，66岁。因胆囊结石伴胆囊炎收入院，拟于8月7日手术。8月5日夜班护士查房时发现患者晚上入睡困难且夜间常醒来，并多次询问护士做手术会不会痛，手术会不会有危险。

思考

1. 该患者有哪些护理诊断/问题？

2. 该患者发生睡眠障碍的危险因素有哪些？

3. 该患者睡眠障碍发生后的护理措施有哪些？

睡眠障碍(sleep disorder)是指睡眠的数量或质量异常，或在睡眠中或睡眠觉醒交替时发生异常的行为或生理事件。随着年龄的增长，老年人大脑皮质功能减退，新陈代谢减慢，体力活动减少，睡眠时间比青壮年减少，一般为5~7 h/d。除了睡眠时间减少，夜间觉醒次数增加、睡眠潜伏期延长、早醒，Ⅲ期睡眠明显减少等也是老年人常见的睡眠问题。

人一生中有1/3的时间在睡眠中度过，睡眠作为生命所必需的过程，是机体复原、整合和巩固记忆的重要环节，睡眠是健康不可缺少的组成部分。老年人睡眠障碍严重威胁老年人身体健康，损害老年人生活质量，也是导致老年人其他疾病患病率显著上升的原因之一。

睡眠障碍对人体健康的严重危害已经引起国内外学者的高度关注。为唤起全民对睡眠重要性的认识，2001年，国际精神卫生和神经科学基金会主办的"全球睡眠和健康计划"发起了一项全球性的活动，将每年的3月21日定为"世界睡眠日"，并每年围绕睡眠发布一个主题活动。2003年，中国睡眠研究会把"世界睡眠日"正式引入中国。

【护理评估】

(一) 健康史

1. 了解老年人的睡眠情况，是否存在睡眠障碍史，对于睡眠障碍老年人的评估要更加重视老年人自己对于睡眠情况的主诉，比如入睡困难、夜间醒后难再入睡、睡眠时间长短、白天容易打盹等。

2. 评估老年人睡眠障碍的危险因素。老年人睡眠障碍往往是多种因素共同作用的结果。

（1）年龄：昼夜节律生理变化是年龄增长本身的一个基本特征。年龄越大，老年人伴随的器官系统生理储备下降就越明显，抵抗和忍受外界影响睡眠的应激源的能力就会越下降。

（2）生活习惯及睡眠环境：老年人白天活动量减少，易打盹，白天睡眠时间过多，夜间就难以入睡。此外，睡前吸烟、饮酒等不良生活习惯以及睡眠环境光线过强、噪声太大等都会影响老年人的睡眠质量。

（3）躯体疾病：老年人常合并各种慢性躯体疾病，这些躯体疾病可能会引起老年人夜间咳嗽气喘、疼痛不适、尿急、尿频、强迫体位等，从而影响老年人睡眠。因病重或瘫痪长期卧床的老年人，其睡眠时间不规律，导致睡眠节律异常。睡眠呼吸暂停综合征（sleep apnea syndrome，SAS）是导致老年人睡眠障碍的重要病因。

（4）精神疾病的影响：心理精神因素也会影响老年人的睡眠，其中抑郁症与老年人睡眠障碍最为相关。此外，焦虑和睡眠障碍也存在相关性。

（5）药物：老年人因合并基础疾病较多，往往存在多种药物共用情况，出现药物不良反应的发生率也较高。其中，激素、甲状腺素、某些抗抑郁药物等会导致睡眠障碍的发生。

（二）临床表现

老年人睡眠障碍主要有以下表现：白天容易打盹，夜间睡眠时间缩短；入睡困难，入睡时间延长，睡眠变浅、容易觉醒，早醒，醒后难以入睡。其中，白天打盹是老年人最常见的睡眠问题，老年男性较老年女性更容易出现白天过度嗜睡。有研究认为，白天过度嗜睡与慢性疾病、早醒、夜间打鼾、严重抑郁等因素相关。

> 考点：睡眠障碍的临床表现

临床上，老年人睡眠障碍主要包括以下几种类型：

1. **失眠**　失眠是指尽管有合适的睡眠机会和睡眠环境，老年人依然对睡眠时间和（或）质量不满足并影响日常社会功能的主观体验。失眠表现为入睡困难、睡眠维持障碍、早醒、睡眠质量下降和总睡眠时间减少，同时伴有日间功能障碍。失眠是老年人睡眠障碍中最突出的一种类型，中国城市老年人群失眠患病率为 43.90%～53.89%，其中慢性失眠患病率为 21.84%。

2. **睡眠呼吸暂停综合征（SAS）**　SAS 是以睡眠中发生异常呼吸事件为特征的一组疾病，伴或不伴清醒期呼吸功能异常。SAS 是老年人睡眠障碍中仅次于失眠的第二大类疾病，也是多种疾病的诱因，与心脑血管疾病、阿尔茨海默病、代谢异常、呼吸系统疾病等多种慢性病直接相关，严重者可导致猝死。老年 SAS 根据多导睡眠监测（polysomnography，PSG）结果可分为阻塞性睡眠呼吸暂停（obstructive sleep apnea，OSA）与中枢性睡眠呼吸暂停（central sleep apnea，CSA）。OSA 是指睡眠过程中发生的完全性上气道阻塞（呼吸暂停）或部分性上气道阻塞（低通气），伴有打鼾、睡眠结构紊乱、动脉血氧饱和度下降、白天嗜睡等表现的临床综合征。CSA 指睡眠中呼吸暂停时口和鼻气流以及胸、腹呼吸运动同时停止，引起低氧血症、高碳酸血症、睡眠片段化，从而使机体发生一系列病理生理改变的综合征。

3. **不宁腿综合征（restless legs syndrome，RLS）**　老年 RLS 患者日间犯困，晚间强烈腿动需求，常伴异样不适感，安静或卧位时严重，活动时缓解，夜间入睡前加重，主要通过患者病史及临床症状诊断。

4.睡眠紊乱的重叠现象　老年人睡眠障碍往往几种类型并存，既有失眠又有白天打瞌睡的多眠现象；既有睡眠节律的紊乱又有睡眠呼吸的紊乱；既有睡眠紊乱促发和加重心身疾病、躯体疾病，又有各种疾病促发和加重睡眠紊乱。如老年抑郁症可有睡眠昼夜节律的逆转及强烈的失眠和嗜睡。

(三) 辅助检查

1.睡眠评估量表

(1) 匹兹堡睡眠质量指数量表(pittsburgh sleep quality index，PSQI)　该量表可用于评定患者最近一个月的睡眠质量，适用于各类场所的老年人，可用于睡眠障碍、精神障碍老年人的睡眠质量评价和疗效观察。PSQI 由 19 个自评和 5 个他评条目构成(表 6-13)，其中参与计分的 18 个条目组成 7 个维度，每个维度按 0~3 等级计分，总分范围为 0~21 分，得分越高，表示睡眠质量越差。

表 6-13　匹兹堡睡眠质量指数量表

1.近 1 个月，晚上上床睡觉通常为(　　　)点钟?				
2.近 1 个月，从上床到入睡通常需要(　　　)分钟?				
3.近 1 个月，通常早上(　　　)点起床?				
4.近 1 个月，每夜通常实际睡眠(　　　)小时(不等于卧床时间)?				
对下列问题请选择 1 个最适合您的答案:				
5.近 1 个月，因下列情况影响睡眠而烦恼:				
a.入睡困难(30 min 内不能入睡)	(1)无	(2)<1 次/周	(3)1~2 次/周	(4)≥3 次/周
b.夜间易醒或早醒	(1)无	(2)<1 次/周	(3)1~2 次/周	(4)≥3 次/周
c.夜间去厕所	(1)无	(2)<1 次/周	(3)1~2 次/周	(4)≥3 次/周
d.呼吸不畅	(1)无	(2)<1 次/周	(3)1~2 次/周	(4)≥3 次/周
e.咳嗽或鼾声高	(1)无	(2)<1 次/周	(3)1~2 次/周	(4)≥3 次/周
f.感觉冷	(1)无	(2)<1 次/周	(3)1~2 次/周	(4)≥3 次/周
g.感觉热	(1)无	(2)<1 次/周	(3)1~2 次/周	(4)≥3 次/周
h.做噩梦	(1)无	(2)<1 次/周	(3)1~2 次/周	(4)≥3 次/周
i.疼痛不适	(1)无	(2)<1 次/周	(3)1~2 次/周	(4)≥3 次/周
j.其它影响睡眠的事情	(1)无	(2)<1 次/周	(3)1~2 次/周	(4)≥3 次/周
如有下列问题，请说明:				
6.近 1 个月，总的来说，您认为您的睡眠质量?	(1)很好	(2)较好	(3)较差	(4)很差
7.近 1 个月，您用药物催眠的情况?	(1)无	(2)<1 次/周	(3)1~2 次/周	(4)≥3 次/周
8.近 1 个月，您常感到困倦，难以保持清醒状态吗?	(1)无	(2)<1 次/周	(3)1~2 次/周	(4)≥3 次/周

续表 6-13

9.近 1 个月,您做事情的精力不足吗?	(1)没有	(2)偶尔有	(3)有时有	(4)经常有
10.近 1 个月有无下列情况(请询问同寝的人):				
a.高声打鼾	(1)无	(2)<1 次/周	(3)1~2 次/周	(4)≥3 次/周
b.睡眠中较长时间的呼吸暂停	(1)无	(2)<1 次/周	(3)1~2 次/周	(4)≥3 次/周
c.睡眠中腿部抽动或痉挛	(1)无	(2)<1 次/周	(3)1~2 次/周	(4)≥3 次/周
d.睡眠中出现不能辨认方向或意识模糊的情况	(1)无	(2)<1 次/周	(3)1~2 次/周	(4)≥3 次/周
e.睡眠中存在其他影响睡眠的特殊情况	(1)无	(2)<1 次/周	(3)1~2 次/周	(4)≥3 次/周

(2)Athens 失眠量表:用于睡眠障碍的自我评估。量表共 8 个条目,每个条目得分 0~3 分(表 6-14)。总分范围为 0~24 分,总分小于 4 分为无睡眠障碍,4~6 分为可疑失眠,6 分以上为失眠,得分越高,表示睡眠质量越差。

表 6-14　Athens 失眠量表

导语:该量表用于记录您对遇到过的睡眠障碍的自我评估,对于下列问题,如果在您身上 1 个月内每星期至少发生 3 次,就请您在相应的自我评估结果项目上画√。

序号	项目	选项	
1	入睡时间(关灯后到睡着的时间)	0.没问题 1.轻微延迟 2.显著延迟 3.严重延迟或没有睡觉	
2	夜间苏醒	0.没问题 1.轻微影响 2.显著影响 3.严重影响或没有睡觉	
3	比期望的时间早醒	0.没问题 1.轻微提早 2.显著提早 3.严重提早或没有睡觉	
4	总睡眠时间	0.没问题 1.轻微不足 2.显著不足 3.严重不足或没有睡觉	

续表 6-14

序号	项目	选项	
5	总睡眠质量(无论睡多长)	0.没问题 1.轻微不满 2.显著不满 3.严重不满或没有睡觉	
6	白天情绪	0.没问题 1.轻微低落 2.显著低落 3.严重低落	
7	白天身体功能(体力或精神,如记忆力、认知力和注意力等)	0.没问题 1.轻微影响 2.显著影响 3.严重影响	
8	白天思维	0.没问题 1.轻微思睡 2.显著思睡 3.严重思睡	

（3）失眠严重程度指数量表（insomniaseverily index，ISI）：ISI 是常用的失眠评估量表（表 6-15）。评分 0~7 分表示无显著临床意义；8~14 分表示亚临床失眠；15~21 分表示中度失眠；22~28 分表示严重失眠。

表 6-15　失眠严重程度指数量表

1.描述你当前(或最近一周)失眠问题的严重程度：

	无	轻度	中度	重度	极重度
入睡困难	0	1	2	3	4
维持睡眠困难	0	1	2	3	4
早醒	0	1	2	3	4

2.对你当前睡眠模式的满意度：

很满意	满意	一般	不满意	很不满意
0	1	2	3	4

3.你认为你的睡眠问题在多大程度上干扰了你的日间功能(如日间疲劳、处理工作和日常事务的能力、注意力、记忆力、情绪等)：

没有干扰	轻微	有些	较多	很多干扰
0	1	2	3	4

续表 6-15

4. 与其他人相比，你的失眠问题对你的生活质量有多大程度的影响或损害：				
没有	一点	有些	较多	很多
0	1	2	3	4
5. 你对自己当前睡眠问题有多大程度的焦虑和烦扰：				
没有	一点	有些	较多	很多
0	1	2	3	4

2. 睡眠相关辅助检查

(1)多导睡眠监测(PSG)：随着现代医学对睡眠疾病的认识逐渐提高，睡眠监测技术得到越来越广泛的应用。PSG 是在睡眠监测室中应用多导睡眠仪持续同步采集、记录和分析多项睡眠生理参数及病理事件的一项检查技术。

PSG 采集和记录的参数包括脑电图、眼动电图、肌电图、心电图、口鼻气流、鼾声、呼吸运动、血氧饱和度、体位等，还可以添加视音频监测、食管压力、食管 pH 值、经皮或呼气末二氧化碳分压、勃起功能等参数。这些参数以曲线、数字、图像以及视音频等形式显示，并形成可判读分析的信息数据，即多导睡眠图。

但 PSG 一般不作为常规检查，在初始睡眠评估和常规体格检查后如发现有下列情况，考虑进行 PSG 检查：①主要标准：习惯性打鼾/干扰性打鼾，睡眠期呼吸停止或有窒息感，原因不明的白天嗜睡或缺乏熟睡感，原因不明的睡眠期心律失常，原因不明的血氧饱和度降低；②次要标准：肥胖，40 岁以上男性，闭经后女性，甲状腺功能减退，脑血管疾病，神经肌肉疾病，鼻、咽、喉结构异常发现(鼻塞、扁桃体肥大、巨舌、软腭过长、咽部气道狭窄)等。

(2)其他检查：包括老年人近期血压、血糖、肝、肾功能、凝血功能、心电图、脑电图等情况。

(四)心理社会评估

评估老人是否因退休、工作变动或收入减少而产生心理不适应感、失落感。另外，老年人常面临多病、丧偶或独居、环境变化等，这些都会导致老年人产生焦虑、抑郁等不良情绪，从而影响睡眠。

🔊【护考真题链接】2019 年-A1 型题

患者因焦虑症入院，每天晚上总是躺在床上翻来覆去睡不着觉。患者的表现属于睡眠障碍的哪一种(　　)。

A. 入睡困难　　　　　　　　B. 时醒时睡

C. 睡眠规律倒置　　　　　　D. 彻夜不眠

E. 浅睡眠

答案：A

分析："在床上翻来覆去睡不着觉"是入睡困难的表现。

【常见护理诊断/问题】

1.睡眠型态紊乱　与老化、躯体疾病、精神刺激有关。

2.焦虑/恐惧　与睡眠障碍导致精神过度紧张有关。

3.有跌倒的危险　与失眠引起的头痛、头晕有关。

4.潜在并发症：高血压、高血糖、心脑血管功能障碍和性功能障碍等。

【护理计划与实施】

老年人睡眠障碍护理的目标是尽可能地改善老年人的睡眠质量，缓解症状，保持正常睡眠结构，维持和恢复社会功能，提高生活质量。

(一)改善外界因素

多数老年人的睡眠障碍可以通过改善外界因素达到提高睡眠质量的预期目标。

1.维持良好的睡眠环境　注意改善老年人的睡眠环境，光线适宜，太亮影响睡眠，太暗又有引起跌倒的风险。卧室要保持通风，温度和湿度应适宜。尽量减少噪声，保持周围环境安静。

2.保持规律的白天活动　老年人可根据自己的年龄、健康状况及爱好，规律生活，适量运动，这可以减少白天打盹的情况，有助于晚上睡眠。保持健康饮食，戒烟限酒，适量社会活动，避免过劳，保持中枢神经功能的正常调节，但睡前避免剧烈运动。

3.养成良好的睡眠习惯　老年人应尽量按时睡觉、按时起床，午睡时间不宜过长，以30 min 为宜。晚上睡前数小时(一般下午4点以后)避免使用兴奋性物质(如咖啡、浓茶、烟酒等)，避免进食大量食物或不易消化的食物。睡前至少1 h 内不做容易导致兴奋的脑力劳动或观看容易导致兴奋的书籍和影视节目。

4.积极治疗基础疾病　老年人多伴有基础疾病，如存在因躯体疾病影响睡眠者，应及时治疗，以减少疾病对睡眠质量的影响。

(二)睡眠行为干预

1.放松训练　应激、紧张和焦虑是诱发失眠的常见因素。放松疗法可以缓解上述因素带来的不良效应，其目的是降低卧床时的警觉性及减少夜间觉醒。放松训练包括渐进性肌肉放松、指导性想象和腹式呼吸训练。

2.刺激控制疗法　刺激控制疗法是一套改善睡眠环境与睡眠倾向(睡意)之间相互作用的行为干预措施，从而恢复卧床作为诱导睡眠信号的功能，使老年睡眠障碍患者易于入睡，重建睡眠觉醒生物节律。该疗法可作为独立的干预措施应用，包括以下内容：①只在有睡意时才上床；②床及卧室只用于睡眠，不能在床上阅读、看电视或工作；③若上床15~20 min 不能入睡，则应起床，仅在有睡意时方回到床上；④无论夜间睡多久，清晨应准时起床；⑤白天不打瞌睡。

3.睡眠限制疗法　通过限制老年患者在床上的时间以巩固实际睡眠时间，即建议老年患者上床的时间为实际需要入睡的时间。睡眠限制疗法通过缩短卧床清醒时间，增加入睡的驱动能力以提高睡眠效率。具体内容如下：①减少卧床时间，以使其和实际睡眠时间相符，并且只有在一周的睡眠效率超过85%的情况下才可增加15~20 min 的卧床时间；②当睡眠效率低于80%时则减少15~20 min 的卧床时间；当睡眠效率在80%~85%之间则保持卧床时间不变；③避免日间小睡，并且起床时间保持规律。

(三)药物治疗

治疗睡眠障碍的理想药物应具有迅速催眠、维持充足睡眠时间、提高睡眠质量且无成瘾性和宿醉反应。可使用的药物包括非苯二氮䓬类药物、褪黑素类药物、唑吡坦类药物等。

老年人睡眠障碍须在医生指导下选择合适的药物，老年人的治疗药物选择应尽量遵循以下原则：①起始剂量为最低有效剂量；②疗程尽可能短(不超过1个月)；③可酌情安排间歇给药(每周2~4次)；④尽可能选择半衰期较短和白天镇静作用较少的药物；⑤能单用则不联用。

(四)持续气道正压通气(continuous positive airway pressure,CPAP)

中重度阻塞性睡眠呼吸暂停综合征老年人运用CPAP治疗具有显著疗效。CPAP治疗能有效减少睡眠呼吸暂停及低通气事件的发生，纠正缺氧及呼吸相关的微觉醒，改善日间思睡，提高认知能力、记忆力和注意力。此外，还可降低心脑血管并发症，如脑卒中、冠心病、心律失常等的发生率，甚至逆转导致原有心力衰竭加重的高危险性。

(五)健康教育

1. 睡眠卫生教育　睡眠卫生教育可以让老年睡眠障碍患者认识和了解可能会干扰睡眠的因素或习惯，并采取措施进行避免。养成早睡早起、午睡的习惯；入睡前不饮用咖啡、避免大量饮水、吸烟、饮酒等；睡前注意调整情绪，可采取睡前泡脚等措施助眠。

2. 睡眠认知干预　睡在床上的时间不超过睡眠障碍发生前的时间，睡眠时提倡采取仰卧位和右侧卧位。

3. 睡眠行为干预　见护理措施。

4. 睡眠环境　保持睡眠环境安静舒适，光线和温湿度适宜。

> 考点：睡眠障碍的健康教育

【护考真题链接】2018年-A1题

患者，男，40岁。因工作压力过大出现失眠、焦虑来诊。患者的哪项陈述说明护士需要进一步进行健康指导(　　)。

A."无论多忙，我都要争取在晚上11点前睡觉。"

B."每天吃完晚饭出去走走，散散心。"

C."在家尽可能不去想工作，放松自己。"

D."睡觉前洗澡。"

E."睡觉前喝一瓶啤酒有助睡眠。"

答案：E

分析：对于焦虑引起的失眠症状，应评估患者发生睡眠障碍的过程。首先，帮助患者及家属认识和探索疾病的诱发因素，尽量减少可能诱使疾病发作的因素，如睡眠不足、饮酒等(E错，为本题正确答案)。为减少失眠发作次数，日常生活中还应养成规律的生活习惯，白天多参加娱乐活动，晚上按时睡觉(A对)；加强精神病的治疗与护理，及时缓解焦虑和恐惧情绪。另外，向患者及家属讲解身体锻炼对减轻应激和促进睡眠的重要性，睡前可出去走走，散散心(B对)。在日常自我护理过程中睡前应避免工作因素的刺激，尽可能不去想工作(C对)。指导患者养成良好的睡眠习惯，如睡前泡脚，饮热牛奶，洗澡等(D对)。

【知识链接】

正念冥想

正念冥想是一种心理训练，它能让人放慢思绪的速度，让消极情绪消失，使人身心都平静下来。它将冥想和正念练习相结合，可以定义为一种精神状态，包括完全专注于"现在"，因此，可以不加判断地承认和接受自己的想法、感受和感觉。正念冥想对许多精神和身体疾病有帮助，如焦虑、抑郁和慢性疼痛等。研究表明，练习正念冥想可改善睡眠，甚至有助于治疗某些睡眠障碍。

来源：周诗芩.正念冥想改善抑郁症的研究综述[J].心理学进展，2024，14(2)：9.

(盛丽娟)

【自测题】

一、选择题

A1 型题

1.下列关于刺激控制疗法的表述，哪项错误(　　)。

A.只在有睡意时才上床

B.床及卧室只用于睡眠，不能在床上阅读、看电视或工作

C.若上床 15~20 min 不能入睡，则应起床，仅在有睡意时方回到床上

D.如果夜间因为某些原因晚睡，清晨应推迟起床，保证睡眠时长

E.白天不打瞌睡

2.对于老年失眠患者，药物治疗应遵循的原则，哪一项错误(　　)。

A.药物选择个体化原则　　　　　　　B.小剂量给药原则

C.间断给药原则　　　　　　　　　　D.按需给药原则

E.长疗程给药原则

A2 型题

3.金爷爷，78 岁，近 3 年来，晚上入睡困难，夜间睡眠时间缩短，容易觉醒，醒后难以入睡，入住养老机构后，照护护士采取各种措施帮助金爷爷更好入睡，下列说法错误的是(　　)。

A.入睡前协助金爷爷更换宽松的睡衣

B.睡前半小时协助金爷爷泡脚、听舒缓音乐等

C.拉上窗帘，为金爷爷创造有利于睡眠的环境

D.为金爷爷选择合适的寝具，床和枕头应稍微偏硬一些

E.让金爷爷尽量采取左侧卧位入睡

4.张大爷，76 岁，近期出现入睡困难，夜间频繁醒来，白天精神不振。他患有高血压和轻度抑郁症，平时喜欢晚上看电视到很晚，并喜欢睡前泡脚、喝热牛奶。下列针对张大爷睡眠障碍的健康指导，不正确的是(　　)。

A."张大爷，老年人应尽量按时睡觉、按时起床，晚上看电视尽量不要太晚。"

B."张大爷,睡前可以泡脚,有助于睡眠。"

C."张大爷,睡前尽量不喝太多水,夜间如厕也会影响睡眠。"

D."张大爷,白天午睡时间不要太长,以免影响晚上的睡眠。"

E."张大爷,如果晚上睡不着,可以喝点红酒助眠。"

二、简答题

简述睡眠限制疗法的具体内容。

自测题答案

一、1.D 2.E 3.E 4.E

二、睡眠限制疗法是通过限制老年患者在床上的时间以巩固实际睡眠时间,即建议老年患者上床的时间为实际需要入睡的时间。睡眠限制疗法通过缩短卧床清醒时间,增加入睡的驱动能力以提高睡眠效率。具体内容如下:①减少卧床时间,以使其和实际睡眠时间相符,并且只有在一周的睡眠效率超过85%的情况下才可增加15~20 min的卧床时间;②当睡眠效率低于80%时则减少15~20 min的卧床时间;当睡眠效率在80%~85%之间则保持卧床时间不变;③避免日间小睡,并且保持起床时间规律。

第九节 疼痛

✦ 案例导入

案例

李大爷,65岁,雨天路滑摔了一跤后,总感觉肩部不适,提拉物品时肩部会有疼痛感,拿高处的东西总感觉肩部无力。

思考

1.该患者有哪些护理诊断/问题?

2.该患者发生疼痛的危险因素有哪些?

3.该患者疼痛的护理措施有哪些?

疼痛是一种复杂的生理心理活动,它由伤害性刺激所引起机体的痛感觉,和机体对伤害性刺激产生的疼痛反应两部分组成,可同时伴有呼吸、循环、代谢、内分泌以及心理和情绪的改变。目前疼痛已经引起社会的高度重视,被称为第五生命体征。

慢性疼痛是指疼痛持续时间超过1个月,或超过急性病的一般进展,或超过受伤愈合的合理时间,或与引起持续疼痛的慢性病理过程有关,或经数月或数年的间隔疼痛复发。近些年,"持续性疼痛"与"慢性疼痛"两个术语常互相换着使用。

随着老龄化社会的加深,老年人慢性疼痛的发生率也在持续增加,可以说,慢性疼痛已成为老年人生活中常存在的一种症状。患有慢性疼痛的老年人由于功能受限、抑郁和焦虑情绪,导致社交能力降低、食欲下降和睡眠障碍等,严重影响其生活质量,并给社会和家庭带来沉重的经济负担。

【护理评估】

(一)健康史

1.**评估疼痛症状**　详细询问病史,询问老年人疼痛的症状及严重程度,包括疼痛的部位、性质、特点、程度、持续时间、发生发展规律、缓解和加重的相关因素、既往治疗用药经历等。

2.**危险因素**　疼痛与很多因素有关。

(1)年龄、性别:老年人疼痛的危险因素随着年龄增长而逐渐增加;老年女性比男性更容易出现疼痛,这可能与老年女性易患骨质疏松有关。

(2)不良的心理状态:如不愉快、失眠、疲惫、焦虑、担惊受怕、恐惧、愤怒、悲伤、抑郁、性格孤僻或自闭等,这些不良心理状态更易使老年人疼痛,而疼痛又可以导致老年人发生以上不良的心理状态,两者相互影响,形成恶性循环。

(3)社交活动减少和孤立:独居或丧偶的老年人疼痛的患病率偏高,这与老年人的社会遗弃感、孤独、缺少社会支持系统等因素有关。

(4)疾病:老年人多患有基础疾病,这使老年人发生疼痛的概率增加。其中,最常见的是骨关节疾病,动静脉血栓、脏器病变、恶性肿瘤等都会导致老年人慢性疼痛。

3.**既往史**　评估老年人入院前是否存在痴呆、是否发生过精神症状的急性改变等。

(二)疼痛评估

各种疼痛量表均可量化评价老年人的疼痛情况。

1.**视觉模拟疼痛量表**(visual analogue scale, VAS)　VAS是使用一条长约10 cm的直线来进行疼痛程度的测量(图6-3),线的一端标记为"完全无痛",另一端标记为"疼痛到极点"。老年人根据自身疼痛程度在这条线上相应的位置做标记(用一个点或一个"X"等)以代表他们体会到的当时的疼痛强烈程度,用尺子测出线左端到标记的长度即为老年人的疼痛评分。此法适用于无意识障碍、语言表达正常的老年人,是老年人自己主观评价的方法,操作简单,易于理解。

> 考点:疼痛量表的使用

完全无痛 ———————————————————————— 疼痛到极点

图6-3　视觉模拟疼痛量表(VAS)

2.**数字疼痛评分**(numeric rating scale, NRS)　NRS是一种用数字表示疼痛强度的常见方法(图6-4),NRS将无痛描述为0,将最强级别的疼痛描述为数字10。0级为没有疼痛,1~3级为轻度疼痛,4~6级为中度疼痛,7~10级为重度疼痛。使用NRS测试时,患者通过选择一个数字,以反映他们目前的疼痛水平。

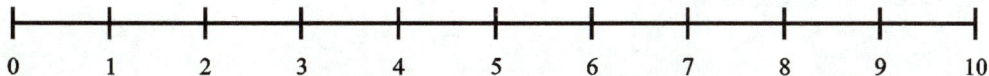

0　1　2　3　4　5　6　7　8　9　10

图6-4　数字疼痛评分(NRS)

3. Wong-Banker 面部表情量表(face rating scale，FRS)　FRS 采用从微笑到悲伤到哭泣的6种面部表情表达疼痛程度(图6-5)。0=非常愉快，无疼痛；2=微痛；4=有些疼痛；6=疼痛明显；8=疼痛剧烈；10=疼痛难忍。此法适用于任何年龄阶段，且没有特定的文化背景或性别要求，易于掌握，是由他人观察老年人面部表情后打分的方法，较为客观且方便操作。

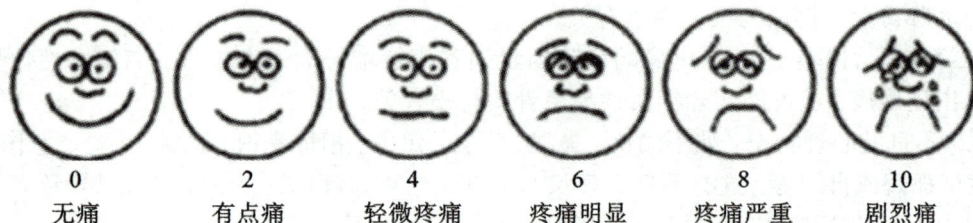

| 0 | 2 | 4 | 6 | 8 | 10 |
| 无痛 | 有点痛 | 轻微疼痛 | 疼痛明显 | 疼痛严重 | 剧烈痛 |

图6-5　Wong-Banker 面部表情量表

4. 词语等级量表(verbal rating seales，VRS)　VRS 是自述评价疼痛强度和变化的一种工具，由数个按照等级排列的描述疼痛的词语组成，临床使用较多的是5点口述分级评定法(the 5-point verbal rating scales，VRS-5)，将疼痛分为轻微的疼痛、引起不适感的疼痛、具有窘迫感的疼痛、严重的疼痛、剧烈的疼痛。该方法简便易行，但精确度不够，有时患者很难找出与其疼痛强度相对应的词语。

5. 疼痛日记评分法(pain diary scale，PDS)　PDS 也是临床上常用的测定疼痛的方法。由患者、家属或护士记录每天各时间段(每4 h、2 h、1h 或30 min)与疼痛有关的活动，其活动方式为坐位、行走、卧位。疼痛强度用0~10的数字量级来表示，睡眠过程按无疼痛记分(0分)。此方法简单、真实可靠，便于比较及发现患者的疼痛与生活方式、疼痛与药物用量之间的关系等。

6. 认知功能障碍老年人的疼痛评估　随着年龄增长，老年人群特别是高龄人群中出现认知功能障碍的比例逐渐增高，对他们的疼痛评估更为困难。目前已有十余种评估量表应用于这类特殊人群，如阿尔茨海默病不适评估量表、老年痴呆患者疼痛评估表、痴呆患者不舒适评估记录、Dolopus-2 疼痛评估量表、非言语性疼痛指标表、重度痴呆疼痛评估表等。这些量表各有不同的观察侧重点，在临床中应灵活使用。

(三)辅助检查

根据疼痛原因及部位等选择辅助检查，如影像学(X 线、CT、MRI、造影等)以及实验室检查等。

(四)心理社会状况

疼痛常伴有不同程度的焦虑、恐惧、抑郁等不良情绪，这些不良的情绪可进一步加重疾病，甚至有些疼痛就是由心理因素引起的。因此，在评估疼痛时必须关注老年人的心理状况及其家庭、社会支持的情况。

【护考真题链接】2020 年-A1 型题

疼痛数字评分法中"10 分"表示（　　）。

A. 无痛　　　　　　　　　　　　　　B. 轻微疼痛

C. 中度疼痛　　　　　　　　　　　　D. 重度疼痛

E. 剧烈疼痛

答案：E

分析：疼痛数字评分法是将疼痛的程度用数字 0~10 表示，"0"分表示无痛，"10"分表示难以忍受的最剧烈的疼痛。

【常见护理诊断/问题】

1. 疼痛　与疾病本身、生理心理状况等有关。

2. 焦虑　与疼痛引起的紧张、担心治疗预后有关。

3. 抑郁　与长期慢性疼痛、对治疗丧失信心等有关。

4. 舒适度减弱　与疼痛有关。

5. 睡眠型态紊乱　与疼痛影响正常睡眠有关。

【护理计划与实施】

护理目标是最大限度地缓解、控制疼痛，最大程度地减少不良结果和降低医疗费用，减轻或消除老年人焦虑、恐惧、抑郁等不良情绪，恢复、重建老年人因疾病缺失的功能，达到生活基本自理、睡眠良好的目标。

(一) 药物镇痛的护理

世界卫生组织（WHO）的三阶梯镇痛疗法将镇痛药物分为三类：非阿片类镇痛药、弱阿片类镇痛药、阿片类镇痛药。辅助药物包括抗抑郁药物、抗焦虑药物、抗骨质疏松药物等。因老年人慢性疼痛多见，故最好选择长效缓释剂。

1. 非阿片类镇痛药　适用于轻至中度疼痛，也可以是阿片类镇痛药的辅助用药。包括对水杨酸类药物、苯胺类药物、非甾体抗炎药等。对乙酰氨基酚属于非甾体抗炎药，是缓解老年人轻至中度肌肉骨骼疼痛的首选药物。主要不良反应有胃肠道反应如出血、抑制血小板聚集、功能损害。老年患者在使用非甾体抗炎药时应密切观察有无消化道出血等不良反应。

2. 弱阿片类药物　使用较多的是曲马多，主要是针对中度的各种急性疼痛和手术后疼痛，其对呼吸抑制作用弱，更适合存在胃肠道（便秘）和肾脏问题的老年人使用。

3. 阿片类药物　阿片类镇痛药物适用于急性疼痛和恶性肿瘤引起的疼痛，对老年人的镇痛效果好，但常因间歇性给药而造成疼痛复发。阿片类药物的不良反应有恶心、呕吐、便秘、镇静和呼吸抑制，用药过程中应注意不良反应的预防与处理，才可以达到理想的镇痛效果，提高老年人的生活质量。

4. 抗抑郁药物　抗抑郁药除了抗抑郁效应外，还有镇痛作用，可用于治疗各种慢性疼痛综合征。常用药物有阿米替林和单胺氧化酶抑制剂。三环类、四环类抗抑郁药不能用于严重心脏病、青光眼和前列腺增生的患者。

5. **外用药** 临床上常用芬太尼透皮贴剂等止痛贴外用镇痛,适用于不能口服和已经应用大剂量阿片类镇痛药的患者。护理上需注意各种外用镇痛药的使用方法,做到正确有效使用。

(二)非药物镇痛的护理

非药物镇痛可以作为药物治疗的辅助措施,减少镇痛药物的用量,提高疼痛的缓解效果,改善患者的健康状况,但是非药物镇痛不能完全取代药物治疗。

1. **物理治疗** 疼痛的物理治疗种类较多,包括光疗、电疗、磁疗、超声波疗、按摩等方法。理疗有助于增加局部血液循环、镇痛、增强肌力、改善老年人的关节活动范围。在进行物理治疗时,必须由专业医护人员进行,注意避免用力过猛,造成老年人不必要的损伤。

2. **微创介入治疗** 对于药物治疗和物理治疗效果不佳的慢性顽固性疼痛,可考虑微创介入治疗。治疗前,应谨慎评估介入治疗对患者的潜在获益和风险等。

(三)运动锻炼

运动锻炼对于缓解慢性疼痛非常有效。运动锻炼在改善全身状况的同时,可调节情绪,振奋精神,缓解抑郁症状。运动锻炼可以增强骨承受负荷及肌肉牵张的能力,减缓骨质疏松的进程,帮助恢复身体的协调和平衡。

(四)心理护理

1. **心理暗示与诱导镇痛** 暗示疗法在治疗与控制疼痛中起着不可忽视的作用。护士可利用职业优势、环境优势、患者个性等,采用不同的暗示疗法。通过含蓄、间接的方式,对患者的心理和行为产生有效的暗示作用,调整患者的情绪反应。诱导想象疗法就是通过护士的诱导,让患者想象一些以往经历过的、令人愉悦的事情和场面,来减轻或缓解疼痛。

2. **疼痛的调控** 长期的慢性疼痛对患者来说是身体和精神上的双重痛苦,应充分表达疼痛感受,积极面对。护士应重视、关心老年人的疼痛,多与患者沟通交流,给予及时的情感、信息、评估支持,使其在尽可能短的时间树立积极心态,降低对疼痛的敏感性,稳定情绪,缓解焦虑。同时鼓励家属多陪伴患者,减少患者独处引起的焦虑心理而加剧疼痛。

(五)健康教育

1. **用药指导** 向患者及家属进行疼痛的用药指导,包括药物的用法、用量与正确使用方法,如缓释类镇痛药不可嚼服,必须整片吞服;对于慢性疼痛的镇痛治疗,要按时服用,发生不良反应及时告知医务人员。对于长期服用阿片类镇痛药导致的便秘可通过调整饮食、选用乳果糖等渗透性泻药软化粪便;心血管药、降糖药、利尿剂及中枢神经系统药都是老年人常用的药物,镇痛药物与这些药物合用时,应注意药物的相互作用可能带来的影响。同时,教会患者和家属使用疼痛评估方法,以便得到正确有效的镇痛。

2. **减轻疼痛的方法** 疼痛时采取舒适的体位,指导患者学会放松技巧(如腹式呼吸、深呼吸等),选择听一些舒缓的音乐、阅读、看电视、与他人交谈等患者感兴趣的方式,分散患者对疼痛的注意力,从而减轻患者的疼痛。提倡清淡、高蛋白、低脂、无刺激、易消化饮食,少量多餐,保持大便通畅,保持情绪稳定。

🔊【知识链接】

神经阻滞治疗

　　神经阻滞治疗是指将低浓度的利多卡因联合小剂量的糖皮质激素,直接注射到病变的神经周围,消除神经周围的炎症,解除疼痛的一种治疗方法。通过神经阻滞可以降低神经传导兴奋性,降低神经对伤害性刺激的反应性,阻断疼痛的恶性循环,使神经系统得到休息和调整,从而保护神经系统,具有很强的镇痛作用,可以阻断局部病变发出的疼痛信号。大多数软组织疼痛都是由局部的无菌性炎症及软组织充血、水肿,刺激神经系统所致。低浓度的利多卡因联合小剂量的糖皮质激素,可以改变局部的血液循环,减少炎症的渗出,促进局部代谢产物的排除,从而消除局部的炎性水肿,促进炎症吸收,缓解肌肉痉挛,消除粘连,改善组织代谢和缓解疼痛。

　　由于神经阻滞治疗是直接用药,药物直达病灶,疗效迅速,用药量比较小、浓度比较低,在局部又不是长期使用,不会对人体带来负面影响,临床还可以用于某些疾病的诊断,也称为诊断性神经阻滞治疗。

来源:米卫东,万里,王庚.外周神经阻滞并发症防治专家共识[J].临床麻醉学杂志,2020,36(09):913-919.

(盛丽娟)

✦【自测题】

一、选择题

A1 型题

1.对于无意识障碍,语言表达正常的老年人,进行疼痛评估时,哪种工具适用于老年人自己进行主观评价?(　　)

　A.视觉模拟评分　　　　　　　　B.面部表情评分

　C.非言语性疼痛指标表　　　　　D.老年人疼痛评估工具

2.老年人疼痛管理中的物理疗法不包括以下哪一项?(　　)

　A.热敷　　　　　　　　　　　　B.冷敷

　C.按摩　　　　　　　　　　　　D.长时间卧床

3.对于老年人中重度疼痛的药物治疗,首选哪类药物?(　　)

　A.非甾体抗炎药(NSAIDs)　　　B.阿片类药物

　C.抗抑郁药　　　　　　　　　　D.局部麻醉药

4.哪种心理干预方法可用于减轻老年人的疼痛相关焦虑和抑郁?(　　)

　A.认知行为疗法　　　　　　　　B.提高活动量

　C.增加药物剂量　　　　　　　　D.降低饮食量

二、简答题

简述慢性疼痛的概念。

自测题答案

一、1. A　2. D　3. B　4. A

二、慢性疼痛是指疼痛持续时间超过 1 个月，或超过急性病的一般进展，或超过受伤愈合的合理时间，或与引起持续疼痛的慢性病理过程有关，或经数月或数年的间隔疼痛复发。

第十节 压力性损伤

案例导入

案例

患者，男，74 岁。因"肺部感染"收入呼吸内科，既往有脑梗死病史，消瘦，营养不良，四肢肌张力高，活动严重受限。入院评估：压力性损伤高危，骶尾部有 10 cm×8 cm 压红，伴 3 cm×5 cm 不可分期压力性损伤，深度达 1 cm。

思考

1. 该患者有哪些护理诊断/问题？
2. 该患者发生压力性损伤的危险因素有哪些？
3. 该患者压力性损伤的护理措施有哪些？

压力性损伤(pressure injury)是一种临床常见的皮肤损伤，是指发生在皮肤和/或皮下软组织的局限性损伤，通常发生于骨隆突处或皮肤与医疗设备接触处。损伤是由于存在强烈的和/或长期压力或压力联合剪切力导致，可表现为完整的皮肤或开放性溃疡，可能会伴有疼痛。

压力性损伤多发生在 70 岁及以上老年人群中，在养老院中患病率高达 20%。老年人可能由于疾病导致活动能力下降甚至丧失，卧床时间较长，而且老年人感觉功能衰退，运动神经活力较低，机体控制力差，老化的皮肤软组织新陈代谢率低，是压力性损伤的高危人群。一旦发生压力性损伤，老年人伤口的修复再生也会比较困难，愈合难度较大。

【护理评估】

(一)健康史

是否合并基础疾病，包括瘫痪、身体虚弱、神经损伤、脑卒中、糖尿病、营养不良或昏迷等，不能活动或活动受限。

(二)危险因素

压力、剪切力、摩擦力和潮湿是压力性损伤发病机制中四个重要的物理因素。压力性损伤的发生与个体的全身和局部状况、医疗和物理环境等多种因素有关，其危险因素可分为内源性因素和外源性因素两类(表 6-16)。

表 6-16　老年人压力性损伤的危险因素

外源性因素	内源性因素
1.压力：翻身不及时；石膏、绷带、夹板、衬垫使用不当，松紧不适等； 2.剪切力：不适当翻动、移位； 3.摩擦力：衣服不平整、床单位皱褶或有碎屑；鞋子不合脚；翻身时拖拉；使用不合适便器等； 4.潮湿：大小便失禁、汗液、伤口引流及渗出物等。	1.活动受限或活动减少； 2.高龄； 3.其他：营养不良、心血管疾病、骨折、神经系统疾病、认知功能障碍、糖尿病、失禁(大小便)等。

(三)临床表现

老年人出现压力性损伤时可伴随出现疼痛、瘙痒、局部皮损，严重者可发生脓毒血症、败血症、贫血及坏疽等并发症。压力性损伤多发生在受压和缺乏脂肪组织保护、无肌肉包裹或肌层较薄的骨隆突及受压部位，90%以上压力性损伤出现在腰部以下，好发部位见于骶骨、髂棘、股骨大转子、足跟及外踝等处，其他部位也可发生，主要取决于老年人的体位。

各体位常见发生压力性损伤的部位如下：①仰卧位：好发于枕骨隆突、肩胛骨、肘、脊椎体隆突处、骶尾部、足跟；②侧卧位：好发于耳部、肩峰、肘部、髋部、膝关节的内外侧、内外踝；③俯卧位：好发于耳郭、颊部、肩部、乳房(女性)、生殖器(男性)、膝部、足趾；④半坐卧位：好发于枕骨隆突、肩胛骨、肘部、骶骨、坐骨结节、足跟；⑤坐位：好发于坐骨结节。

2016 年美国国家压力性损伤咨询委员会根据皮肤组织的不同表现，将压力性损伤分为以下几期：

1 期(stage 1)：骨隆突处皮肤出现压之不褪色的局限红斑，但局部皮肤完整。

2 期(stage 2)：表皮和真皮缺失，可表现为完整或破裂的血清性水疱，或基底面呈粉红色或红色表浅伤口，但不暴露脂肪层和更深的组织，无肉芽组织、腐肉和焦痂。

3 期(stage 3)：皮肤全层缺损，创面可见皮下脂肪组织、肉芽组织和伤口边缘上皮内卷，可能有腐肉和/或焦痂、潜行和窦道，但筋膜、肌肉、肌腱、韧带、软骨和骨未暴露。

4 期(stage 4)：全层皮肤和组织损失，创面可见筋膜、肌肉、肌腱、韧带、软骨或骨溃疡，创面可能有腐肉或焦痂，通常有上皮内卷、潜行和窦道。

不明确分期损伤(unstageable)：全层皮肤和组织缺损，创面的腐肉或焦痂掩盖了组织损伤的程度，去除腐肉和坏死组织后，将会呈现 3 期或 4 期压力性损伤。

深部组织损伤(suspicious deep tissue injury, SDTI)：骨隆突处强压力和/或持续压力和剪切力会致使局部皮肤出现持久性、指压不变白的深红色、褐红色或紫色，或表皮分离后出现暗红色伤口床或充血性水疱，颜色发生改变前往往会有疼痛和温度变化。伤口可能因处理不同，呈现出无组织损伤，或迅速发展为真正的组织损伤。

新的指南将黏膜压力性损伤和医疗器械相关压力性损伤纳入压力性损伤的范畴。

黏膜压力性损伤：医疗设备使用在黏膜局部所造成的损伤，由于这些组织损伤的解剖结构无法进行分期，所以将其统称为黏膜压力性损伤。如导尿管、胃管均可造成黏膜压力性损伤。

医疗器械相关压力性损伤：医疗器械在使用过程中为达到治疗效果在局部组织所造成的损伤称为医疗器械相关压力性损伤。如石膏固定、指脉氧夹均可造成医疗器械相关压力性损伤。

（四）辅助检查

1.评估工具 压力性损伤危险性评估表是用来预测、筛选压力性损伤高危人群的一种工具。通过评估，可筛选出高危人群，针对性地采取护理措施，有效预防压力性损伤的发生。应用较多的有 Braden 评估表、Norton 评估表、Waterlow 评估表。

（1）Braden 评估表：包括感觉、潮湿程度、活动能力、移动能力、营养、摩擦力和剪切力 6 个危险因素，总分为 23 分，得分越高，说明发生压力性损伤的风险越低；得分越低，压力性损伤风险越高（表 6-17）。发生压力性损伤的风险可分为低度危险、中度危险、高度危险和极高度危险，其中：①低度危险（15~18 分），后续评估 1 次/周；②中度危险（13~14 分），后续评估 2 次/周；③高度危险（10~12 分），后续评估至少 1 次/天；④极高度危险（<9 分），后续评估至少 1 次/天。

表 6-17 Braden 评估表

危险因素	1分	2分	3分	4分
感觉：对压力导致不适的反应能力	完全受损：对疼痛刺激没有反应（没有呻吟、退缩或紧握），或者绝大部分机体对疼痛的感觉受限。	非常受损：只对疼痛刺激有反应，能通过呻吟或烦躁的方式表达机体不适，或者机体一半以上的部位对疼痛的不适感觉障碍。	轻度受损：对其讲话有反应，但不是所有时间都能用语言表达不适感，或者机体的 1~2 个肢体对疼痛的不适感觉障碍。	无受损：对其讲话有反应，机体没有对疼痛或不适的感觉缺失。
潮湿程度：皮肤潮湿的程度	持续潮湿：由于出汗、小便等原因，皮肤一直处于潮湿状态，每当移动患者或给患者翻身时就可发现患者皮肤是湿的。	经常潮湿：皮肤经常但不总是处于潮湿状态，床单每天至少换一次。	偶尔潮湿：每天大概额外换一次床单。	很少潮湿：皮肤通常是干的，只需按常规换床单即可。
活动能力：身体的活动程度	卧床不起：限制在床上。	局限于椅：行动能力严重受限或没有行走能力。	偶尔行走：白天在帮助或无需帮助的情况下偶尔可以走一段路，每天大部分时间在床上或椅子上度过。	经常行走：每天至少 2 次室外行走，白天醒着的时候至少每 2 h 走一次。

续表 6-17

危险因素	1分	2分	3分	4分
移动能力：改变和控制体位的能力	完全不动：在没有帮助的情况下不能完成轻微的躯体或四肢的位置变动。	非常受限：偶尔能轻微地移动躯体或四肢，但不能独立完成经常的或显著的躯体位置变动。	轻度受限：能经常独立地改变躯体或四肢的位置，但变动幅度不大。	不受限：独立完成经常性的大幅度体位改变。
营养：日常的摄食情况	非常缺乏：从来不能吃完一餐饭，很少能摄入所给食物量的1/3，每天能摄入2份或以下的蛋白量（肉或乳制品），很少摄入液体，没有摄入流质饮食，或者禁食和/或清淡流质摄入或静脉输入大于5 d。	可能缺乏：很少能吃完一餐饭，通常只能摄入所给食物量的1/2，每天蛋白质摄入量是3份肉或乳制品，偶尔能摄入规定食物量，或者可摄入略低于理想量的流质或管饲。	营养充足：可摄入供给量的一半以上，每天4份蛋白质（肉或乳制品），偶尔拒绝肉类，如果供给食物通常会吃掉，管饲或TPN能达到绝大部分的营养所需。	营养丰富：每餐能摄入绝大部分食物，从来不拒绝食物，通常吃4份或更多的肉和乳制品，两餐间偶尔进食，不需要其他补充食物。
摩擦力和剪切力	有问题：移动时需要得到大量的帮助，不可能做到完全抬起而不碰到床单，在床上或椅子上时经常滑落，需要在大力帮助下重新摆体位，痉挛、挛缩或躁动不安通常导致摩擦。	潜在问题：躯体移动乏力，或者需要一些帮助，在移动过程中，皮肤在一定程度上会碰到床单、椅子、约束带或其他设施，在床上或椅子上可保持相对好的位置，偶尔会滑落下来。	无明显问题：能独立在床上或椅子上移动，并且有足够的肌肉力量在移动时完全抬空躯体，在床上和椅子上总是保持良好的位置。	

（2）Norton评估表：采用4级评分法对压力性损伤的5个临床危险因素进行评估，包括一般身体状况、神志、活动度、移动度和失禁。该量表使用广泛，容易操作（表6-18）。总分为20分，表示无任何压力性损伤因素存在。得分≤14分属于有压力性损伤危险的人群，其中得分12~14分表示中度危险，得分<12分表示高度危险。

表 6-18 Norton 评估表

得分	一般身体状况	神志	活动度	移动度	失禁
4	病情稳定、营养良好	定向力好	自如、无需辅助	自行走动	二便自控
3	病情稳定、营养中等	运动减少、呼叫有应	行走协助	稍需扶助	1~2次/d

续表 6-18

得分	一般身体状况	神志	活动度	移动度	失禁
2	病情不稳	偶尔定向障碍	能坐	协助活动	3~6 次/d
1	病情严重	完全无反应	不能下床	无法改变	二便均失禁

（3）Waterlow 评估表：对临床 10 个危险因素进行评估，包括性别和年龄、皮肤类型、体重指数（BMI）、组织营养不良、失禁情况、运动能力、食欲、手术、神经功能障碍和药物治疗（表 6-19）。如果总分≥10 分，处于危险状态；≥15 分，表示高度危险；≥20 分，表示极其危险。得分越高，说明发生压力性损伤的风险越大。

表 6-19　Waterlow 评估表

项目	具体内容及分值
性别/年龄	A 男（1 分）；B 女（2 分）；C 14~49 岁（1 分）；D 50~64 岁（2 分）；E 65~74 岁（3 分）；F 75~80 岁（4 分）；G >81 岁（5 分）
皮肤类型	A 健康（0 分）；B 薄如纸（1 分）；C 干燥（1 分）；D 水肿（1 分）；E 潮湿（1 分）；F 颜色差（2 分）；G 裂开/红斑（3 分）
BMI（kg/m²）	A 中等（BMI=20~24.9）（0 分）；B 超过中等（BMI=25~29.9）（1 分）；C 肥胖（BMI≥30）（2 分）；D 低于中等（BMI<20）（3 分）
组织营养不良	A 恶病质（8 分）；B 贫血：血红蛋白<80 g/L（2 分）；C 吸烟（1 分）；D 外周血管病（5 分）；E 单脏器衰竭（5 分）；F 多器官衰竭（8 分）
失禁情况	A 完全控制（0 分）；B 偶有失禁（1 分）；C 尿/大便失禁（2 分）；D 大小便失禁（3 分）
运动能力	A 完全（0 分）；B 烦躁不安（1 分）；C 冷漠（2 分）；D 限制（3 分）；E 迟钝（4 分）；F 固定（5 分）
食欲	A 正常（0 分）；B 差（1 分）；C 鼻饲（2 分）；D 流质（2 分）；E 禁食（3 分）；F 厌食（3 分）
手术	A 整形外科/脊椎（5 分）；B 手术时间>2 h（5 分）；C 手术时间>6 h（8 分）
神经功能障碍	A 运动/感觉缺陷（4~6 分）；B 糖尿病（4~6 分）；C 截瘫（4~6 分）；D 心脑血管疾病（4~6 分）
药物治疗	大剂量类固醇/细胞毒性药物/抗菌药物（4 分）

2. 其他检查

（1）细菌培养：如果发生菌血症、全身感染或压力性损伤持续不愈，则需要进行伤口细菌培养和药物敏感试验。

（2）X 线检查：未被治愈的压力性损伤可引起蜂窝织炎或更深层的感染，警惕压力性损伤下面的骨髓炎，通过 X 线片可以发现骨髓炎，这对下一步治疗非常有用。

【常见护理诊断/问题】

1. 皮肤完整性受损　与压力性损伤有关。
2. 舒适的改变　与疼痛有关。
3. 焦虑　与患者担心预后有关。
4. 潜在并发症：出血、感染、骨髓炎等。
5. 知识缺乏：缺乏有关压力性损伤预防和护理的知识。

【护理计划与实施】

(一) 预防

预防压力性损伤的关键在于消除诱发因素，做到六勤，勤观察、勤翻身、勤按摩、勤擦洗、勤整理、勤更换。

1. 皮肤护理　全面检查皮肤，对于存在大小便失禁的老年人要及时清洁皮肤并保持皮肤干燥，可使用皮肤贴膜保护皮肤的完整性；对于皮肤干燥者可使用乳制剂、油膏或油剂。避免局部皮肤受潮、摩擦等不良刺激，保持床单位的平整、干燥、无渣屑，衣服不要有粗大的缝合处。

2. 定期改变体位　避免局部长时间受压，应定时改变体位，一般每2 h翻身一次，避免床头抬高>30°。对于长期卧床、大手术后、年老等不便翻身的患者，应给予防压力性损伤气垫床以缓解局部压力。翻身时动作应轻巧，避免拖拉拽等动作产生摩擦力和剪切力。

3. 加强营养　定时评估老年人的营养及代谢情况，及时纠正营养不良和代谢紊乱，摄入充足水分。

(二) 处理

1. 评估　根据患者危险因素、病情进展及治疗情况，选用合适的量表进行全面、一致的动态评估，全面评估患者全身情况和局部伤口情况，还可借助压力性损伤愈合评估工具来评估伤口的愈合情况。

2. 缓减局部压力　根据患者情况变换体位，减轻局部压力与剪切力，合理使用减压装置。

3. 皮肤护理　每天定时检查全身的皮肤状况，尤其是骨突受压处皮肤。

4. 疼痛管理　压力性损伤的大多数患者有不同程度的疼痛，疼痛与压力性损伤的分期、敷料的更换、伤口清洗技术等多种因素有关。定期规范地进行疼痛评估，根据评估情况合理使用镇痛药、选择敷料、处理伤口可有效缓解患者的疼痛。

5. 改善营养状况　定期、规范地进行营养评估，予高热量、高蛋白、高维生素饮食，并注意均衡膳食，对进食困难者，可采取胃肠外营养。

6. 局部伤口处理

(1)伤口清洗：2019年版国际《压力性损伤的预防与治疗：临床实践指南》建议用饮用水、蒸馏水、冷开水或生理盐水清洗压力性损伤伤口，临床上生理盐水方便、易得，是良好的伤口清洗剂。在冲洗过程中，应避免损伤伤口床，减少对健康肉芽组织的损伤，避免应用皮肤清洁剂或杀菌剂清洗创面，避免碘伏、过氧化氢等防腐剂接触创面。对于有坏死组织、确诊感染、疑似感染或疑似细菌严重定植的创面可用含有表面活性剂和/或抗菌剂的清洗液清洗，但需用生理盐水冲洗干净。

(2)伤口清创：目前常用的清创方法有外科清创、机械性清创、超声清创、化学性清创、保守性锐器清创、自溶性清创、酶清创和生物性清创。通常对患者基本疾病、血管情况、出血风险、坏死组织的类型、数量及部位、经济条件等进行全面评估后，采取合适的清创方法，通常需要联合应用几种清创方法。

(3)合理使用伤口敷料：根据局部伤口的情况、伤口周围皮肤情况、护理目标等，合理选用伤口敷料。

7.压力性损伤伤口的分期处理　根据美国国家压力性损伤咨询委员会2019年压力性损伤分类系统，各期压力性损伤的临床处理如下：

(1)1期压力性损伤：发红区域避免继续受压，保持体位变换的频率；观察局部发红皮肤颜色消退状况，可使用泡沫敷料、水胶体敷料、液体敷料减轻局部压力；避免摩擦、潮湿及排泄物刺激；加强营养，以增加皮肤抵抗力；注意发红区域避免加压按摩。

(2)2期压力性损伤：直径小于0.5 cm的小水疱，可以让其自行吸收，局部粘贴透明薄膜保护皮肤；直径大于0.5 cm的水疱，局部消毒后，在水疱的最下端用5号小针头穿刺并抽吸出液体，表面覆盖透明薄膜，观察渗液情况。如果水疱内再次出现较多渗液，可在薄膜外消毒后直接穿刺抽液，薄膜3~7 d更换一次。如果水疱破溃，暴露出红色创面，按浅层溃疡原则处理伤口。由于2期压力性损伤创面通常是无腐肉的红色或粉红色基底的开放性浅层溃疡，可根据渗液情况使用合适的敷料。渗液较少时，可用薄的水胶体敷料，根据渗液情况2~3 d更换一次；渗液中等或较多时，可用厚的水胶体敷料或泡沫敷料，3~5 d更换一次。

(3)3期、4期压力性损伤：此期的创面通常覆盖较多坏死组织，可选用外科清创、自溶性清创、化学清创等方法清除坏死组织。当伤口存在感染症状时，先行伤口分泌物或组织的细菌培养和药敏试验，根据结果选择合适的抗生素治疗。感染性伤口可选择合适的消毒液清洗伤口，再用抗菌敷料。在伤口评估时，如果发现伤口内有潜行或窦道，一定要仔细评估潜行的范围及窦道的深度，根据潜行和窦道深度及渗出情况选择合适的敷料填充或引流。

(4)不可分期：当伤口因覆盖焦痂或坏死组织无法进行界定时，应先清除伤口内焦痂和坏死组织，再确定分期。但足跟部稳定的焦痂(干燥、附着紧密、完整且无红肿或波动感)相当于机体天然的生物覆盖物，不应该被清除。伤口处理与3期、4期压力性损伤方法相同。清创后，再根据创面情况选择敷料。

(5)深部组织损伤期：解除局部皮肤的压力与剪切力，减少局部的摩擦力。同时，密切观察局部皮肤的颜色变化，有无水疱、焦痂形成；出现水疱可按2期压力性损伤处理；出现较多坏死组织或暴露深部组织，可按3期、4期压力性损伤处理。

(三)健康教育

向患者及家属介绍压力性损伤发生、发展及治疗护理的一般知识，指导其学会预防压力性损伤的方法，如定时翻身、保持皮肤清洁、局部使用软枕、营养支持等，使患者及家属积极配合并参与活动，预防压力性损伤的发生。居家护理过程中，对于长期卧床患者应鼓励其自己翻身，如不能翻身，教会其照顾者学会正确的翻身方法，支持其家属在家中使用减压用具。

(盛丽娟)

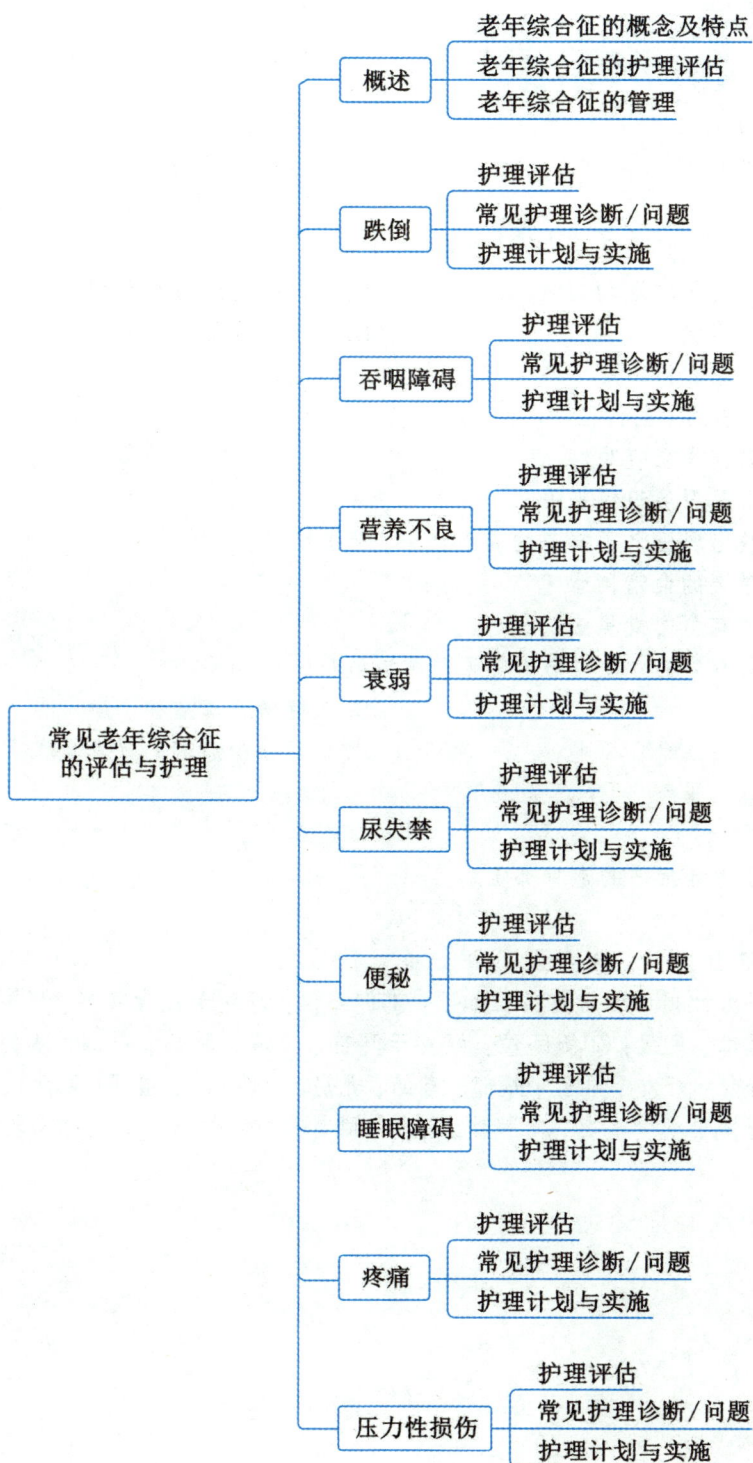

【本章小结】

```
                                    ┌ 老年综合征的概念及特点
                              概述 ─┤ 老年综合征的护理评估
                                    └ 老年综合征的管理

                                    ┌ 护理评估
                              跌倒 ─┤ 常见护理诊断/问题
                                    └ 护理计划与实施

                                      ┌ 护理评估
                              吞咽障碍 ┤ 常见护理诊断/问题
                                      └ 护理计划与实施

                                      ┌ 护理评估
                              营养不良 ┤ 常见护理诊断/问题
                                      └ 护理计划与实施

                                    ┌ 护理评估
                              衰弱 ─┤ 常见护理诊断/问题
 常见老年综合征                      └ 护理计划与实施
 的评估与护理 ─┤
                                    ┌ 护理评估
                              尿失禁 ┤ 常见护理诊断/问题
                                    └ 护理计划与实施

                                    ┌ 护理评估
                              便秘 ─┤ 常见护理诊断/问题
                                    └ 护理计划与实施

                                      ┌ 护理评估
                              睡眠障碍 ┤ 常见护理诊断/问题
                                      └ 护理计划与实施

                                    ┌ 护理评估
                              疼痛 ─┤ 常见护理诊断/问题
                                    └ 护理计划与实施

                                        ┌ 护理评估
                              压力性损伤 ┤ 常见护理诊断/问题
                                        └ 护理计划与实施
```

【自 测 题】

一、选择题

A1 型题

1.预防压力性损伤的关键在于(   )。

A. 消除诱因   B. 合理安排治疗

C. 高热量饮食   D. 合理使用气垫床

E. 按摩受压部位

2.压力性损伤的主要病因是什么？(   )

A. 短时间的高强度运动   B. 长时间的压力和剪切力

C. 过度的营养摄入   D. 环境温度的急剧变化

E. 家庭和社会支持不足

3.压力性损伤的 I 期特征是(   )。

A. 表皮和真皮浅层丧失

B. 皮肤全层及深层组织丧失

C. 局部皮肤出现压之不褪色的局限红斑，但皮肤完整

D. 完整或破裂的血清性水疱

E. 创面可能有腐肉或焦痂

4.下列哪项不是压力性损伤的常见预防措施？(   )

A. 定期翻身   B. 保持皮肤清洁和干燥

C. 提供高蛋白饮食   D. 每日减少患者的饮食量

E. 保持床单位平整、干燥、无渣屑

二、简答题

简述发生压力性损伤的常见部位。

自测题答案

一、1.A 2.B 3.C 4.D

二、发生压力性损伤的常见部位如下：①仰卧位：好发于枕骨隆突、肩胛骨、肘、脊椎体隆突处、骶尾部、足跟；②侧卧位：好发于耳部、肩峰、肘部、髋部、膝关节的内外侧、内外踝；③俯卧位：好发于耳郭、颊部、肩部、乳房(女性)、生殖器(男性)、膝部、足趾；④半坐卧位：好发于枕骨隆突、肩胛骨、肘部、骶骨、坐骨结节、足跟；⑤坐位：好发于坐骨结节。

第七章
老年人常见心理问题与精神障碍的护理

✦✦ **学习目标**

知识目标：

(1)定义焦虑、孤独、自卑、离退休综合征、空巢综合征、老年期抑郁症、认知症、谵妄。

(2)陈述老年人心理变化特点、常见心理问题的主要表现及其主要原因、老年期抑郁症的特有临床表现。

(3)区别阿尔茨海默病与血管性认知症表现、阿尔茨海默病临床分期及表现、老年谵妄与认知症。

能力目标：

(1)运用护理程序评估老年人的抑郁状况并制订用药、预防自杀、心理及生活护理计划。

(2)完成老年人认知功能的综合评估，并制订相应的认知症老年人照护及照顾者支持计划。

素质目标：

(1)坚持爱老、敬老，有耐心、责任心、恒心。

(2)具有团队协作精神、临床评判思维和创新思维能力。

✦✦ **案例导入**

案例

王爷爷，72岁。因头痛、失眠、食欲不振1月余加重1天来院就诊。他深爱的妻子于三年前已去世，他唯一的女儿也在一年前随其家人出国了。王爷爷感到很孤独。他最近一个月以来一直感觉身体不适，去看了很多医生，吃了很多药，但症状并没有改善。相关检查结果显示：心电图、头部MRI均无异常，老年抑郁量表得分为28分。

思考

1. 该患者最可能的心理问题是什么？由何原因导致？

2. 如何护理该类患者？

老年人需要面对和适应各种生理功能的逐渐衰退及社会角色的改变、疾病、丧偶等生活事件。如果适应良好，则能保持心理健康；如果适应不良，常可导致一些心理问题，甚至出现严重的精神障碍，危害老年人的健康和生命。

第一节　老年人心理特点及影响因素

一、老年人的心理特点

1.感知觉　出现"老花眼"、听力下降、味觉减退等。这些都会给老年人的生活和社交活动带来诸多不便。例如，由于听力下降，容易误听、误解他人的意思，出现敏感、猜疑甚至有心因性偏执观念。知觉一般尚能保持，只是易发生定向力障碍，影响其对时间、地点、人物的辨别。

考点：老年人的心理特点

2.记忆　神经递质乙酰胆碱影响人的学习记忆，老年人可能是由于中枢胆碱能递质系统的功能减退，导致记忆力减退。老年人记忆变化特点：有意记忆为主，无意记忆为辅；近事容易遗忘，而远事记忆尚好；再认能力可，回忆能力相对较差，有命名性遗忘；机械记忆不如年轻人，在规定时间内速度记忆衰退，但理解性记忆、逻辑性记忆常不逊色。记忆与人的生理因素、健康精神状况、记忆的训练、社会环境等相关。

3.智力　智力分为流体智力和晶体智力两大类。流体智力是指获得新观念、洞察复杂关系的能力，如知觉速度、机械记忆、识别图形关系等，主要与人的神经系统的生理结构和功能有关。晶体智力指对词汇、常识等的理解能力，与后天的知识、文化和经验的积累有关。随着年龄增长，老年人的流体智力呈逐渐下降的趋势，高龄后下降明显；而晶体智力则保持相对稳定，随着后天的学习和经验积累，有的甚至还有所提高，到高龄后才缓慢下降。大量研究证实，智力与年龄、受教育程度、自理能力等密切相关。

4.思维　思维是人类认知过程的最高形式，是更为复杂的心理过程。但由于老年人记忆力的减退，无论在概念形成、解决问题的思维过程，还是创造性思维和逻辑推理方面都受到影响，而且个体差异较大。

5.人格　人到了老年期，人格，即人的特性或个性，包括性格、兴趣、爱好、倾向性、价值观、才能和特长等，也逐渐发生相应改变。如由于记忆减退，说话重复唠叨，再三叮嘱，总怕别人和自己一样忘事；学习新事物的能力降低、机会减少，故多根据老经验办事，保守、固执、刻板，因把握不住现状而易产生怀旧和发牢骚等；对健康和经济的过分关注与担心易产生不安与焦虑。依照其不同的人格模式分别采用整合良好型、防御型、被动依赖型、整合不良型4种适应方式。

(1)整合良好型：特点为能以高度的生活满意感面对新生活，并具备良好的认知能力和自我评价能力。

(2)防御型：特点为完全否认衰老，雄心不减当年，刻意追求目标。

(3)被动依赖型：此型又可划分为两种亚型。

1)寻求援助型：需通过外界的帮助以适应老年期的生活，可以成功地从他人处得到心理支持，维持自身生活的满足感。

2)冷漠型：对生活无目标，对任何事物均不关心，几乎不与他人联系，不参加任何社会活动。

(4)整合不良型：特点为存在明显的心理障碍，需要在家庭的照顾下和社会组织的帮助下才能生活。部分老年人不能很好地适应老年期的生活，属于整合不良型的人格模式。

6.情感与意志　老年人的情感和意志因社会地位、生活环境、文化素质的不同而存在较大差异。老化过程中情感活动是相对稳定的，即使有变化也是生活条件、社会地位变化所造成的，并非是年龄本身所决定。

二、老年人心理变化的影响因素

1.各种生理功能减退　随着年龄的增加，各种生理功能减退，神经组织，尤其是脑细胞逐渐发生萎缩并减少，导致精神活动减弱，反应迟钝，记忆力减退，尤其表现在近期记忆方面。此外，视力及听力也逐渐减退，感知觉随之降低。

2.社会地位的变化　随着各种功能的退化，离休、退休本身是对老年人的一种保护，也是促使年轻人成长、推动社会发展的一种正常的社会角色变迁。但退休前后生活重心和社会联系的变化，并因无所事事的现状与他们强烈的社会责任感发生冲突而使部分老年人感到很不习惯、很不适应，可发生种种心理上的变化，如孤独感、焦虑、抑郁、自卑、烦躁等。

3.家庭人际关系　离退休后，老年人主要活动场所由工作单位转为家庭。家庭成员之间的关系，对老年人影响很大，如子女对老年人的态度、代沟产生的矛盾、相互间的沟通与理解程度等，均会对老年人的心理产生影响。

4.营养状况　当营养不足时，尤其是神经组织及细胞缺乏营养时，常可出现精神不振、乏力、记忆力减退、对外界事物不感兴趣，甚至发生抑郁及其他精神神经症状。

5.睡眠障碍　研究表明，绝大多数老年人存在入睡困难、觉醒次数多与早醒等睡眠问题，严重者导致睡眠障碍，容易引起注意力不能集中、记忆下降、烦躁、焦虑、易怒、抑郁，甚至引发心理障碍和精神疾病。

6.疾病与不良事件　80%的老年人常伴有一种或几种慢性病，有些疾病会影响老年人的心理状态，如脑动脉硬化症，导致脑组织供血不足，脑功能减退，促使记忆力减退加重，晚期甚至会发生认知症等。脑卒中等可使老年人卧床不起，生活不能自理，以致产生悲观、孤独等心理状态。因此，应积极防治各种疾病，使老年人保持良好的心理状态。老年人更有可能经历不良事件，例如丧亲之痛、突发意外等，将严重影响其心理健康。

7.孤独与虐待　社会孤立和孤独影响大约1/4的老年人，是晚年心理健康问题的关键危险因素。1/6的老年人遭受虐待，对老年人的虐待包括任何形式的身体、言语、心理、性或经济虐待以及忽视，虐待可导致抑郁和焦虑。

【前沿研究】

人工智能对话代理促进心理健康与幸福

对话型人工智能（AI），尤其是基于AI的对话代理（CAs），在心理健康护理中越来越受到关注。研究发现，基于AI的CAs能显著减少抑郁症状和痛苦感，突显了基于AI的CAs在解决心理健康问题方面的潜力。

来源：Li H, Zhang R W, Lee Y C, et al. Systematic review and meta-analysis of AI-based conversational agents for promoting mental health and well-being[J]. NPJ Digit Med, 2023, 6: 236.

第二节　老年人常见心理问题的护理

由于老化导致的生理、心理和社会环境等改变，再加上常伴各种慢性疾病、生活事件增加，老年人如不能很好适应这些改变，常会产生一系列的心理问题，最常见的是抑郁和焦虑，其次为孤独、自卑等。

一、焦虑

焦虑是一种很普遍的现象，几乎人人都有过焦虑的体验。适度的焦虑有益于个体更好地适应变化，有利于个体通过自我调节保持身心平衡等。但持久过度的焦虑则会严重影响个体的身心健康。

（一）原因

造成老年人焦虑的可能原因包括：

> 考点：老年人常见心理问题、原因以及主要的防护措施

1. 体弱多病，行动不便，力不从心。

2. 疑病性神经症。

3. 各种应激事件，如离退休、丧偶、丧子、经济窘迫、家庭关系不和、搬迁、社会治安以及日常生活常规被打乱等。

4. 某些疾病，如抑郁症、老年认知症、甲状腺功能亢进、低血糖、直立性低血压等，以及某些药物不良反应，如抗胆碱能药、咖啡因、β受体阻滞剂、皮质类固醇、麻黄碱等均可引起焦虑反应。

（二）表现

焦虑包括指向未来的害怕不安和痛苦的内心体验、精神运动性不安以及伴有自主神经功能失调表现三方面症状，分急性焦虑和慢性焦虑两类。

急性焦虑主要表现为惊恐发作（panic attack）。老年人发作时突然感到不明原因的惊慌、紧张不安、心烦意乱、坐卧不安、失眠或激动、哭泣，常伴有潮热、大汗、口渴、心悸、气促、脉搏加快、血压升高、尿频尿急等躯体症状。严重时，可以出现阵发性气喘、胸闷，甚至有濒死感，并产生妄想和幻觉。急性焦虑发作一般持续数分钟到数小时，之后症状缓解或消失。

慢性焦虑表现为持续性精神紧张。慢性焦虑老年人表现为经常提心吊胆，有不安的预感，平时比较敏感，处于高度的警觉状态，容易激怒，生活中稍有不如意就心烦意乱，易与他人发生冲突，注意力不集中，健忘等。

持久过度的焦虑可严重损害老年人的身心健康，加速衰老，增加失控感，损害自信心，并可诱发高血压、冠心病。急性焦虑发作可导致脑卒中、心肌梗死、青光眼、失明、头痛以及跌伤等意外发生。

（三）预防与护理

必须积极防治与护理老年人的过度焦虑。

1. 评估焦虑程度　可用汉密尔顿焦虑量表和焦虑状态特质问卷对老年人的焦虑程度进行评定，或采用肌电、智能工具辅助检测。

2. 针对原因进行处理 指导和帮助老年人及其家属认识分析焦虑的原因和表现，正确对待离退休问题，想办法解决家庭经济困难，积极治疗原发疾病，尽量避免使用或慎用可引起焦虑症状的药物。

3. 指导老年人保持良好心态 学会自我疏导和自我放松，建立规律的活动与睡眠习惯。

4. 子女理解与尊重 帮助老年人的子女学会谦让和尊重老年人，理解老年人的焦虑心理，鼓励和倾听老年人的内心宣泄，真正从心理与精神上去关心和体贴老年人。

5. 重度焦虑用药治疗 重度焦虑应遵医嘱使用抗焦虑药物如地西泮、氯氮平等进行治疗。但这些药物可能引起白天嗜睡和注意力集中困难、记忆障碍、运动协调性差、药物依赖及耐受性等问题，使用这些药物时应密切观察药物疗效和不良反应，如果出现严重不良反应或不适，应及时联系医生进行调整或换药。

二、抑郁

抑郁，和焦虑一样，是一种极其复杂、正常人也经常以温和方式体验到的情绪状态，只是作为病理性情绪，抑郁症状持续的时间较长，并可使心理功能下降或社会功能受损。抑郁程度和持续时间不一，当抑郁持续两周以上，表现符合《精神障碍诊断与统计手册》第5版(DSM-V)的诊断标准，则为重性抑郁障碍或抑郁症。

抑郁症是老年期最常见的功能性精神障碍之一，抑郁情绪在老年人中更常见。调研结果显示，我国老年人中有40%存在抑郁症状。国外研究显示，每年有8%~10%的老年人由轻度抑郁症状转为抑郁症。老年人的自杀通常与抑郁有关。

(一)原因

导致老年人抑郁的可能原因主要有：①增龄引起的生理、心理功能退化；②慢性疾病如高血压病、冠心病、糖尿病及癌症等与躯体功能障碍和因病致残导致自理能力下降或丧失；③较多的应激事件，如离退休、丧偶、失独、经济窘迫、家庭关系不和等；④低血压；⑤孤独；⑥消极的认知应对方式等。

(二)表现

一般成人抑郁症状主要包括情绪低落、思维迟缓和行为活动减少三个主要方面。而老年人抑郁大多数以躯体症状作为主要表现形式，心境低落表现不太明显，称为隐匿性抑郁(masked depression)；或以疑病症状(hypochondriasis)较突出，可出现"假性痴呆"(pseudodementia)等；严重抑郁症老年人的自杀行为很常见，也较坚决，如疏于防范，自杀成功率也较高。

(三)预防与护理

老年人抑郁的防护原则是：减轻抑郁症状，减少复发，提高生活质量，促进健康状况，降低医疗费用和死亡率。主要措施包括严防自杀、避免促发因素、采用认知心理治疗、药物治疗、药物无效或不能耐受者和有自杀企图者需采用电休克治疗。

其余详见老年期抑郁症。

三、孤独

孤独(loneliness)是一种心灵的隔膜，是一种被疏远、被抛弃和不被他人接纳的情绪体验。

　　孤独感在老年人中常见。一项系统综述和荟萃分析表明，老年人孤独感发生率为25%。我国上海一项调查发现，60～70岁的人中有孤独感的占1/3左右，80岁以上者占60%左右。因此，解除老年人孤独感是不容忽视的社会问题。

(一)原因

　　导致老年人孤独的可能原因如下：

1. 离退休后远离社会生活。

2. 无子女或因子女独立成家后成为空巢家庭。

3. 体弱多病，行动不便，降低了与亲朋来往的频率。

4. 性格孤僻。

5. 丧偶。

(二)表现

　　孤独寂寞、社会活动减少会使老年人产生伤感、抑郁情绪，精神萎靡不振，常偷偷哭泣，顾影自怜，当体弱多病，行动不便时，上述消极感会明显加重，久之，机体免疫功能降低，容易导致躯体疾病。孤独也会使老年人选择更多的不良生活方式，如吸烟、酗酒、不爱活动等。不良的生活方式与心脑血管疾病、糖尿病等慢性疾病的发生和发展密切相关。有的老年人会因孤独而转化为抑郁症，甚至有自杀倾向。

(三)预防与护理

　　1. 社会予以关注和支持　对离开工作岗位而尚有工作能力和学习要求的老年人，各级政府和社会要为他们创造工作和学习的机会。社区应经常组织适合于老年人的各种文体活动，如跳广场交谊舞、打腰鼓、书画剪纸比赛等，鼓励老年人积极参加；对于卧病在床、行动不便的老年人，社区应派专门负责对接的工作人员定期上门探望。

　　2. 子女注重精神赡养　子女必须从内心深处诚恳地关心父母，充分认识到空巢老年人在心理上可能遭遇的危机，和父母住同一城镇的子女，与父母房子的距离最好不要太远。身在异地的子女，除了托人照顾父母，更要注重对父母的精神赡养，尽量常回家看望老年人，或经常通过电话等与父母进行感情和思想的交流。丧偶的老年人独自生活，易感到寂寞，子女照顾也非长久，他人代替不了老伴的照顾，如果有合适的对象，子女应该支持老年人的求偶需求。

　　3. 老年人需要再社会化　老年人应参与社会活动，积极而适量地参加各种力所能及的有益于社会和家人的活动，在活动中扩大社会交往，做到老有所为，既可消除孤独与寂寞，更从心理上获得生活价值感的满足，增添生活乐趣。此外，也可以通过参加老年大学的学习以消除孤独，培养广泛的兴趣爱好，挖掘潜力，增强幸福感和生存的价值。

四、自卑

　　自卑(inferiority)即自我评价偏低，就是自己瞧不起自己，它是一种消极的情感体验。当人的自尊需要得不到满足，又不能恰如其分、实事求是地分析自己时，就容易产生自卑心理。

(一)原因

　　老年人产生自卑的原因有：①老化引起的生活能力下降；②疾病引起的部分或全部生

活自理能力和适应环境的能力丧失；③离退休后，角色转换障碍；④家庭矛盾。

(二)表现

一个人产生自卑心理后，往往从怀疑自己的能力到不能表现自己的能力，从而怯于与人交往到孤独地自我封闭。本来经过努力可以达到的目标，也会认为"我不行"而放弃追求。他们看不到人生的光华和希望，领略不到生活的乐趣，也不敢去憧憬那美好的明天。

(三)预防与护理

应为老年人创造良好、健康的社会心理环境，尊老敬老。鼓励老年人参与社会，做力所能及的事情，挖掘潜能，以得到一些自我实现，增加生活的价值感和自尊。对生活完全不能自理的老人，应注意保护，在不影响健康的前提下，尊重他们原来的生活习惯，使老年人尊重的需要得到满足。

五、离退休综合征

离退休综合征(retirement syndrome)是指老年人由于离退休后不能适应新的社会角色、生活环境和生活方式的变化而出现焦虑、抑郁、悲哀、恐惧等消极情绪，或因此产生偏离常态行为的一种适应性的心理障碍。这种心理障碍往往还会引发其他生理疾病，影响身体健康。

离退休综合征经过心理疏导或自我心理调适大部分在一年内可以恢复常态，个别需较长时间才能适应，少数老年人可能转化为严重的抑郁症，也有的并发其他身心疾病，极大地危害老年人健康。

(一)原因

离退休综合征产生的原因：①离退休前缺乏足够的心理准备；②离退休前后生活境遇反差过大，如社会角色、生活内容、家庭关系等的变化；③适应能力差或个性缺陷；④社会支持缺乏；⑤失去价值感。

研究表明，离退休综合征与个性特征、个人爱好、人际关系、职业性质和性别有关。事业心强、好胜而善辩、拘谨而偏激、固执的人离退休综合征发病率较高；无心理准备突然退下来的人发病率高且症状偏重；平时活动范围小、兴趣爱好少的人容易发病；离退休前为领导干部者比工人发病率高；男性比女性适应慢，发病率较女性高。

(二)表现

离退休综合征是一种复杂的心理异常反应，主要体现在情绪和行为方面。具体表现为坐卧不安，行为重复或无所适从，有时还会出现强迫性定向行走；注意力不能集中，做事常出错；性格变化明显，容易急躁和发脾气，多疑，对现实不满，常常怀旧，可存有偏见。大多数当事者有失眠、多梦、心悸、阵发性全身燥热等症状。心理障碍的特征可归纳为无力感、无用感、无助感和无望感。

(三)预防与护理

可采取以下措施进行预防与护理：

1.正确看待离退休　老年人到了一定的年龄，职业功能会有所下降，应认识到离退休是一个自然的、正常的、不可避免的过程。

2.做好离退休心理行为准备　快到离退休年龄时，老年人可适当地减少工作量，多与已离退休人员交流，主动且及早地寻找精神依托。退休前积极做好各种准备，如经济上的收支、生活上的安排等，若能安排退休后即做一次探亲访友或旅游有利于老年人的心理平衡。培养一种至几种爱好，根据自己的体力、精力及爱好，安排好自己的活动时间或预先寻找一份轻松的工作，使自己退而不闲。

3.避免因退休而产生的消极不良情绪　老年人离开工作岗位，常常有"人走茶凉"的感觉，由此造成心理上的失落、孤独和焦虑。老年人应该勇于面对诸如此类的消极因素，不妨顺其自然，不予计较。对涉及个人利益的事，尽可能宽容。刚刚退休下来，不妨多与亲朋好友来往，将自己心中的郁闷、苦恼通过交谈等方式进行宣泄，及时消除和转化不良情绪，求得心理上的平衡和舒畅。

4.营造良好环境　要为老年人营造坦然面对离退休的良好环境。家人要热情且温馨地接纳老年人，尽量多陪伴老年人；单位要经常联络、关心离退休的老年人，发挥离退休党支部桥梁作用，有计划地组织离退休人员学习、外出参观，从而减少心理问题。

5.建立良好的社会支持系统　作为老年人退休后的第二活动场所，社区要及时建立离退休老年人的档案，并组织各种有益于老年人身心健康的活动，包括娱乐、学习、体育活动或老有所为的公益活动。如帮助照顾那些因父母工作繁忙而得不到照顾的孩子、陪伴空巢老年人等，让老年人感到老有所用、老有所乐。此外，还要为社区中可能患有离退休综合征，其他疾病或经济困难的老年人提供特殊帮助。

六、空巢综合征

空巢家庭是指家中无子女或子女成人后相继分离出去，只剩下老年人独自生活的家庭。生活在空巢家庭中的空巢老年人常由于人际疏远、缺乏精神慰藉而产生被疏离、舍弃的感觉，出现孤独、空虚、寂寞、伤感、精神萎靡、情绪低落等一系列心理失调症状，称为空巢综合征(empty nest syndrome)。

据统计，目前我国空巢老年人数已超老年人口的一半，大中城市空巢家庭率已达70%。因空巢引发的老年人身心健康问题突出，必须引起高度重视。

(一)原因

产生空巢综合征的原因，一是对离退休后的生活变化不适应，从工作岗位上退下来后感到冷清、寂寞；二是对子女情感依赖性强，有"养儿防老"的传统思想，到老年正需要儿女做依靠的时候，儿女却不在身边，不由得心头涌起孤苦伶仃、自卑、自怜等消极情感；三是本身性格方面的缺陷，对生活兴趣索然，缺乏独立自主、振奋精神以及重新设计晚年美好生活的信心和勇气。

(二)表现

1.精神空虚，无所事事　子女离家之后，父母原来多年形成的紧凑有规律的生活被打破，突然转入松散的、无规律的生活状态，他们无法很快适应，进而出现情绪不稳、烦躁不安、消沉抑郁等不良情绪。

2.孤独、悲观、社会交往少　长期的孤独使空巢老年人情感和心理上失去支柱，对自己存在的价值表示怀疑，陷入无趣、无欲、无望、无助状态，甚至出现自杀的想法和行为。

3.躯体化症状　受空巢应激影响产生的不良情绪可导致一系列的躯体症状和疾病，如失眠、早醒、睡眠质量差、头痛、食欲减退、心慌气短、消化不良、高血压、冠心病、消化性溃疡等。

(三) 预防与护理

为避免空巢综合征的侵袭，可采取以下措施：

1. **未雨绸缪，正视空巢**　随着人们寿命的延长，人口的流动性和竞争压力的增加，很多年轻人自发地选择离开家庭来应对竞争。做父母的要做好充分的思想准备，计划好子女离家后的生活方式，有效防止空巢带来的家庭情感危机。

2. **夫妻扶持，相惜相携**　夫妻之间可通过重温恋爱时和婚后生活中的温馨时刻，感受、珍惜对方能与自己风雨同舟、一路相伴，促进夫妻恩爱；并培养一种以上共同的兴趣爱好，一同参与文娱活动或公益活动，建立新的生活规律，相互给予更多的关心、体贴和安慰，增添新的生活乐趣。

3. **回归社会，安享悠闲**　患空巢综合征的老年人一般与社会接触少，因此面对空巢时茫然无助，精神无所寄托。治疗空巢综合征的良药就是走出家门，体味生活乐趣。许多老年人通过爬山、跳舞、下棋或其他文娱活动结识了朋友，体会到老年生活的乐趣。

4. **对症下药，心病医心**　较严重的空巢综合征会存在严重的心境低落、失眠，有多种躯体化症状。有自杀念头和行为者，应及时寻求心理或精神科医生的帮助，接受规范的心理或药物治疗。

5. **子女关心，精神赡养**　子女要了解老年人容易产生不良情绪，应常与父母进行感情和思想交流。子女与老年人居住距离不要太远。在异地工作的子女，除了托人照顾父母，更要"常回家看看"，注重父母的精神赡养。

6. **政策扶持，社会合力**　政府应在全社会加强尊老爱幼、维护老年人合法权益的社会主义道德教育，深入贯彻《中华人民共和国老年人权益保障法》，提供有效权益支持，切实维护空巢老年人合法权益。如依托社区，组织开展兴趣活动，组织人员或义工定期电话联系或上门看望空巢老年人，转移与排遣空巢老年人的孤独、寂寞情绪。建立家庭扶助制度，制订针对空巢困难老年人的特殊救助制度，把帮扶救助重点放在空巢老年人中的独居、高龄、女性、农村老年人等弱势群体上。可借助国外养老经验，培养专门的服务人员，便于老年人在家中生活自理不便时来到家中为老年人服务。

第三节　老年人常见精神障碍与护理

随着人口老龄化和高龄化的快速发展，老年人精神障碍的发病率日趋上升，而老年人精神障碍的临床表现往往不典型或明显不同于青年人与中年人，其护理常有特殊性。老年人常见精神障碍包括老年期抑郁症、认知症、老年期谵妄等，下面对这些老年精神障碍患者的护理分别进行阐述。

一、老年期抑郁症患者的护理

老年期抑郁症(geriatric depression)泛指存在于老年期(≥60岁)这一特定人群的重性抑郁(major depression)，包括原发性抑郁(含青年或成年期发病，老年期复发)和见于老年期的各种继发性抑郁。严格而狭义的老年期抑郁症是指首次发病于60岁以后，以持久(时间持续至少两周)的抑郁心境为主要临床表现的一种精神障碍。老年期抑郁症的临床症状多样化,趋于不典型,其主要表现为情绪低落、焦虑、迟滞和躯体不适等,常以躯体不适症状就诊,且不能归于躯体疾病和脑器质性病变。该病具有缓解和复发的倾向,缓解期间精神活动保持良好,一般不残留人格缺损,也无精神衰退指征,部分病例预后不良,可发展为难治性抑郁症。

抑郁症是老年人最常见的精神疾病之一。国外 65 岁以上老年人抑郁症患病率在社区为 8%~15%,在老年护理机构约为 30%。中国精神卫生调查显示,我国抑郁障碍终生患病率为 6.8%,我国老年人抑郁症患病率可达 7%~10%,在患有高血压、冠心病、糖尿病甚至癌症等疾病的老年人群中,抑郁症发病率高达 50%。因抑郁症反复发作,患者常丧失劳动能力和日常生活功能,导致精神残疾。相关研究发现,老年人的自杀和自杀企图有50%~70%继发于抑郁症。因此,老年期抑郁症已成为全球性的重要精神卫生保健问题,被 WHO 列为各国的防治目标之一。

老年期抑郁症的治疗原则为:采取个体化原则,及早治疗,一般为非住院治疗,但对有严重自杀企图或曾有自杀行为、身体明显虚弱或严重激越者须住院治疗,以药物治疗为主,配合心理治疗、电休克治疗。

【护理评估】

1.健康史 多数患者具有数月的躯体症状,如头痛、头昏、乏力,全身部位不确定性不适感,失眠、便秘等。有些患者同时存在慢性疾病,如高血压、冠心病、糖尿病及癌症等,或有躯体功能障碍。另外,老年期抑郁症的发病与遗传因素、中枢神经递质改变如5-羟色胺和去甲肾上腺素功能不足以及单胺氧化酶活性升高、神经内分泌功能失调、心理社会因素有关。

2.临床表现 老年期抑郁症的临床症状群与中青年的抑郁症相比有较大的临床变异,症状多样化,趋于不典型。老年期抑郁症患者更易以躯体不适的症状就诊,而不是抑郁心境。

(1)疑病性:患者常从一种不太严重的身体疾病开始,继而出现焦虑、不安、抑郁等情绪,由此反复去医院就诊,要求医生予以保证,如要求得不到满足则抑郁症状更加严重。疑病性抑郁症患者疑病内容常涉及消化系统症状,便秘、胃肠不适是此类患者最常见,也是较早出现的症状之一。

(2)激越性:激越性抑郁症最常见于老年人,表现为焦虑、恐惧,终日担心自己和家庭将遭遇不幸,大祸临头,搓手顿足,坐卧不安,惶惶不可终日,夜晚失眠或反复追念着以往不愉快的事,责备自己做错了事导致家人和其他人的不幸,对不起亲人,对环境中的一切事物均不感兴趣,可出现冲动性自杀行为。

(3)隐匿性:抑郁症的核心症状是心境低落,但老年期抑郁症患者大多数以躯体症状为主要表现形式。常见的躯体症状有睡眠障碍、头痛、疲乏无力、胃肠道不适、食欲下降、体重减轻、便秘、颈背部疼痛、心血管症状等,情绪低落不太明显,因此极易造成误诊。隐匿性抑郁症常见于老年人,以上症状往往查不出相应的阳性体征,服用抗抑郁药可缓解、消失。

(4)迟滞性:表现为行为阻滞,通常以随意运动缺乏和缓慢为特点,肢体活动减少,面部表情减少,思维迟缓、内容贫乏、言语阻滞。患者大部分时间处于缄默状态,行为迟缓,重则双目凝视,情感淡漠,对外界动向无动于衷。

(5)妄想性:约15%的患者抑郁比较严重,可以出现妄想或幻觉,看见或听见不存在的东西;认为自己犯下了不可饶恕的罪恶,听见有声音控诉自己的不良行为或谴责自己,让自己去死。由于缺乏安全感和无价值感,患者认为自己被监视和迫害。这类妄想一般以老年人的心理状态为前提,与他们的生活环境和对生活的态度有关。

(6)自杀倾向:自杀是抑郁症最危险的症状。抑郁症患者由于情绪低落、悲观厌世,严重时很容易产生自杀念头,且由于患者思维逻辑基本正常,实施自杀的成功率也较高。据统计,抑郁症患者的自杀率比一般人群高20倍。自杀行为在老年期抑郁症患者中很常见,而且很坚决,部分患者可以在下定决心自杀之后,表现出镇定自若,不再有痛苦的表情,进行各种安排,如会见亲人,寻求自杀的方法、时间、地点等。因此,常由于患者所表现出的这种假象,而使亲人疏于防范,很容易使自杀成为无可挽回的事实。由于自杀是在疾病发展到一定严重的程度时才发生的,所以及早发现疾病,及早治疗,对抑郁症的患者非常重要。

(7)抑郁症性假性认知症:抑郁症性假性认知症常见于老年人,为可逆性认知功能障碍,经过抗抑郁治疗可以改善。

(8)季节性:有些老年人具有季节性情感障碍的特点。季节性抑郁常于冬季发作,春季或夏季缓解。

3.辅助检查　可采用标准化评定量表对抑郁的严重程度进行评估,如老年抑郁量表(geriatric depression scale,GDS)、流调中心用抑郁量表(center for epidemiological survey depression scale,CES-D)、汉密尔顿抑郁量表(Hamilton depression scale,HAMD)、Zung抑郁自评量表(self-rating depression scale,SDS)、Beck抑郁问卷(Beck depression inventory,BDI),其中GDS较常用,这些量表内容详见老年综合评估章节。CT、MRI显示脑室扩大和皮质萎缩。

4.心理社会状况　老年期遭遇到的生活事件如退休、丧偶、独居、家庭纠纷、经济窘迫、躯体疾病等对老年期抑郁症产生、发展的作用已被许多研究所证实。此外,具有神经质人格的人比较容易发生抑郁症。老年人的抑郁情绪还与消极的认知应对方式如自责、回避、幻想等有关,积极的认知应对有利于保持身心健康。

【常见护理诊断/问题】

1.应对无效　与不能满足角色期望、无力解决问题、认为自己丧失工作能力成为废人、社会参与改变、对将来丧失信心、使用心理防卫机制不恰当有关。

2.无望感　与消极的认知态度有关。

3.睡眠型态紊乱　与精神压力有关。

4.有自杀的危险　与严重抑郁、悲观情绪、自责自罪观念、有消极观念、自杀企图和无价值感有关。

【护理措施】

护理的总体目标:老年期抑郁症患者能减轻抑郁症状,减少复发的危险,提高生活质量,促进身心健康状况,减少医疗费用和降低病死率。

1. 日常生活护理

(1)保持合理的休息和睡眠：生活要有规律，鼓励患者白天参加各种娱乐活动和适当的体育锻炼，按摩安眠、神门、内关、三阴交等穴位促进睡眠；晚上入睡前喝热饮、用热水泡脚或洗热水澡，避免看过于兴奋、激动的电视节目或会客、谈病情；为患者创造舒适安静的入睡环境，确保患者充足睡眠。

(2)加强营养：饮食方面既要注意营养成分的摄取，又要保持食物的清淡。多吃高蛋白、富含维生素的食品，如牛奶、鸡蛋、瘦肉、豆制品、水果、蔬菜，少吃糖类、淀粉食物。

2. 用药护理

(1)密切观察药物疗效和可能出现的不良反应，及时向医生反映。目前临床上应用的抗抑郁药主要有：①三环类和四环类抗抑郁药。以多塞平、阿米替林、氯丙嗪、马普替林、米安色林等为常用。这些药物应用时间较久，疗效肯定，但可出现口干、便秘、视线模糊、直立性低血压、嗜睡、心动过速、无力、头晕、心脏传导阻滞、皮疹、诱发癫痫等不良反应，对老年患者不作为首选药物。②选择性5-羟色胺再摄取抑制剂(selective serotonin reuptake inhibitors, SSRIs)。主要应用的有氟西汀、帕罗西汀、氟伏沙明、舍曲林、西酞普兰及艾司西酞普兰6种。常见不良反应有头痛、影响睡眠、食欲减退、恶心等，症状轻微，多发生在服药初期，之后可消失，不影响治疗的进行。其中，艾司西酞普兰禁与非选择性、不可逆性单胺氧化酶抑制剂(MAOIs)(包括异烟肼)合用，以免引起如激越、震颤、肌阵挛和高热等5-羟色胺综合征的危险。如果患者用药要由MAOIs改换成艾司西酞普兰，则必须经过14 d的清洗期。③5-羟色胺和去甲肾上腺素再摄取抑制剂(serotonin norepinephrine reuptake inhibitors, SNRIs)。目前所用的SNRIs药物主要有文拉法辛、米那普仑、度洛西汀、左旋米那普仑等。SNRIs比使用更广泛但只能单独作用于5-羟色胺的SSRIs作用更多，是一种用来治疗重度抑郁症和其他精神障碍的抗抑郁药，主要用于对当前抗抑郁药治疗无效或不能耐受时。其中近年上市的左旋米那普仑安全性、耐受性较好，但对其过敏者、正在使用MAOIs的患者、尿路梗阻患者(如前列腺疾病患者)以及哺乳期妇女禁用。④单胺氧化酶抑制剂(monoa mine oxidase inhibitor, MAOIs)和其他新药物。因前者不良反应大，后者临床应用时间不长，可供选用，但不作为一线药物。

(2)坚持服药。因抑郁症治疗用药时间长，有些药物有不良反应，患者往往对治疗信心不足或不愿治疗，可表现为拒药、藏药或随意增减药物。要耐心说服患者严格遵医嘱服药，不可随意增减药物，更不可因药物不良反应而中途停服。另外，由于老年期抑郁症容易复发，因此，应强调长期服药，对于大多数患者应持续服药2年，而对于有数次复发的患者，服药时间应该更长。

3. 严防自杀　自杀观念与行为是抑郁患者最严重而危险的症状。患者往往事先计划周密，行动隐蔽，甚至伪装病情好转以逃避医护人员与家属的注意，并不惜采取各种手段与途径，以达到自杀的目的。

(1)识别自杀动向：首先应与患者建立良好的治疗性人际关系，在与患者的接触中，应能识别自杀动向，如在近期内曾经有过自我伤害或自杀未遂的行为，或焦虑不安、失眠、沉默少语，或抑郁的情绪突然"好转"，在危险处徘徊，拒餐、卧床不起等，给予其心理上的支持，使他们振作起来，避免意外发生。

(2)环境布置：患者住处应光线明亮，空气流通、整洁舒适；墙壁以明快色彩为主，并挂上壁画,摆放适量的鲜花,以利于调动患者积极良好的情绪,焕发对生活的热爱。

(3)专人守护:对于有强烈自杀企图的患者要专人 24 h 看护,不离视线,必要时经解释后予以约束,以防意外。尤其夜间、凌晨、午间、节假日等人少的情况下,要特别注意防范。

(4)工具及药物管理:自杀多发生于一刹那间,凡能成为患者自伤的工具都应管理起来;妥善保管好药物,以免患者一次性大量吞服,造成急性药物中毒。

4.心理护理

(1)认知行为疗法(cognitive behavioral therapy,CBT):CBT 是一种通过改变我们的思维模式来帮助我们改变情绪和行为的心理治疗方法。抑郁患者常会不自觉地对自己或事情保持负向的看法,护理人员应该协助患者确认这些负向的想法并加以取代和减少,帮助患者回顾自己的优点、长处、成就来增加正向的看法,协助患者检视其认知、逻辑与结论的正确性,修正不合实际的目标。在改变认知的同时,协助患者完成某些建设性的工作和参与社交活动,减少患者的负向评价,增强正向评价和行为。

(2)行为激活(behavioral activation,BA):BA 疗法是通过改变患者的日常行为模式来帮助他们摆脱抑郁情绪的一种心理治疗方法。程序包括识别抑郁行为、分析抑郁行为的触发因素和后果、监控活动、制定替代目标导向的行为、安排活动,并发展出合适的替代行为响应。改变行为可以通过制订一个可行的计划,从小事做起,比如每天设定一个小目标;其次,去做自己喜欢的活动;保持规律的作息,让自己的身体和心理都能得到充分的休息和恢复;最后,寻求心理咨询和家人朋友的帮助,从而度过难关。

(3)怀旧治疗:怀旧治疗是通过引导老年人回顾以往的生活,重新体验过去的生活片段,并给予新的诠释,协助老年人了解自我,减轻失落感,增加自尊及增进社会化的治疗过程。怀旧治疗作为一种心理社会治疗手段在国外已经被普遍应用于老年期抑郁症、焦虑及老年性认知症的干预,在我国也得到初步运用,其价值已经得到肯定。也有研究显示,怀旧治疗存在个体差异,某些个体可能不适应怀旧治疗。

(4)学习新的应对技巧:为患者创造和利用各种个人或团体人际接触的机会,以协助患者改善处理问题、人际互动的方式、增强社交的技巧。并教会患者亲友识别和鼓励患者的适应性行为,忽视不适应行为,从而改变患者的应对方式。

5.光照疗法　光照可抑制褪黑激素分泌,调整昼夜节律而改善情绪。具体方法是,晨起进行,轻度患者持续 30 min,季节性重度患者持续约 2 h,持续 3 天左右。

6.健康指导

(1)不脱离社会,培养兴趣。老年人要面对现实,合理安排生活,多与社会保持密切联系,常动脑,不间断学习;参加一定限度的力所能及的劳作;按照自己的志趣培养爱好,如种花、钓鱼、跳舞、书法、摄影、下棋、集邮等。

(2)鼓励子女关注老年人。子女对于老年人,不仅要在生活上给予照顾,同时要在精神上给予关心,提倡精神赡养。和睦、温暖的家庭和社交圈,有助于预防和度过灰色的抑郁期。避免或减少住所的搬迁,以免老年人因不易适应陌生环境而感到孤独。

(3)社会重视。社区和老年护理机构等应创造条件让老年人相互交往和参加一些集体活动。如针对老年期抑郁症的预防和心理健康促进等开展讲座。有条件的地区可设立网络和电话热线进行心理健康教育和心理指导。

2013—2030 年精神卫生综合行动计划

强调：终身方针和促进所有人精神健康和福祉的行动，预防高危人群的精神卫生状况，并实现精神卫生服务的全民覆盖。

四个主要目标：加强精神卫生的有效领导和管理；在社区环境中提供全面、综合和符合需求的精神卫生和社会照护服务；实施精神卫生促进和预防战略；加强精神卫生信息系统、证据和研究。

要达到上述目标，必须共同行动，满足现在和未来的精神卫生需求，因为没有精神健康就没有健康。

来源：2013—2030 年精神卫生综合行动计划 [Comprehensive mental health action plan 2013-2030]. 日内瓦：世界卫生组织，2022.

二、认知症患者的护理

认知症（cognitive disorder），原称老年期痴呆（senile dementia），属于《精神障碍诊断与统计手册》第五版（DSM-V）中描述的重度神经认知障碍（major neurocognitive disorder），是指发生在老年期由于

> 考点：阿尔茨海默病患者的护理

大脑退行性病变、脑血管性病变、感染、外伤、肿瘤、营养代谢障碍等多种原因引起的，以认知功能缺损为主要临床表现的一组综合征。为防止产生病耻感，根据多个国家和地区命名情况，此处采用"认知症"。认知症主要包括阿尔茨海默病（Alzheimer's disease，AD）、血管性认知症（vascular dementia，VD）、混合性认知症和其他类型认知症，如额颞叶变性、路易体病、人类免疫缺陷病毒（HIV）感染、帕金森病、酒精依赖、外伤等引起的认知症。其中以 AD 和 VD 为主，占全部认知症的 70%~80%。

AD 是一种起病隐袭、呈进行性发展的神经退行性疾病，临床特征主要为认知障碍、精神行为异常和社会生活功能减退。AD 起病可在老年前期，但老年期的发病率更高。在神经细胞之间形成大量以沉积的 β 淀粉样蛋白（β-amyloid protein，Aβ）为核心的老年斑（senile plaque，SP）和神经细胞内存在神经原纤维缠结（neurofibrillary tangle，NFT）是 AD 最显著的组织病理学特征。

VD 是指由各种脑血管病导致脑循环障碍后引发的脑功能降低所致的认知症。VD 大都在 70 岁以后发病，在男性、高血压和/或糖尿病患者、吸烟过度者中较为多见。如能控制血压和血糖、戒烟等，一般能使进展性 VD 的发展有所减慢。

据 WHO 报告，目前全球约有 5000 万认知症患者，平均每 3 s 世界上就增加一名认知症患者。我国已有超过 1507 万认知症患者，认知症患病率为 5.56%。多项研究还表明，AD 患病率随增龄而增长，老年人每增长 5 岁其 AD 患病率约增长一倍。认知症已成为老年人健康的第三大杀手，其发病率和致残率仅次于肿瘤和心脑血管病，死亡率占疾病死亡的第 5 位。认知症给老年人带来不幸、给家庭带来痛苦、给社会带来负担，已引起广泛关注，AD 和 VD 已成为目前的研究热点。

【护理评估】

1.健康史

(1)了解老年人有无脑外伤、心脑血管疾病、糖尿病、既往卒中史、吸烟等。

(2)评估老年人有无 AD 发病的可能因素。①遗传因素;②神经递质乙酰胆碱减少,影响记忆和认知功能;③免疫系统功能障碍:在老年斑中淀粉样蛋白原纤维中发现有免疫球蛋白存在;④慢性病毒感染;⑤高龄;⑥文化程度低等。

2.临床表现　AD 和 VD 在临床上均有构成认知症的记忆障碍和精神症状的表现,但两者又在多方面存在差异(表 7-1)。

表 7-1　阿尔茨海默病与血管性认知症的鉴别

内容	阿尔茨海默病	血管性认知症
起病	隐袭	起病迅速
病程	缓慢持续进展,不可逆	呈阶梯式(stepwise)进展
认知功能	可出现全面障碍	有一定的自知力
人格	常有改变	保持良好
神经系统体征	发生在部分患者中,多在疾病后期发生	在认知症的早期就有明显的脑损害的局灶性症状体征

此外,VD 的临床表现除了构成认知症的记忆障碍及精神症状外,还有脑损害的局灶性神经精神症状,如偏瘫、感觉丧失、视野缺损等,并且 VD 的这些临床表现与病损部位、大小及发作次数关系密切。

AD 则根据病情严重程度,一般分为三期。

第一期:轻度,遗忘期,早期。①首发症状为近期记忆减退;②语言能力下降,找不出合适的词汇表达思维内容,甚至出现孤立性失语;③空间定向不良,易迷路;④日常生活中的高级活动,如做家务、管理财务等出现困难;⑤抽象思维和判断能力受损;⑥情绪不稳,情感较幼稚或呈童样欣快,情绪易激惹,出现抑郁、偏执、急躁、缺乏耐心、易怒等;⑦人格改变,如主动性减少、活动减少、孤僻、自私、对周围环境兴趣减少、对人缺乏热情,敏感多疑。病程可持续 1~3 年。

第二期:中度,混乱期,中期。①完全不能学习和回忆新信息,远期记忆力受损但未完全丧失;②注意力不集中;③定向力进一步丧失,常去向不明或迷路,并出现失语、失用、失认、失写、失计算;④日常生活能力下降,出现日常生活中的基本活动困难,如洗漱、梳头、进食、穿衣及大小便等需别人协助;⑤人格进一步改变,如兴趣更加狭窄,对人冷漠,甚至对亲人漠不关心,言语粗俗,无故打骂家人,缺乏羞耻感和伦理感,行为不顾社会规范,不修边幅,不知整洁,将他人之物据为己有,争吃抢喝类似孩童,随地大小便,甚至出现本能活动亢进,当众裸体,甚至发生违法行为;⑥行为紊乱,如精神恍惚,无目的性翻箱倒柜,爱藏废物,视作珍宝,怕被盗窃,无目的徘徊、出现攻击行为等,也有动作日渐减少、端坐一隅、呆若木鸡者。本期是该病护理照管中最困难的时期,该期多发生在起病后的 2~10 年。

第三期：重度，晚期。①日常生活完全依赖，大小便失禁；②智能趋于丧失；③无自主运动，缄默不语，成为植物人状态。常因吸入性肺炎、压力性损伤、泌尿系统感染等并发症而死亡。该期多发生在发病后的 8~12 年。

3. 辅助检查

(1) 影像学检查：CT 或 MRI 检查、正电子发射体层摄影(PET)检查患者有无脑萎缩或功能下降，有无脑梗死。

(2) 心理测验：MMSE 可用于筛查认知症；韦氏记忆量表和临床记忆量表可测查记忆。

(3) 量表评估：采用 Hachinski 缺血量表(Hachinski ischemia scale, HIS)可对 AD 和 VD 进行鉴别。

【知识链接】

AD 与 VD 的量表鉴别

临床表现	分数	临床表现	分数
1. 突然起病	2	8. 情感脆弱	1
2. 病情逐步恶化	1	9. 高血压病史	1
3. 病程有波动	2	10. 卒中发作史	2
4. 夜间意识模糊明显	1	11. 合并动脉硬化	1
5. 人格相对保存完整	1	12. 神经系统局灶症状	2
6. 情绪低落	1	13. 神经系统局灶体征	2
7. 主诉躯体性不适	1		

注：Hachinski 法评定，满分为 18 分，≤4 分为 AD，≥7 分为 VD。

4. 心理社会状况

(1) 心理方面：认知症患者大多数时间限制在家里，常感到孤独、寂寞、羞愧、抑郁，甚至有自杀行为。

(2) 社会方面：认知症患者患病时间长、自理缺陷、人格障碍，需家人付出大量时间和精力进行照顾，常给家庭带来很大的烦恼，也给社会添加了负担，尤其是付出与效果不成正比时，有些家属会失去信心，甚至冷落、嫌弃老年人。

【常见护理诊断/问题】

1. 记忆功能障碍　与记忆进行性减退有关。
2. 自理缺陷　与认知行为障碍有关。
3. 睡眠型态紊乱　与白天活动减少有关。
4. 语言沟通障碍　与思维障碍有关。
5. 照顾者角色紧张　与老年人病情严重和病程的不可预测及照顾者照料知识欠缺、身心疲惫有关。

一个 78 岁的男子,近日来他出门找不到家的地方,把衣服当裤子穿,把裤子当衣服穿,丢三落四,老忘记当前发生的事情,请问该患者是什么病?（ ）

A.精神分裂症 　　　　　　　　B.抑郁症
C.阿尔茨海默病 　　　　　　　D.恐惧症
E.遗忘症

答案：C

分析：据题干可知该男子常丢三落四、遗忘当前发生的事情、外出无法找到回家的路,也不能正确进行穿衣,与阿尔茨海默病的临床表现相符(C 对)。精神分裂症是一组病因未明的精神疾病,自然病程多迁延,呈反复加重或恶化,多发病于青壮年,患者通常意识清晰,智能尚好,部分患者可在疾病过程中可出现感知觉障碍(出现幻觉、幻听等)(A 错)。抑郁症是以明显而持久的心境低落为主的一组精神障碍,并有相应的思维和行为改变,心境或情绪低落、兴趣缺乏以及乐趣丧失是抑郁的关键症状(B 错)。恐惧症也称"恐怖症""恐惧性神经症",是一种过分和不合理的惧怕外界客体或处境为主要特点的神经症,此病患者明知恐惧的对象对自己并没有真正严重的威胁,也知道自己的这种恐惧反应是不合理的、没有必要的,但仍不能自我防止和控制恐惧发作。当再次面地相同的客体或进入相同场合时,恐惧仍会反复出现(D 错)。遗忘症是指记忆的完全丧失,患者对一定时间内的生活经历全部丧失,或者部分丧失(E 错)。

【护理计划与实施】

治疗护理的总体目标：认知症患者能最大限度地保持记忆力和沟通能力,提高日常生活自理能力,减少问题行为;能较好地发挥残存功能,提高生活质量与家庭应对照顾能力。防治原则：重在预防,早期发现,早期诊治,积极治疗已知的血管病变和防止脑卒中危险因素。具体护理措施如下：

1.日常生活护理

(1)认知症患者的日常生活护理及照料指导

1)穿着：①衣服按穿着的先后顺序叠放；②避免太多纽扣,以拉链取代纽扣,以弹性裤腰取代皮带；③选择不用系带的鞋子；④选用宽松的内裤,女性胸罩选用前扣式；⑤说服患者接受合适的衣着,不要与之争执,慢慢给予鼓励,例如告诉患者这条裙子很适合她,然后再告知穿着的步骤。

2)进食：①定时进食,最好是与其他人一起进食；②如果患者不停地想吃东西,可以把用过的餐具放入洗涤盆,以提醒患者在不久前才进餐完毕；③患者如果偏食,注意是否有足够的营养；④允许患者用手拿取食物,进餐前协助清洁双手,亦可使用一些特别设计的碗筷,以减低患者使用的困难；⑤给患者逐一解释进食的步骤,并做示范,必要时予以喂食；⑥食物要简单、软滑,最好切成小块；⑦进食时,将固体和液体食物分开,以免患者不加咀嚼就把食物吞下而可能导致窒息；⑧义齿必须安装正确并每天清洗；⑨每天安排数次喝水时间,并注意水不可过热。

3)睡眠：①睡觉前让患者先上洗手间,可避免半夜醒来；②根据患者以前的兴趣爱好,白天尽量安排患者进行一些兴趣活动，不要让患者在白天睡得过多；③给予患者轻声安慰，有助患者入睡；④如果患者以为是日间，切勿与之争执，可陪伴患者一段时间，再劝说患者入睡。

(2)自我照顾能力的训练：对于轻、中度认知症患者，应尽可能给予其自我照顾的机会，并进行生活技能训练，如鼓励患者洗漱、穿脱衣服、用餐、如厕等，以提高老年人的自尊。应理解老年人的动手困难，鼓励并赞扬其尽量自理的行为。

(3)患者完全不能自理时应专人护理：注意翻身和营养的补充，防止感染等并发症的发生。

2.用药护理　目前治疗认知症的药物主要有两大类：一类为改善认知功能的药物，包括拟胆碱药、促智药、钙拮抗药、神经生长因子等；另一类药物可能防止或延缓病程的发展，主要有抗炎药、抗氧化剂、抗β样淀粉蛋白抗体药物等。另外，须积极治疗脑血管疾病以预防和缓解 VD 症状。照料老年认知症患者服药应注意以下几点：

(1)全程陪伴：失智老年人常忘记吃药、吃错药，或忘了已经服过药又过量服用，所以老年人服药时必须有人在旁陪伴，帮助患者将药全部服下，以免遗忘或错服。失智老年人常不承认自己有病，或者因幻觉、多疑而认为给的是毒药，所以他们常常拒绝服药。需要耐心劝说，向患者解释，可以将药研碎拌在饭中让其吃下。对拒绝服药的患者，一定要看着患者把药吃下，让患者张开嘴，观察是否咽下，防止患者在无人看管时将药吐掉。

(2)重症老年人服药：吞咽困难的患者不宜吞服药片，最好研碎后溶于水中服用；昏迷的患者由胃管注入药物。

(3)观察不良反应：失智老年人服药后常不能诉说不适，要细心观察患者有何不良反应，及时报告医生，调整给药方案。

(4)药品管理：对伴有抑郁症、幻觉和自杀倾向的失智老年人，一定要把药品管理好，放到患者拿不到或找不到的地方。

3.智能康复训练

(1)记忆训练：鼓励老年人回忆过去的生活经历，帮助其认识目前生活中的人和事，以恢复记忆并减少错误判断；鼓励老年人参加一些力所能及的社交活动，通过动作、语言、声音、图像等信息刺激，提高记忆力。对于记忆障碍严重者，通过编写日常生活活动安排表、制订作息计划、挂放日历等，帮助记忆。对容易忘记的事或经常出错的程序，设立提醒标志，以帮助记忆。

(2)智力锻炼：如玩拼图游戏，对一些图片、实物、单词做归纳和分类，进行由易到难的数字概念和计算能力训练等。

(3)理解和表达能力训练：在讲述一件简单事情后，提问让老年人回答，或让其解释一些词语的含义。

(4)社会适应能力的训练：结合日常生活常识，训练老年人自行解决日常生活中的问题。

4.安全护理

(1)提供较为固定的生活环境：尽可能避免搬家，当患者要到一个新地方时，最好能有他人陪同，直至患者熟悉了新的环境和路途。

(2)佩戴标志：患者外出时最好有人陪同，或佩戴写有联系人姓名和电话的卡片或手镯,有助于迷路时被人送回。

(3)防止意外发生:老年认知症患者常可发生跌倒、烫伤、烧伤、误服、自伤或伤人等意外。应将老年人的日常生活用品放在其看得见、找得到的地方,减少室内物品位置的变动,地面防滑,以防跌伤骨折。患者洗澡、喝水时注意水温不能太高,热水瓶应放在不易碰撞之处,以防烫伤。不要让患者单独承担家务,以免发生煤气中毒或因缺乏应急能力而导致烧伤、火灾等意外。有毒、有害物品应放入加锁的柜中,以免误服中毒。尽量减少患者的单独行动,锐器、利器应放在隐蔽处,以防认知症老年人因不愿给家人增加负担或在抑郁、幻觉或妄想的支配下发生自我伤害或伤人。

(4)正确处理患者的激越情绪:当患者不愿配合治疗与护理时,不要强迫患者,可稍待片刻,等患者情绪稳定后再进行。当患者出现暴力行为时,不要以暴还暴,保持镇定,尝试转移患者的注意,找出导致暴力表现的原因,针对原因采取措施,防止类似事件再发生。如果暴力表现变频,与医生商量,给予药物控制。

5.心理护理

(1)陪伴关心老年人:鼓励家人多陪伴老年人,给予老年人各方面必要的帮助,多陪老年人外出散步,或参加一些学习和力所能及的社会、家庭活动,使之去除孤独、寂寞感,感到家庭的温馨和生活的快乐。

(2)开导老年人:多安慰、支持、鼓励老年人,当患者情绪悲观时,应耐心询问原因,予以解释,播放一些轻松愉快的音乐以活跃情绪。

(3)维护老年人的自尊:注意尊重老年人的人格;对话时要和颜悦色,专心倾听,回答问题时语速要缓慢,使用简单、直接、形象的语言;多鼓励、赞赏、肯定患者在自理和适应方面做出的任何努力;切忌使用刺激性语言,避免使用呆傻、愚笨等词语。

(4)不嫌弃老年人:要有足够的耐心,态度温和,周到体贴,不厌其烦,积极主动地关心照顾老年人,以实际行动关爱老年人。

6.照顾者的支持与指导 教会照顾者和家属自我放松方法,合理休息,寻求社会支持,适当利用家政服务机构、社区卫生服务机构、医院和专门机构的资源,组织有老年认知症患者的家庭进行相互交流,相互联系与支持。

7.健康指导

(1)及早发现:大力开展科普宣传,普及有关认知症的预防知识和认知症前驱期症状,即轻度认知障碍知识。全社会参与防治认知症,让公众掌握认知症早期症状的识别。重视对认知症前驱期的及时发现,鼓励凡有记忆减退主诉的老年人应及早就医,以利于及时发现介于正常老化和早期认知症之间的轻度认知损害(mild cognitive impairment, MCI),对认知症做到真正意义上的早期诊断和干预。

(2)早期预防

1)认知症的预防要从中年开始做起。

2)积极合理用脑,劳逸结合,保护大脑,保证充足睡眠,注意脑力活动多样化。

3)培养广泛的兴趣爱好和开朗性格。

4)培养良好的卫生饮食习惯,多吃富含锌、锰、硒、锗类的健脑食物,如海产品、贝壳类、鱼类、乳类、豆类、坚果类等,适当补充维生素E。也可通过中医的补肾食疗以增强记忆力。

5）戒烟限酒。

6）积极预防和治疗高血压、脑血管病、糖尿病等慢性疾病。

7）按摩或灸任脉的神阙、气海、关元，督脉的命门、大椎、膏肓、肾俞、志室，胃经的足三里穴（双），均有补肾填精助阳、防止衰老和预防认知症的效果。并且研究表明，按摩太阳、神庭、百会、四神聪等穴位可有效提升认知功能或延缓认知功能的衰退。

8）许多药物能引起中枢神经系统不良反应，包括精神错乱和倦怠，尽可能避免使用镇静剂如苯二氮䓬类药物、抗胆碱药、某些三环类抗抑郁药、抗组胺药、抗精神病药物等。

三、老年谵妄患者的护理

谵妄（delirium）是由多种原因导致的急性脑病综合征，是一种意识异常状态，认知功能普遍受损，尤其是注意力和定向力受损，通常伴有知觉、思维、记忆、精神运动、情绪和睡眠觉醒周期的功能紊乱。

谵妄多见于住院老年人。美国综合医院老年患者中谵妄的发生率为29%～64%；中国则为30%～50%，在ICU中大于65岁伴内科疾病或手术后的患者中谵妄发病率高达70%～87%。

谵妄的治疗要点包括：①病因治疗：比如控制感染、控制血糖、降颅压等；②支持治疗：如及时吸氧，通过补液等方式使水电解质平衡；③对症治疗：针对精神症状较重的患者可以考虑应用氟哌啶醇，该药具有较强的抗精神病作用，但不会加重谵妄，一般作为首选药物应用。

【护理评估】

1. 健康史

（1）一般资料收集：老年患者的年龄、合并症、体温、用药情况、认知功能情况、视力/听力功能、活动能力、饮酒史、照顾者情况等。

（2）谵妄危险因素：躯体疾病、精神因素、医疗因素和药物是常见的谵妄四大类危险因素，其中最常见的危险因素是患者合并痴呆或存在认知功能下降的情况。在无危险因素的人群中谵妄的发生率为9%，而在有3~4种危险因素的人群中这一比例为83%。

通常将谵妄危险因素划分为易患因素（predisposing factors）和诱发因素（precipitating factors）。

1）易患因素：与患者的基础状况直接相关，由患者的既往健康背景决定。①高龄；②认知功能碍和/或痴呆；③严重疾病；④多病共存；⑤视力或听力受损；⑥酗酒；⑦营养不良；⑧脑卒中病史；⑨白蛋白水平等。一项预测模型结果显示，营养不良使谵妄发生的风险增加4倍，视力受损、严重疾病和痴呆使谵妄发生的风险增加2倍。

2）诱发因素：对基础状况较差的患者，机体内外环境紊乱、侵入性医疗措施、服用特殊药物等因素均可诱发谵妄。常见诱发因素：①应激，如骨折、外伤、慢性疾病急性加重等；②手术及麻醉；③药物，特别是抗胆碱药、苯二氮䓬类镇静催眠药、抗精神病药物等；④缺氧，包括慢性肺病加重、心肌梗死、心律失常、心力衰竭引起的低氧血症；⑤疼痛；⑥排尿或排便异常，如尿潴留及粪便嵌塞；⑦脱水，电解质紊乱；⑧感染，下呼吸道感染或尿路感染；⑨睡眠障碍；⑩身体约束；⑪侵入性操作等。

（3）病理生理机制：目前研究提示，多种发病机制包括神经递质失衡、急性应激反应、炎症、代谢紊乱等共同作用导致大规模大脑神经元网络的破坏会诱发谵妄。

（4）既往史：了解老年人入院前是否存在认知症、是否发生过精神症状的急性改变。

2.临床表现　谵妄常在机体紊乱或急性疾病状态下出现，症状突然发生，24 h内症状出现波动性加重或减轻，常有昼轻夜重特点。其核心症状包括意识模糊、注意力障碍、广泛性认知功能损害和思维混乱。

谵妄表现容易与认知症相混淆，主要在起病急、核心症状为注意障碍和意识障碍及可逆转这几点上与认知症有不同，需要加以鉴别（表7-2）。

表 7-2　谵妄和认知症的区别

特点	谵妄	认知症
起病	急性	隐性
病程	波动性，夜间加重，通常可逆	慢性进展
病期	数小时到数周	数月到数年
病因	多数以其他发病条件为基础（如：感染、脱水、特定药物的使用或撤药）	通常为慢性大脑功能障碍（如阿尔茨海默病，路易体认知症，血管性认知症等）
意识	受损	当病情较严重时才受损
注意力	严重受损	当病情较严重时才受损
定向力	一般时间定向力受损	受损
知觉	紊乱	紊乱不常见
记忆	瞬时记忆受损，近事记忆受影响	丧失，尤其近事记忆
思维	凌乱	贫乏
语言	缓慢、不连贯、使用不当	有时找词困难、失语
警觉性	受损	正常
核心症状	意识障碍	智力受损
医疗需要	立即	需要治疗，而非急迫

注：总体而言，以上区别正确有助于诊断，但例外也不少见。例如，突发的脑外伤可以导致永久的重度认知症；甲状腺功能减退可能导致慢性进展性的认知症，但治疗后仍能痊愈。

【护考真题链接】2022 年-A1 型题

关于谵妄状态的临床表现，不包括下述哪一项（　　）。

A.言语不连贯　　　　　　　B.带有恐怖性的错、幻觉

C.定向力障碍　　　　　　　D.注意力不集中，记忆、理解困难

E.病情变化具有昼重夜轻的特点

答案：E

分析：谵妄通常急性起病，症状变化大，一般持续数小时至数天。谵妄的临床特征包括：(1)意识障碍：患者可表现不同程度的意识障碍。多数患者有昼轻夜重的节律变化，有时间和地点定向障碍，严重者可出现人物定向障碍(E 错，为本题的正确答案)。(2)思维障碍：表现为思维混乱，语言不连贯，可因错觉和幻觉而产生继发性的片断妄想(A 对)。(3)感觉障碍：患者对声、光特别敏感，以错觉和幻觉多见，其内容常具有恐怖性和场面性(B 对)。(4)定向力障碍：患者对时间、地点和人有定向力障碍，例如患者不知道自己在哪里或具体时间(C 对)。(5)记忆障碍：以即刻记忆和近期记忆障碍最明显，患者尤其对新近事件难以识记，好转后患者对谵妄时的表现或发生的事大多遗忘，还可出现注意力不集中等表现(D 对)。

3.辅助检查　对于老年谵妄患者的评估，灵敏度和特异度最佳的工具是意识模糊评估法(confusion assessment method, CAM)。2014 年，有研究者对 CAM 的条目进行缩减，形成精简意识模糊评估法(Short CAM)，整个评估在 5 min 内可完成，简便了临床工作人员的使用。

另外在急诊、ICU 系统，对特殊患者，如机械通气、气管切开等情况另外有不同的评估工具。

4.心理社会状况　了解老年人的一般心理和社会表现，还要重点关注有谵妄史的老年人有无谵妄后恐惧、抑郁以及由此而产生的生活自理能力、社交能力下降，并需持续随访和检测远期认知功能状况。

【常见护理诊断/问题】

1.有受伤的危险　与谵妄发作时患者易发生激越、定向异常、思维行为紊乱、可能自伤、坠床、跌倒、拔管有关。

2.生活自理能力低下　与谵妄发作的行为紊乱有关。

3.健康维护能力低下　与相关知识缺乏有关。

4.认知功能下降　与谵妄发生后可能影响认知功能有关。

【护理措施】

1.构建安全的环境　应与患者及其家属建立治疗性的支持关系，冷静、耐心、温和、坦诚地进行沟通和合作。其中包括适当的心理安抚，做好防跌倒、防压力性损伤、防拔管相关防范措施，合理有依据地进行保护性约束等。

2.保证营养充足　推荐清淡、易消化的高蛋白、高热量饮食，食物选择不宜太油腻，避免辛辣刺激。对吞咽功能障碍或意识障碍的患者不应强行予以进食，可采用鼻饲或静脉营养液输注。

3.监测病情变化　加强生命体征、意识状况、精神行为的观察和检测。

4.维持患者舒适　房间温湿度及光照适宜，对有定向障碍的患者可在室内放置日历和钟表，提醒患者时间、地点。对于睡眠紊乱的患者，应减少白天睡眠时间，避免睡前过度兴奋。

（曾慧）

【本章小结】

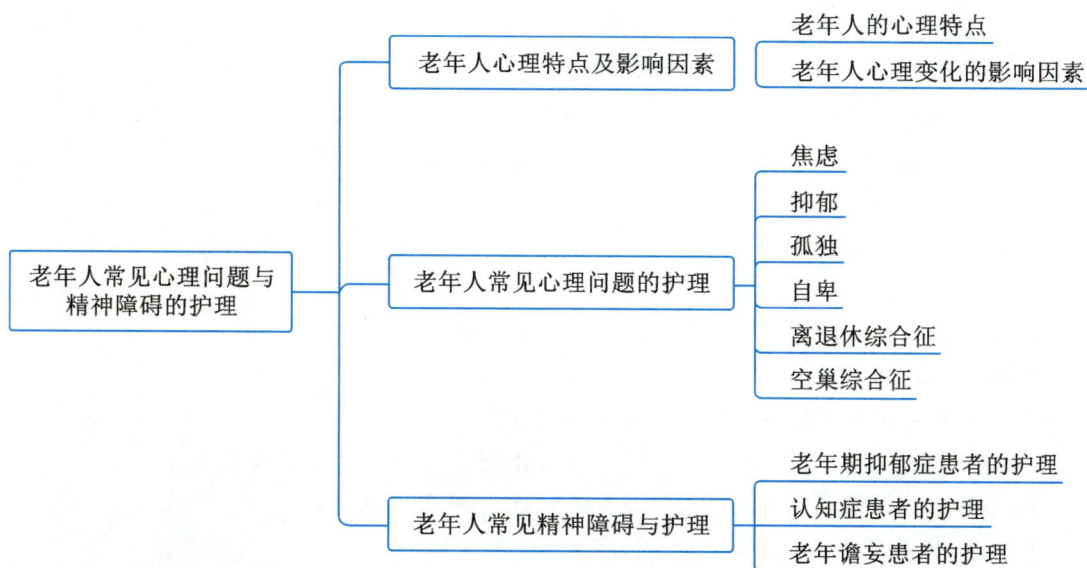

【自测题】

一、选择题

A1 型题

1.下列哪项不是老年人心理变化的特点（   ）。

A.日常生活能力下降   B.对事物的整体认识下降

C.以自我为中心   D.遗忘

E.定向力下降

2.关于老年人智力的描述，下列哪项不正确（   ）。

A.随着年龄的增长，晶体智力减退

B.随着年龄的增长，流体智力减退

C.随着年龄的增长，晶体智力有所提高

D.老年人对词汇、常识的理解能力比以前提高

E.老年人对事物整合能力感知比以前提高

3.随着年龄的增长，老年人最常出现的认知改变是（   ）。

A.感觉   B.知觉   C.记忆力   D.思维   E.人格

4.临床上评定老年人抑郁状态应用最普遍的量表是（   ）。

A.汉密尔顿抑郁量表   B.老年抑郁量表

C.Beck 抑郁问卷   D.Zung 抑郁自评量表

E.流调中心用抑郁量表

5.关于老年期抑郁症的描述，下列哪项不正确（   ）。

A.老年期抑郁多发生于 60 岁以上的老年人

B. 以持久的抑郁心境为主要临床特征

C. 表现为情绪低落

D. 一般残留人格缺损

E. 易复发

6. 认知症患者最早的特征表现是(　　)。

A. 行为改变　　　　　　　　　B. 意识改变

C. 记忆力改变　　　　　　　　D. 思维改变

E. 抑郁

7. 给季节性重度老年期抑郁症患者进行光照疗法一般每次需持续多久?(　　)

A. 30 min　　　　　　　　　　B. 60 min

C. 90 min　　　　　　　　　　D. 120 min

E. 180 min

8. 下列与阿尔茨海默病早期表现不相符的是(　　)。

A. 近期记忆减退　　　　　　　B. 基本日常生活自理能力受损

C. 语言能力下降　　　　　　　D. 情绪不稳

E. 人格改变

9. 下列量表最适合于鉴别 AD 与 VD 的是 (　　)。

A. MMSE　　　　　　　　　　B. MoCA

C. GDS　　　　　　　　　　　D. ADL

E. HIS

10. 老年谵妄的核心症状为(　　)。

A. 起病急　　　　　　　　　　B. 病程可逆

C. 瞬时记忆受损　　　　　　　D. 定向障碍

E. 意识障碍

A2 型题

11. 王某,男,66 岁,时常感到心慌,或提心吊胆,同时伴有紧张性不安、心烦意乱,常常感到就要大祸临头,每天要打几次电话叮嘱儿子出门开车注意安全。请问这位老人的主要心理问题是(　　)。

A. 焦虑　　　　　　　　　　　B. 抑郁

C. 恐惧　　　　　　　　　　　D. 孤独

E. 自卑

12. 老年女性,65 岁,自入院以来,一直沉默寡言,闷闷不乐,有时偷偷流眼泪,情绪极度低落。这位老人的主要心理问题是(　　)。

A. 焦虑　　　　　　　　　　　B. 抑郁

C. 恐惧　　　　　　　　　　　D. 孤独

E. 自卑

13. 老年女性,75 岁,突然感到不明原因的惊慌、紧张不安、心烦意乱、哭泣并伴有口渴、心悸、心率加快、血压升高等症状,持续了一个小时左右,症状缓解。请问下列处理不正确的是(　　)。

A. 帮助老年人分析引起此症状的原因

B. 帮助老年人正确对待日常生活中经常出现的问题

C. 帮助老年人保持良好的心态，学会自我疏导和自我放松

D. 帮助建立规律的睡眠和日常活动

E. 帮助服用抗焦虑药物

14. 老年女性，70岁，丧偶2年，独居，不爱出门，不愿与人交往，沉默寡言，对外界动向无动于衷，有时偷偷流泪，睡眠质量差，靠催眠药维持。可采用的最佳辅助检查工具是(　　)。

A. 老年抑郁量表　　　　　　　　B. 老年焦虑量表

C. 孤独量表　　　　　　　　　　D. 状态–特质焦虑问卷

E. 简易精神状态量表

15. 刘奶奶，76岁，头痛1个月加重2天再次来医院检查。老人丧偶1年，独居，唯一的女儿已远嫁。自老伴去世后，刘奶奶变得不愿与人交往，常对着故去老伴的照片偷偷流泪。最近1个月来常感头痛，多次到医院看病，检查结果无特殊，按医嘱服用对症药物效果不佳。睡眠质量差，靠催眠药维持。护理该患者需要关注的最严重的问题是(　　)。

A. 沟通障碍　　　　　　　　　　B. 睡眠障碍

C. 孤独　　　　　　　　　　　　D. 不愿交流

E. 自杀危险

16. 老年男性，78岁，以往有心血管病史，半年前发生过脑中卒，最近表现为智力障碍，行为异常，该老年人最可能的情况是(　　)。

A. 阿尔茨海默病　　　　　　　　B. 血管性认知症

C. 混合型认知症　　　　　　　　D. 帕金森病

E. 老年期谵妄

二、简答题

1. 请简述严防老年期抑郁症患者自杀的护理要点。

2. 请简述认知症患者安全护理的主要内容。

自测题答案

一、1. A　2. A　3. C　4. B　5. D　6. C　7. D　8. B　9. E　10. E　11. A　12. B　13. E　14. A　15. E　16. B

二、1. 严防老年期抑郁症患者自杀的护理要点如下：

(1) 识别自杀动向；

(2) 环境布置注意以明快色彩为主；

(3) 有强烈自杀企图者要专人守护，24 h不离视线；

(4) 注意工具和药物管理。

2. 认知症患者安全护理的主要内容包括：

(1) 提供较为固定的生活环境；

(2) 佩戴标志；

(3) 防意外发生；

(4) 正确处理患者的激越情绪。

第八章
老年人的健康管理与养老照护

✦ 学习目标

知识目标：

(1)能复述老年人健康管理、自我健康管理、延续性护理、养老与照护的涵义。

(2)能陈述老年人健康管理的实施内容、老年人自我健康管理的内容、我国健康养老照护的模式。

(3)能说明社会发展对养老照护的影响。

能力目标：

(1)能运用所学知识，为老年人提供专业的健康管理与养老照护服务。

(2)在老年健康照护工作中，能结合我国当前国情，运用所学知识，积极促进健康照护体系的进一步完善。

素质目标：能尊重国情，爱国爱老，身体力行，做好老年人的健康服务工作，具备细心、耐心的职业素养。

✦ 案例导入

案例

缪某，女，85岁，育有1子。目前生活不能自理，全由儿子和媳妇照料。

儿子和媳妇因工作原因，无法长期请假照顾老人，曾提议将老人送至养老院，老人不同意，舍不得离开家，认为养老院条件没家里好。老人为此甚是苦恼，儿子和媳妇也感到心力交瘁。

思考

1.案例中体现了社会发展对养老照护的哪些影响？

2.如何解决案例中存在的问题？

做好老年人健康管理和养老照护工作，为老年人提供满意的健康管理服务和养老照护服务，是我国目前十分重要的任务。这不仅有利于老年人健康长寿、延长其生活自理的年限和提高生活质量，还有利于促进社会的稳定和发展，实现健康老龄化、积极老龄化的目标。

第一节　老年人的健康管理

一、老年人健康管理概述

（一）健康管理的起源与发展

有史以来，人类一直进行着健康管理的理论与实践探索。早在 2000 多年前，《黄帝内经·素问·四季调神大论》中的"圣人不治已病治未病，不治已乱治未乱，此之谓也。夫病已成而后药之，乱已成而后治之，譬犹渴而穿井，斗而铸锥，不亦晚乎"已经孕育着"预防为主"的健康管理思想。而"上医治未病，中医治欲病，下医治已病"则与健康风险评估和控制的思想不谋而合。现代健康管理的理念和实践最早出现在美国。早在 1929 年，美国蓝十字和蓝盾保险公司就通过对教师和工人提供基本的医疗服务进行了健康管理的实践探索。现今，美国健康管理已是人人参与、覆盖面广，有全国健康计划提供宏观政策支持，医疗保险机构与医疗集团合作确保财政资金来源。全方位的健康管理策略和多元化的健康服务机构，被证实在降低个人患病风险和减少医疗开支方面均有显著成效，也因此迅速得到了全球响应，英国、法国、德国、芬兰、日本和澳大利亚等国家逐步建立了不同形式的健康管理组织。健康管理在我国最早出现在 20 世纪 90 年代后期。1994 年，中国科学技术出版社出版的《健康医学》将"健康管理"作为完整一章，比较系统地表述了健康管理的初步概念、分类原则、实施方法与具体措施等。2000 年以后，随着发达国家健康管理的理念、模式、技术与手段的传播及引入，相关产品技术开始研发和应用，我国以健康体检为主要形式的健康管理行业真正开始兴起。特别是 2003 年以后，随着国民健康意识和健康需求的进一步提高，健康管理（体检）及相关服务机构明显增多，行业及市场化推进速度明显加快，并逐步成为健康服务领域的一个新兴朝阳产业。截至 2013 年，国内健康体检与健康管理相关机构已达上万家，从事健康体检及相关服务人员达到数十万人。

（二）健康管理的概念

健康管理是以现代健康概念（生理、心理和社会适应能力）、新的医学模式（生理-心理-社会）和中医"治未病"为指导，通过采用现代医学和现代管理学的理论、技术、方法和手段，对个体或群体整体健康状况及其危险因素进行全面检测、评估、有效干预与连续跟踪服务的医学行为及过程。其目的是以最小投入获取最大的健康效益。

（三）老年人健康管理的涵义

老年人健康管理是以预防和控制老年疾病发生与发展、提高生活质量为目的，针对老年个体及群体进行健康教育，提高其自我管理意识和水平，并对其生活方式相关的危险因素，通过健康信息采集、健康检测和评估，个性化监管和干预等手段持续加以改善的过程和方法。老年人健康管理既包括健康老年人的预防保健，也包括患病老年人的多学科诊疗；既包括居家照护，社区老年人的日常保健，也包括住院老年人的综合救治和临终关怀。

"圣人不治已病治未病，不治已乱治未乱，此之谓也。夫病已成而后药之，乱已成而后治之，譬犹渴而穿井，斗而铸锥，不亦晚乎?"

翻译：所以圣人不等病已经发生再去治疗，而是治疗在疾病发生之前，如同不等到乱事已经发生再去治理，而是治理在它发生之前。如果疾病已发生，然后再去治疗，乱子已经形成，然后再去治理，那就如同临渴而掘井，战乱发生了再去制造兵器，那不是太晚了吗?

来源:《黄帝内经·素问·四季调神大论》

(四)老年人健康管理规范

2009 年 10 月 10 日，原卫生部印发了《国家基本公共卫生服务规范(2009 年版)》，并在此基础上，先后组织专家对规范内容进行了两次修订和完善，于 2017 年形成了《国家基本公共卫生服务规范(第三版)》。同时，原国家卫生和计划生育委员会以《国家基本公共卫生服务规范(2011 年版)》中的《老年人健康管理服务规范》为依据，在总结前期实施经验及国内外研究成果的基础上，于 2015 年 11 月 4 日发布了推荐性卫生行业标准《老年人健康管理技术规范》。

1.服务对象　辖区内 65 岁及以上常住居民。凡是在社区居住半年以上的老年人，无论是户籍或非户籍人口，都能在居住地的乡镇卫生院、村卫生室或社区卫生服务中心(站)享受到老年人健康管理服务。

2.服务内容　每年为老年人提供一次健康管理服务，包括生活方式和健康状况评估、体格检查、辅助检查和健康指导。

(1)生活方式和健康状况评估：通过问诊及老年人健康状态自评了解其基本健康状况、体育锻炼、饮食、吸烟、饮酒、慢性疾病常见症状、既往所患疾病、治疗及目前用药和生活自理能力等情况。

(2)体格检查：包括体温、脉搏、呼吸、血压、身高、体重、腰围、皮肤、浅表淋巴结、肺部、心脏、腹部等常规体格检查，并对口腔、视力、听力和运动功能等进行粗测判断。

(3)辅助检查：包括血常规、尿常规、肝功能(血清天冬氨酸氨基转移酶、血清丙氨酸氨基转移酶和总胆红素)、肾功能(血清肌酐和血尿素氮)、空腹血糖、血脂(总胆固醇、甘油三酯、低密度脂蛋白胆固醇、高密度脂蛋白胆固醇)、心电图和腹部 B 超(肝、胆、胰、脾)检查。

(4)健康指导：告知评价结果并进行相应健康指导。

1)对新发现或已确诊的原发性高血压和 2 型糖尿病等老年人开展相应的慢性病健康管理。

2)对患有其他疾病(非高血压或糖尿病)的老年人，应及时治疗或转诊。

3)对发现有异常的老年人，建议定期复查或向上级医疗机构转诊。

4)进行健康生活方式以及疫苗接种、骨质疏松预防、防跌倒措施、意外伤害预防和自救、认知和情感等健康指导。

5）告知或预约下一次健康管理服务的时间。

3. 服务流程

（1）询问生活方式和健康状况：吸烟、饮酒、体育锻炼、饮食；所患疾病；治疗情况；目前用药情况；有无慢性疾病常见症状等。

（2）进行体格检查：健康状态自评；生活自理能力评估；测量身高、体重、血压等；口腔、视力、听力和活动能力的粗测判断。

（3）辅助检查：检测血常规、尿常规、空腹血糖、血脂、心电图、肝功能、肾功能、腹部B超。

（4）告知健康体检结果。新发现或既往确诊高血压或糖尿病等疾病，或存在危险因素，均纳入相应疾病管理，进行有针对性的健康教育，定期复查。

（5）进行健康指导：生活方式、疫苗接种、骨质疏松预防、意外伤害预防。

（6）告知下次健康管理服务的时间。

4. 服务要求

（1）开展老年人健康管理服务的乡镇卫生院和社区卫生服务中心应当具备服务内容所需的基本设备和条件。

（2）加强与村（居）委会、派出所等相关部门的联系，掌握辖区内老年人口信息变化。加强宣传，告知服务内容，使更多的老年人愿意接受服务。

（3）每次健康检查后及时将相关信息记入健康档案。具体内容详见《居民健康档案管理服务规范》健康体检表。对于已纳入相应慢病健康管理的老年人，本次健康管理服务可作为一次随访服务。

（4）积极应用中医药方法为老年人提供养生保健、疾病防治等健康指导。

5. 工作指标　老年人健康管理率＝年内接受健康管理人数/年内辖区内65岁及以上常住居民数×100%。注意，接受健康管理是指建立了健康档案，接受了健康体检、健康指导，健康体检表填写完整。

（五）老年人健康管理的实施

1. 健康档案　基层卫生工作人员以问卷调查、健康体检、入户访谈等方法收集老年人的健康信息，包括基本信息、个人疾病史、疾病家族史、吸烟状况、膳食情况、运动情况、睡眠情况、心理情况、居住环境、体检结论、慢性病用药情况等。为老年人建立全面、系统、准确的健康档案，集中保存，统一归档，在做好信息保密工作的基础上，实现老年人健康信息在医疗信息平台上的共享，全面分析老年人存在的主要问题，面临的疾病风险，应改进的方面及应注意的事项等。健康档案的统一建立和规范管理，是一个动态连续且全面记录的过程，为老年人的健康保健和疾病防治工作提供了准确而又有效的数据。

2. 健康评估　通过专业健康评估软件，社区全科医生、健康管理师等角色可根据老年人的健康档案、健康评估问卷，对其健康风险进行评估，发现生活方式问题和健康危险因素，指导其制订健康改善方案。

3. 健康干预　根据对社区老年人风险因素的评估结果，提出改善健康措施，制订个性化的健康促进计划。通过健康状态管理、生活方式干预、疾病风险管理、膳食营养指导、心理健康干预、运动处方、健康教育和健康促进等措施来达到促进社区老年人健康的目的。这一步骤是整个健康管理过程的核心。

4. 随访跟踪　给予老年人社区全科诊室及相关人员联系方式，便于及时帮助他们解答所遇到的疑惑。每月1次电话跟踪或登门随访，防止老年人独处时思想松懈，督促其在学习相关健康知识后用于日常生活中，养成良好的生活方式。通过电话回访，使老年人与回访者之间建立感情，让老年人感到有他人关怀的温暖，提高他们实施自我管理的依从性，增强其对自身健康负责的意识。通过这种方式，也可以不断地向老年人传授正确的理论和观念，起到知识强化的作用。

5. 个性化管理　老年慢性病患者个体之间存在差异，不同患者的危险因素作用程度不同，同一疾病在不同患者身上发展速度和危害程度也不同。因此，在健康管理中应该针对不同的患者和不同的疾病类型采取不同的管理和服务方法。社区卫生服务中心在提供健康管理时应该注重以社区为单位，通过全面服务，积极动员患者及家属主动参与，主动配合方案的施行，通过长期坚持，达到疾病的有效控制。

6. 分类管理　老年慢性病患者根据其所面临的危险因素及所患疾病的种类不同，实施分类管理。

7. 分级管理　分级管理是以不同健康状态下的老年人的健康需要为导向，通过对其健康状况以及各种健康危险因素进行全面监测、分析、评估及预测，向不同级别的老年人提供有针对性的健康咨询和指导服务，并制订相应的健康管理计划，针对各种健康危险因素进行系统干预和管理的全过程。

(1) 根据老年人健康情况分级：一级为一般健康老年人。二级分为以下两类：①较多危险因素的老年人和独居、丧偶的老年人；②患慢性病的老年人。三级分为以下四类：①生活自理有一定困难的老年人；②生活完全不能自理的老年人；③有特殊需要的老年人；④85岁以上的老年人。

(2) 根据老年人疾病情况分级：针对存在患病风险的人群实施一级管理，通过采取特殊的预防措施切断危险因素和病因对人体侵害的途径，提高老年人群的健康水平；针对疾病或伤害已发生的人群，实施二级管理，采取早期发现、及时治疗等措施；针对疾病或伤害发生后期的人群，实施三级管理，通过开展康复医疗，恢复其生活自理能力。

(3) 根据年龄划分进行分级管理：有三级标准和四级标准两种。三级标准：一级是60～69岁老年人，二级是70～79岁老年人，三级是80岁及以上的老年人。其中，当老年人患有一种或一种以上的慢性病时，则在其原来以年龄分级的基础上自动跳至上一级别。四级标准：一级为60～69岁老年人，二级为70～79岁老年人，三级为80～89岁老年人，四级为90岁及以上的老年人。

(4) 将年龄与健康状况相结合分级：一级是60～84岁的健康老年人；二级是60～84岁，且患有一种或一种以上慢性病的老年人，及生活部分自理的老年人；三级是85岁及以上，或生活完全不能自理的老年人。

二、老年人自我健康管理

(一) 老年人自我健康管理的概念

老年人自我健康管理是指老年人在专业卫生保健人员的协助下，通过采取自我调节行为来保持和增进自身健康，监控和管理自身疾病的症状和征兆，从而减少疾病对自身社会功能、情感和人际关系的影响，并持之以恒地治疗自身疾病的一种健康行为。对未患病的个体而言，自我健康管理是一种保持健康状态的能力，包括对自身健康状况的认识、对健康知识的了解及对健康生活方式的选择。对患病的个体而言，自我健康管理是处理慢性病所必需的能力，包括对疾病症状的认识、治疗以及生活方式的改变等。自我健康管理可以帮助老年人树立正确的健康管理信念，提高健康素养和自我效能，促进老年人为自身健康负责的积极性，从而使老年人的健康状况、健康功能维持在一个满意状态，让老年人过上更为独立、更为健康的生活。

（二）老年人自我健康管理的内容

1.生活方式管理　对生活方式的管理是自我健康管理的基本策略和重要方法。常见慢性疾病与吸烟、过量饮酒、不健康饮食、运动不足、精神紧张等不健康的生活方式有关。

（1）合理膳食：《中国老年人膳食指南（2022）》对老年人群生活习惯建议如下：

1）对一般老年人（65～79岁），推荐：①食物品种丰富，动物性食物充足，常吃大豆制品：品种多样化，主食粗细搭配，努力做到餐餐有蔬菜，尽可能选择不同种类的水果；动物性食物摄入要够量，每天平均摄入120～150 g，其中鱼40～50 g，畜禽肉40～50 g，蛋类40～50 g，畜肉多吃瘦肉；每日饮用300～400 mL牛奶；保证摄入充足的大豆类制品。②鼓励共同进餐，保持良好食欲，享受食物美味：调整心态，家人、亲友鼓励老年人一同挑选、制作、品尝、评论食物，建造长者食堂、老年人餐桌，促进身心健康；鼓励参加群体活动，适度增加身体活动，采取不同烹调方式，增加食物风味，以提升食欲，享受食物美味。③积极户外活动，延缓肌肉衰减，保持适宜体重：合理营养是延缓老年人肌肉衰减的主要途径；主动参加身体活动，积极进行户外运动，减少久坐等静态时间，根据身体状况和兴趣爱好选择合适运动强度、频率和时间，可选择多种身体活动的方式，注意多选择动作缓慢柔和的运动，减少日常生活中坐着和躺着的时间；保持适宜体重，保持BMI 20～26.9 kg/m²。④定期健康体检，每年可参加1～2次健康体检，监测身体状况，及时调整生活方式，改善健康状况；积极学习健康知识，提高自己的辨识能力；及时测评营养状况，记录饮食情况，纠正不健康饮食行为。

2）对高龄老年人（80岁及以上），推荐：①食物多样，鼓励多种方式进食：鼓励老年人和家人共同进餐，感受亲人关怀，力所能及参与食物制作；为空巢老人和独居老人营造集体进餐的良好氛围，鼓励积极参与社会交往；不能进食的老年人，加强陪护，帮助进食；保证餐食温度；保证充足食物摄入，早餐宜有1个鸡蛋、1杯奶、1～2种主食，中餐和晚餐宜各有1～2种主食、1～2个荤菜、1～2种蔬菜、1种豆制品；各种畜禽肉、鱼虾肉要换着吃。②选择质地细软，能量和营养密度高的食物：选择适当加工方法，使食物细软易消化，适应老年人咀嚼和吞咽能力。③多吃鱼禽肉蛋和奶豆，适量蔬菜配水果：每天摄入足量的鱼禽肉蛋类食物，水产品40～50 g，畜禽肉40～50 g，蛋类40～50 g；每日饮用300～400 mL牛奶；保证摄入充足的大豆类制品；尽量做到餐餐有蔬菜，天天吃水果。④关注体重丢失、定期营养筛查评估，预防营养不良：监测体重，保持BMI 20～26.9 kg/m²。⑤适时合理补充营养，提高生活质量：日常膳食不能满足老年人营养需求时，可以选择强化食品，或在医生或者营养师指导下选择适宜的营养素补充剂；关注吞咽障碍老年人，选用及制作方便食用的食物。⑥坚持健身与益智活动，促进身心健康：建议每周活动时间不少于 150 min，活动量和时间缓慢增加，选择身体力行的活动，注意安全；少坐多动，动则有益，坐立优于卧床、行走优于静坐；卧床老年人以抗阻活动为主，防止和减少肌肉萎缩；坚持脑力活动，如阅读、下棋、玩游戏等，延缓认知功能衰退。

（2）适度运动

1）有氧运动：有助于改善心肺功能，维持体力、步速，降糖、控制体重；建议老年人 30 min/d，每周 5 d 以上进行运动；心率达到 170-年龄（运动后即刻数心率），一般不宜超过 110 次/min，或稍感气喘。老年人适合轻中等强度运动，如快走、慢跑、游泳、舞蹈、太极拳、健身操等。

2）抗阻锻炼：有助于保持肌肉质量与力量，预防跌倒、肌少症。每周 2~3 次，如哑铃操、站桩、蹬车、游泳、弹力带训练等。

3）平衡与协调锻炼：预防跌倒，如单腿站、太极、舞蹈等。

4）特殊状态下的运动方案，如骨关节炎、糖尿病、手术后等，应由康复科医师给予个体化的建议。

（3）戒烟限酒

1）戒烟：烟草使用是导致一系列慢性病，包括癌症、肺病和心血管疾病的主要危险因素之一。《老年人健康管理技术规范》指出，对所有参加管理的老年人都应进行"吸烟有害健康"的教育，有条件者进行戒烟咨询。《中国临床戒烟指南》提出，医生应询问就医者的吸烟状况，评估吸烟者的戒烟意愿，根据吸烟者的具体情况提供恰当的治疗方法。

2）限酒：大量饮酒或酗酒，不仅不利于健康，还增加癌症与死亡的风险。如无禁忌，少量或适度饮酒，有益于健康长寿。《中国居民膳食指南（2016）》中建议，成年男性如果饮酒，饮用酒的酒精量不超过 25 g，大约相当于啤酒 750 mL，或葡萄酒 250 mL，或 38% vol 的白酒 75 g，或高度白酒 50 g；成年女性饮用酒的酒精量不超过 15 g，相当于啤酒 450 mL，或葡萄酒 150 mL，或 38% vol 的白酒 50 g。如果已患有心血管疾病，一定要戒酒。

（4）心理健康指导：老年人在生理"老化"的同时，心理功能也随之老化，心理防御和心理适应的能力减退，一旦遭遇生活事件，便不易重建内环境的稳定，有可能促发包括抑郁症在内的各种精神疾病。应关注老年人的心理健康，及时发现情绪改变，给予疏导或求助专业医生，以减少焦虑、抑郁的发病率，甚至由此引发的自伤、自杀。

2. 积极治疗慢性疾病 随着老龄化的到来，我国老年人口呈现出慢性病高发和多病共存的特点，多种慢性病之间常常互相关联，比如糖尿病、高血压、肥胖症相互关联，引起的动脉硬化会带来多个脏器的损害，造成脑卒中、冠心病、心肌梗死等；慢性炎症反应可以使血管内皮破坏，加速血管硬化，也会造成肌少症和骨质疏松。因此，老年人要积极治疗慢性病，以保护靶器官的功能、预防并发症。

3. 规范合理用药 由于老年人特殊的生理、心理状况，导致老年人更容易发生药物不良反应。老年人规范合理用药，要谨记：①遵医嘱用药，不自行用药；②按时按量用药，不自行增减；③不滥用药物，不迷信"滋补药""保健品"；④自我监测，如有不适，及时就医。

4. 定期体检和随诊 老年人定期体检和随诊是《国家公共基本卫生服务规范》居民健康档案建立和老年人健康管理服务规范里面的重要内容，同时也是疾病早发现、早诊断、早治疗的有效手段，有利于维持老年人良好的健康状态。

5.提升健康素养　健康素养是指个人获取和理解健康信息，并运用这些信息维护和促进自身健康的能力。居民健康素养评价指标已纳入国家卫生事业发展规划之中，是综合反映国家卫生事业发展的评价指标之一。公民健康素养包括了三方面内容：基本健康知识和理念、健康生活方式与行为、基本技能。提升老年人健康素养，是积极应对老龄化，实现健康老龄化的重要保证。

6.正常的人际交往　鼓励子女与老年人同住，安排老年人互相之间的交往与集体活动，改善和协调好包括家庭成员在内的人际关系，争取社会、亲友、邻里对他们的支持和关怀。鼓励老年人参加一定限度的力所能及的劳作，培养多种爱好等，鼓励老年人学会应用互联网、智能手机等交流沟通方式，以减少孤独及与社会隔绝感，增强其自我价值观念，保持积极乐观的情绪。

7.基于互联网技术的居家健康管理　国内已经有机构运用互联网技术，实时了解老年人血压、心率、血氧饱和度、血糖检测结果等。对于老年人而言，这种居家健康管理能够提供及时的病情变化信息，使老年人得到及时治疗，降低因疾病加重后才介入的医疗干预所要付出的医疗保健成本。同时，可以加深个体对自我健康状况的认识，促进老年人自我健康管理和自我照顾，推进健康老龄化和积极老龄化的实现。

三、老年人慢性疾病的预防和管理

(一)我国慢性疾病流行现状

慢性非传染性疾病(non-communicable chronic disease，NCD)简称慢性病，是指一类起病隐匿、病程长且病程迁延不愈，缺乏明确的生物病因证据，病因复杂或者是病因尚未完全确认的疾病总称。老年人中有60%~70%存在慢性病史，人均患有2~3种慢性病，60岁以上老年人在余寿中有2/3的时间带病生存。老年人口91.2%的死因是慢性病。随着人口老龄化和人们生活方式的改变，人类的疾病谱也在发生变化，传统的感染性疾病正在减少，而非传染性疾病，特别是慢性非传染性疾病逐渐成为影响人类身体健康的主要因素，亦是21世纪危害人类健康的重要公共卫生问题。

(二)老年人慢性疾病的预防

应对慢性疾病最好的方法是预防。对于老年人，预防疾病的目的不仅是使老年人保持身体健康、延年益寿，而且是以控制慢性疾病危险因素、建设健康支持性环境为重点，以健康促进和健康管理为手段，提升老年人健康素质，降低发病风险，提高生活质量，减少可预防的慢性疾病发病、死亡和残疾，实现由以疾病为中心向以健康为中心转变，促进全生命周期健康，提高老年人健康期望寿命。《中国防治慢性病中长期规划(2017—2025年)》要求遵循如下原则：

1.坚持共建共享　倡导"每个人是自己健康第一责任人"的理念，促进老年人形成健康的行为和生活方式。构建自我为主、人际互助、社会支持、政府指导的健康管理模式，推动人人参与、人人尽力、人人享有。

2.坚持预防为主　加强行为和环境危险因素控制，强化慢性疾病早期筛查和早期发现，推动由疾病治疗向健康管理转变。

3.坚持分类指导　根据不同地区、不同老年人群慢性疾病流行特征和防治需求，确定针对性的防治目标和策略，实施有效防控措施。根据疾病发生发展过程以及决定健康因素的特点，积极采取三级预防策略。

（1）一级预防：即无病预防，又称病因预防，是在疾病（或伤害）尚未发生时针对病因或危险因素采取措施，降低有害暴露的水平，增强个体对抗有害暴露的能力，预防疾病（或伤害）的发生或至少推迟疾病的发生。例如指导老年人采用健康的生活方式，改善居住环境，营养管理，预防接种等。

（2）二级预防：又称为临床前期预防，即在疾病的临床前期做好早发现、早诊断、早治疗的"三早"预防措施。二级预防能使疾病在早期就被发现和治疗，避免或减少并发症、后遗症和残疾的发生。例如定期体检进行健康监测以便早发现，推广老年人健康体检，推动癌症、脑卒中、冠心病等慢性疾病的筛查，对于改善预后，维持老年人的功能非常重要。

（3）三级预防：即临床预防。三级预防可以防止伤残和促进功能恢复，提高生活质量，延长寿命，降低致残率、病死率。

（三）老年人慢性疾病管理

慢性疾病管理是指医疗工作者对慢性疾病个体进行教育、支持和管理的医疗服务，宗旨是调动老年个体、群体及整个社会的积极性，有效地利用有限的医疗卫生资源，以最小的投入获取最大的慢性疾病防治效果。

1.健康促进　针对的是群体，不以诊治特定疾病为目的，是促进人们维护和提高自身健康的过程。包括普及健康的生活方式，倡导健康的心理、饮食和运动，戒除不良生活习惯。

2.健康体检与慢病筛查　针对老年人群的生理特点，对全身各系统进行基础性检查，主要是明确老年人身体的健康状况。健康体检除包括内科、外科、妇科和辅助检查外，还包括老年健康现状的调查和老年综合功能评估，即根据对老年人的躯体功能、精神心理、社会行为和生活环境等方面进行的综合评估，判断老年人的智能和活动能力以及发现潜在疾病。功能评估一般采用评估量表来评定，内容包括日常生活能力、视力和听力、认知功能、社会支持、居家安全跌倒风险和压力性损伤风险等。

3.预防疾病和慢病自我管理　各级各类医疗机构有义务教育老年人正确认识慢性疾病的危害性，更好地预防和管理老年慢性疾病。指导患者或家属了解各种慢性病的相关知识，掌握疾病监测（如血压和血糖的监测）的相关技能，指导患者合理用药，帮助老年人掌握各种慢病急性发作的预防措施。

4.完善保障政策，切实减轻群众就医负担　完善医保和救助政策，保障药品生产供应，对于老年慢性疾病患者，可以由家庭签约医生开具慢性疾病长期药品处方，也可发挥中医药在慢性疾病防治中的优势和作用，探索以多种方式满足患者的用药需求。另外，老年人慢性疾病管理的策略还包括：控制危险因素，营造健康支持性环境；统筹社会资源，创新驱动健康服务业发展；增强科技支撑，促进监测评价和研发创新。

四、老年延续性护理

(一)老年延续性护理定义

由护理人员结合患者实际情况,制定护理服务方案,保证患者在不同的健康照护场所(如医院、家庭和社区),或同一健康照护场所(如医院不同科室之间),均能受到持续、协作的照护。老年延续性护理的重点指向由医院回归家庭(或社区)的延续照护,具体内容包括:转诊计划、出院计划、回归家庭(或社区)后的持续指导和随访。延续性护理是整体护理的一部分,体现了"以患者为中心"的理念,保证患者在离开医院后仍可以得到有效指导,利于病情恢复,预防病情恶化。

(二)老年延续性护理的类型

1. 信息延续　患者出院前及时完善患者的个人健康档案,包含患者的一般信息、疾病资料、兴趣爱好、生活习惯、治疗计划等。信息与每个照护阶段的照护者共享,并同时向患者发放。

2. 管理延续　对患者不断变化的需求做出反应,对患者的健康状况实施连续、一致的管理。主要体现为:成立延续护理小组,成员定期上门或电话随访,监督患者自我管理计划的执行情况,并根据不足之处进行有针对性的健康教育,及时回应患者的需求。

3. 关系延续　指患者与一个或者多个卫生服务提供者之间的一种能够持续的治疗性关系。主要体现为:患者在每个照护阶段都能及时得到照护者的支持和回应,并且渠道畅通,主要通过电话、QQ、微信、智慧信息平台等交互方式,实现信息快速共享,医院、社区、患者都可以在信息平台上进行互动交流。

第二节　老年健康照护体系

一、老年健康照护体系的内涵

老年健康照护体系是指与经济社会发展水平相适应,以满足老年人养老需求、提升老年人生活质量为目标,面向所有老年人,提供生活照料、康复护理、精神慰藉、紧急救援和社会参与等设施、组织、人才和技术要素形成的网络,以及配套的服务标准、运行机制和监管制度。老年人群健康照护体系的发展离不开政府、社会及养老机构的参与。政府层面,搭建好老年人群健康照护体系的顶层设计,比如推动老年人健康管理相关法律的建立,提供政策保障;加大财政的支持力度,提供经济保障;加快人才培养速度,提供人才保障。社会层面,营造良好社会氛围,提升全民健康素养尤其是老年人健康素养。养老机构层面,提高老年人健康照护的质量,规范机构管理流程,提升服务能力;积极开展中医中药等传统特色服务,促进医养融合。

二、国内外老年健康照护体系概况

(一)国外老年健康照护体系概况

老年健康照护是养老服务体系的重要内容,不仅是我国亟需解决的难题,也是发达国家养老服务的重要组成部分。许多发达国家进入老龄化社会较早,老年照护服务体系发展已经较为成熟。下面以美国、日本、德国为例,对国外老年健康照护体系建设情况进行介绍:

1. 政策法规 美国政府于 1986 年制定了《长期照护保险示范法规》,该法明确规定了长期照护保险各方的权利和义务,并从 1992 年开始在重新授权的《老年人法案》中逐渐加入了长期照护的内容,现已形成了较为成熟的照护法律体系。德国 1994 年通过了《护理保险法》,规定所有医疗保险的投保人都要参加护理保险;2012 年又出台了《长期护理保险》,对照护体系做出了更精细的规定。日本于 2000 年开始实施《长期介护服务保险法》,通过建立一项新的社会保险制度来解决长期照护问题;2002 年颁布并实施《社会福祉士及介护福祉士法》,探讨失能失智老人的护理及人才培养;2005 年,《介护保险法(修正案)》出台,并于 2006 年 4 月正式推行新介护保险制度。

2. 监督机制 在服务监管上,美国建立了长期照护服务对象报告制度和服务准入制度,实行年度审核计划,由医疗保险和医疗救助服务中心及各州管理署共同监督和管理。德国养老机构的质量监督由各州护理保险协会委托医疗保险服务机构和私人医疗保险机构进行,每年定期检查,并且随时有抽查和复查,针对机构的护理和医疗服务、老年人护理情况、社会关怀和日常活动安排、居住环境等 77 条标准进行评估,评估结果对社会公示。日本长期照护的监督主要是由中央、县和市三级政府负责,此外,日本政府针对失智人群专门设立了第三方评估机构。德国对护理机构的服务质量核查由健康保险医疗服务处根据联邦主管机关制定的"长期护理服务方针"进行检查监督。检查内容包括护理机构的建设、服务过程和服务成效。检查形式主要是每年至少一次的定期核查;若检查中认为护理服务可能存在问题,则会进行临时核查;针对定期和临时核查中发现的问题,还要进行重复核查,以确保护理机构已经改善。

3. 机构设施 在美国具有代表性的长期照护机构类型主要包括老人公寓、托老所、日托型养老服务中心、护理院、临终关怀机构。在日本,主要是小型特别照护老人院、小型多功能养老院、照护疗养型保健院、照护付费养老院。而德国在这方面对失能老年人的针对性更强,主要包括流动护理服务网络、失智老人护理院、小规模护理养老院等。

4. 照护提供者 美国的长期照护主要是由正式老年服务组织提供,服务团队包括医生、治疗师、护士、社会工作者、护工、司机等。团队成员共同讨论照护对象的情况和服务计划,最大程度地发挥团队优势,为老人提供照护方案。德国和日本主要是由通过国家资格考试的福利员为照护对象提供专业服务。德国建立了专门的"老年护理"专业,学生在申请老年护理学校前,需先向养老企业提交申请,通过后才可申请老年护理学校,其学费由养老企业出资。此外,家庭照顾者也是这两个国家重要的照护提供者,例如,德国的长期照护制度会向家庭照护者提供免费的课程来提高照护技能和知识。美国照护人才的培养一方面是民间组织的推动,另一方面是政府的支持。日本为了保证照护服务的质量,规定从事照护服务者必须参加培训或通过国家资格考试后方可进入照护市场就业。

5. 资金筹集　美国长期照护的资金主要来源于政府的投入和投保人的缴费。在公共照护计划中，医疗救助(medicaid)的资金由联邦政府与州政府共同承担，医疗保险的保费根据投保类型分为政府承担和个人缴纳政府补贴两种。商业照护保险的资金则主要依靠投保人的个人缴费。德国长期照护保险属于社会保险，资金由国家、雇主以及雇员三方共同筹集。保险资金主要来源于税收(国家承担)以及保费(社会承担)。国家承担 1/3 以上，剩下的部分由雇主和个人各承担一半。日本长期照护保险也是社会保险模式，费用由个人和政府共同负担，其中 50% 由个人承担，经济困难的个人可以申请家庭调查以获减免，剩下的 50% 由中央政府与地方政府均摊。

6. 照护对象　美国长期照护服务的受益对象主要为 65 岁以上的老年人及残障人士；德国长期照护保险覆盖全民，主要照护对象为失能老人；日本的长期照护服务对象分为 65 岁及以上的第一保险人和通过失能评估的 40~64 岁的第二保险人。

7. 评估体系　美国长期照护体系中的照料对象分为没有严重疾病的失能老人与患有严重疾病的失能老人，针对老年人的不同健康状况提供相应的照护服务。德国的医疗服务部门依据护理时间将护理划分为三个等级。护理级别 I 每天至少需要一次个人卫生、饮食或至少这两类活动的帮助；护理级别 II 每天至少需要三次不同时间的帮助，包括个人卫生、饮食或四处走动以及每周几次家务活；护理级别 III 是对护理的极端要求，需要提供每天 24 h 的帮助。日本推行的新介护保险制度将照护对象修改为自理、要支援 I、要支援 II、要介护 I~V 级共八个等级，并将康复预防纳入了长期照护体系。

8. 服务形式和内容　美国长期照护的服务形式主要以社区居家照护为主。德国长期照护主要包括家庭护理与机构护理两种形式，且家庭护理优先于机构护理。德国家庭护理最大的特点是通过长期照护制度向非正式护理人员提供现金福利和免费的课程以促进家庭护理。在家庭护理中，根据服务对象的不同护理等级，为提供护理服务的亲属提供现金补偿。如果亲属不能提供护理，护理对象可以选择非现金福利。日本目前长期照护的服务方式逐渐从机构照护、家庭照护向居家、医疗、预防和社区支持为一体的地域社会一元化照护体系转变。2012 年，日本政府通过了《强化介护保险服务的介护保险法(修正案)》，旨在支持被保险人在自己熟悉的环境中生活，构建一元化的照护体系。

(二)国内老年健康照护体系概况

1. 我国老年健康照护模式　我国老年健康照护模式主要有三种：居家照护模式，社区照护模式和机构照护模式。受传统文化的影响，这三种模式中，居家照护模式占到了 90%，社区照护模式约 6%~7%，机构照护模式占 3%~4%(即"9064"或"9073"模式)。

(1)居家照护模式：在我国，家庭是老年人群体养老的重要场所，家庭能够为老年人群体的生活起到保障作用，也符合我国的传统观念。现如今，虽然面临家庭结构变化和家庭养老功能弱化的挑战，但是居家照护模式仍然发挥着不可替代的作用。

(2)社区照护模式：是指以家庭为核心，以社区为依托，以老年人日间照料、生活护理、家政服务和精神慰藉为主要内容，以上门服务和社区日托为主要形式，并引入养老机构专业化服务方式的社区照护模式。其特点是：让老年人住在自己家里，在继续得到家人照顾的同时，由社区的有关服务机构和人士为老人提供上门服务或托老服务。它能一定程度代替子女为老年人群体提供养老照护，以减轻子女的养老负担。社区照护模式是对居家养老具有重要支撑作用的一种模式。

（3）机构照护模式：具有专业性和全面性的特点，与其他照护模式相比，机构照护模式能够为老年人群体提供包括饮食、起居、生活管理、健康管理、康复训练、心理咨询等多方面的综合性服务，满足老年人群体多元化的照护需求。

2.我国多元化老年健康照护体系的形成　自 1999 年底我国开始步入人口老龄化后，国家和社会积极采取应对措施，健全保障老年人权益的各项制度，逐步改善保障老年人生活、健康、安全以及参与社会发展的条件，建立多层次的社会保障体系，提高对老年人的保障水平。2014 年开始，我国不断开展养老服务业综合改革，坚持把养老服务产业发展摆在重要位置，大力发展养老，特别是社区养老，对在社区提供日间照料、康复护理、助餐助行等服务的机构给予政策扶持，新建居住区配套建设社区养老服务设施，打造多元化的养老照护体系，我国从此进入多元化老年健康照护体系发展阶段。具体表现在："医养结合"提供健康保障；"社区嵌入式"实现居家养老；"智慧健康养老"助力养老照护多元格局形成。

第三节　老年人的养老与照护

一、养老与照护的涵义

（一）养老

老年人随着年龄的增长，躯体功能逐渐衰退，日常生活能力减弱，需外界提供经济、生活和心理情感等方面的支持。

（二）照护

照护是一个综合的概念，指对因高龄、患病等身心功能存在或可能存在障碍的老年人提供医疗、保健、护理、康复、心理、营养及生活服务等全面的照护。广义的"照护"概念不仅指因生理疾病所需要的照护，还包括心理和社会适应性受损所需要的照护。照护的目的在于增进或维持老年人身心功能，锻炼老年人自我照顾及独立生活的能力，保持老年人的正常生活状态。

二、社会发展对养老照护的影响

（一）社会发展改变着传统的养老观

养老观是指人们对于老年人生活状况的认知和态度，包括养老的目的、方式、责任等方面。

1.传统养老观　传统养老观是指家庭为老年人提供生活照顾和经济支持的观念。在中国传统文化中，子女养老是一种道德义务和文化传统。老年人在家庭中享有尊重和较高地位，子女在养老方面承担重要责任。传统养老观认为，老年人应该在家中度过晚年，并由子女照顾。

2.新时代的养老观　随着社会的发展和老龄化的加剧，养老观也在不断演变。新时代的养老观具有以下特点：

（1）多元化：新时代的养老观认为，养老应该是多元化的，既包括家庭养老、政府养老、社区养老，也包括市场化养老、志愿者养老等多种形式。多元化的养老方式可以满足老年人不同的需求和偏好，提高养老服务的质量和效率。

（2）社会化：新时代的养老观认为，养老应该是社会化的，既包括老年人的社会参与和融入，也包括社会资源的共享和利用。社会化的养老可以促进老年人的自我价值和社会认同感，也可以提高社会资源的利用效率和社会服务的普及率。

（3）全生命周期：新时代的养老观认为，养老应该是全生命周期的，既包括老年人的健康养生和预防保健，也包括老年人的康复和精神关怀。全生命周期的养老可以提高老年人的生活质量和幸福感，也可以减少社会成本和资源浪费。

（二）传统家庭结构的变化难以承担家庭养老的重任

随着年龄的增长，老年人生理、心理功能逐渐衰退，慢性疾病增加，导致健康状况下降甚至发生恶化，其独立生活的能力逐渐降低，对他人的依赖程度越来越高，其中，依赖他人照顾的高龄老年人群体明显增加。在老年人照顾系统中，家庭是满足老年人日常生活照顾需要的主体，家庭养老照顾被视为我国养老照顾的主要形式。但我国传统家庭结构的变化和"空巢家庭"的增多，给家庭养老带来冲击，家庭养老和照顾能力被严重削弱，难以承担养老照顾的重任。

（三）养老机构不能满足老年人的养老与照顾需求

近年来，老年人的养老与照顾需求越来越大。尽管目前我国在养老与照顾机构建设方面有了一定的发展，但仍不能适应人口老龄化的需求。尤其在经济欠发达地区，老年福利事业机构偏少，规模较小，设施、功能不全，服务内容贫乏、单一，专业水平低，缺乏科学管理，与老年人日益增长的多样化服务需求仍有较大的差距，养老机构与设施匮乏将严重制约机构养老事业的快速发展。因此，迫切需要一种经济、便捷、周到、连续的养老照顾模式的出现。

为促进我国的健康老龄化，我国政府陆续出台了一系列政策为老龄化发展保驾护航。国家政策的不断出台与扶持，增加了全社会对养老事业的关注度，促进了养老体系的不断完善，减轻了社会劳动力的养老负担，提高了老年人的生活质量，也有利于整个社会经济的健康与和谐发展。

三、健康养老照护模式

随着经济的发展、人口的变化，社会养老与照护问题越来越引起人们的关注，并已成为全世界共同的社会问题。各国都在努力探索构建社会养老保障体系和养老照护模式，制订社会保障制度和养老保险制度，解决养老照护问题。以居家养老为基础、社区养老为依托、机构养老为补充、医养相结合、智慧养老的社会养老服务体系为目前我国养老体系的主要建设方向。

(一)社区居家养老照护模式

社区居家养老照护模式是指老年人居住在家中，由专业人员或家人及社会志愿者对老年人提供服务和照护的一种新型社会化养老模式，而不是指我国传统的家庭养老方式。社区居家养老照护依托社区，以社区服务为保障，把社区养老服务延伸到家庭，是体现家庭养老与社会养老双重优势的一种新型养老照护模式，尤其强调社区在居家养老照护中的重要作用，是老年人及其家属最愿意接受的养老照护方式，也是我国未来养老照护的主流模式。这种模式更注重对老年人心理和情感的关怀，使老年人尽可能地过上正常化的生活，提高老年人的生活质量，具有投资少、成本低、服务广、收益大、服务方式灵活等特点。

(二)机构养老照护模式

机构养老照护模式是指老年人居住在专业的养老机构中，由养老机构中的服务人员提供全方位、专业化服务的养老照护，也是社会普遍认可的一种模式，适合于高龄多病和无人照料的老年人。养老照护机构主要有福利院、养老院、老年公寓、老年护理院、敬老院、临终关怀医院等。养老机构采用集中管理，能够使老年人得到全面的、专业化的照顾和医疗护理服务。但我国当前养老机构管理体制和运行机制适应市场能力较差，国家投入的环境和居住条件较好的养老机构数量不足。一部分民办养老机构由于实力不足，生活环境条件较差，设备设施不齐全、服务内容不丰富、服务队伍人力不足、服务专业化水平较低等，难以满足老年人的需求。另一部分民办养老机构生活环境条件好，设备设施齐全，服务内容也较丰富，但是收费昂贵，大部分老年人望而却步。我国人口老龄化超前于社会经济的发展，养老照护要承受巨大的财政负担和人力资源需求的双重压力，这就要求我国既不能单纯实行居家养老，也不能大范围推广机构养老，必须创新养老照护模式，走多元化养老照护之路，建立以居家养老模式为主、以机构养老模式为辅的养老照护服务体系。

(三)医养结合养老照护模式

医养结合养老照护模式简称为医养结合，是指医疗资源与养老资源相结合，实现社会资源利用最大化的一种养老模式。其中，"医"包括医疗、康复、保健护理服务，具体有预防保健、疾病诊治、健康管理、护理和康复、长期照护以及临终关怀服务等；"养"包括生活照护服务、精神心理服务、文化娱乐服务等。医养结合基于资源整合理论，利用"医养一体化"的发展模式，把老年人的健康服务放在了首要位置。

(四)智慧养老照护模式

智慧养老照护模式是新一代信息技术驱动的养老新模式，是指利用信息技术等现代科技技术，如大数据、人工智能、移动计算、物联网、云计算、雾计算、区块链等，围绕老年人的生活起居、安全保障、医疗卫生、保健康复、娱乐休闲、学习分享等各方面支持老年人的生活服务和管理，对老年人的健康信息自动监测、预警，甚至主动处置，实现技术与老年人的友好、自主式、个性化智能交互。智慧养老以老年人实际需求为出发点和落脚点，通过信息化手段，合理满足养老对象的健康需求、生活需求和社会需求，并通过供需匹配、可视化的分析和多方位的决策管理，达到服务的个性化、多样化和精细化。

（五）其他养老照护模式

1.互助养老模式 是指老年人与家庭外的其他人或同龄人，在自愿的基础上，相互结合、相互扶持、相互照顾的一种模式。在德国、瑞士，有很多老年人共同购买一栋别墅，分户而居，由相对年轻的老年人照顾高龄老年人。

2.以房养老模式 是指老年人为养老将自己购买的房屋出租、出售、抵押，以获取一定数量的养老金来维持自己的生活或养老服务的一种养老模式。

3.旅游养老模式 国外很多老年人退休后，喜欢到各地去欣赏秀美景色，体会不同的风俗民情，从而在旅游过程中实现养老。旅游机构通过与各地的养老机构合作，为老年人提供衣、食、住、行、玩等一系列的服务。

4.候鸟式养老模式 是指老年人像候鸟一样随着季节和时令的变化而变换生活地点的养老方式。这种养老方式总能使老年人享受到最好的气候条件和最优美的生活环境。

5.异地养老模式 利用移入地和移出地不同区域的房价、生活费用标准等差异或利用环境、气候等条件的差别，以移居并适度集中方式养老。

6.乡村田园养老 乡村地区空气新鲜、生态环境优越、生活成本低廉，国外一些老年人退休后会选择在田园、牧场、小镇等地养老。

（李乐）

【本章小结】

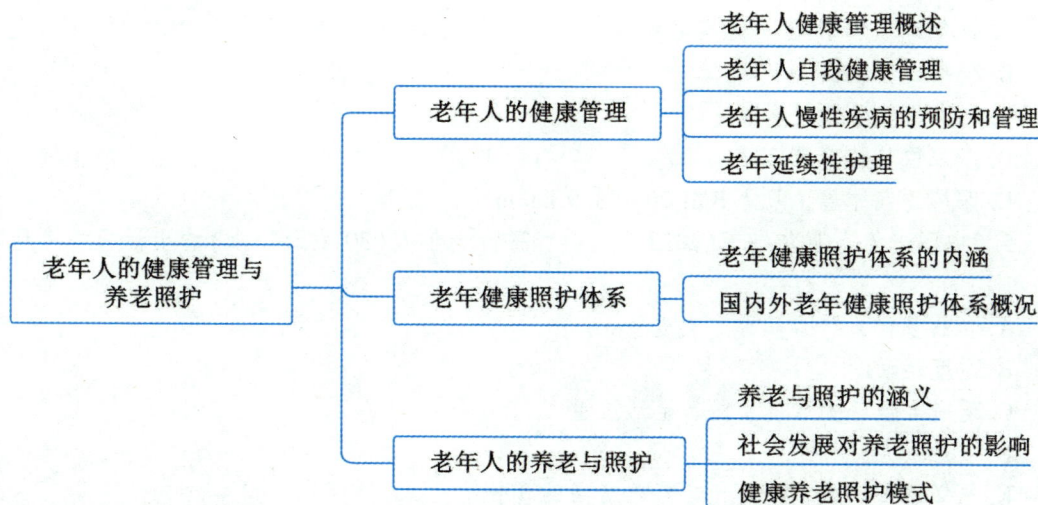

【自测题】

一、选择题

A1 型题

1.老年人健康管理规范,错误的是(　　)。

A.服务对象是辖区内 65 岁及以上常住居民

B.每年为老年人提供一次健康管理服务

C.包括生活方式和健康状况评估、体格检查、辅助检查和健康指导

D.对已确诊的原发性高血压和 1 型糖尿病等患者开展相应的慢性病健康管理

E.每次健康检查后及时将相关信息记入健康档案

2.老年人健康管理的实施,错误的是(　　)。

A.健康干预　　　　　　　　　　　B.健康档案

C.随访跟踪　　　　　　　　　　　D.戒烟

E.全统一管理

3.根据老年人健康情况分级,正确的是(　　)。

A.一级为一般健康老年人

B.二级分为四类

C.三级分为两类

D.根据分级,85 岁以上的老年人属于二级

E.根据分级,丧偶的老年人属于一级

4.《中国老年人膳食指南(2022)》推荐:一般老年人(65~79 岁)的生活习惯合适的是(　　)。

A.每年可参加 1~2 次健康体检

B.少吃大豆制品

C.减少摄入动物性食物

D.多采取油炸烹调方式

E.保持适宜体重,保持 BMI 20~28.9 kg/m²

5.《中国老年人膳食指南(2022)》推荐:高龄老年人(80 岁及以上)的生活习惯不包括(　　)。

A.食物多样,鼓励多种方式进食

B.适度运动

C.适时合理补充营养,提高生活质量

D.戒烟戒酒

E.选择质地细软,能量和营养密度高的食物

6.《中国防治慢性病中长期规划(2017—2025 年)》要求遵循如下原则,不正确的是(　　)。

A.坚持预防为主　　　　　　　　　B.坚持分类指导

C.一级预防即临床前期预防　　　　D.三级预防即临床预防

E.坚持共建共享

7. 我国什么时候开始步入老龄化社会( )。

A. 1995 年   B. 1999 年

C. 1996 年   D. 1998 年

E. 1997 年

8. 我国未来养老照护的主流模式是( )。

A. 候鸟式养老模式   B. 社区居家养老照护模式

C. 机构养老照护模式   D. 医养结合养老照护模式

E. 智慧养老照护模式

9. 社区居家养老照护模式的优点描述,错误的是( )。

A. 投资少   B. 成本低

C. 收益大   D. 服务广

E. 服务方式固定

10. 关于医养结合养老照护模式,说法不正确的是( )。

A. 医养结合养老模式简称为医养结合,是指医疗资源与养老资源相结合,实现社会资源利用最大化的一种养老模式

B. 医养结合机构入住的都是需要治疗疾病的老人

C. "养"包括生活照护服务、精神心理服务、文化娱乐服务等

D. "医养一体化"的发展模式

E. "医"包括医疗、康复、保健护理服务

A2 型题

11. 林某,男,85 岁,身高 1.72 m,体重 51 kg,平素喜爱吃腊肉等重口味食物,不爱运动。护士对其进行自我健康管理指导,不正确的是( )。

A. 尽量避免重口味食物

B. 纠正营养不良,加强营养,保持 BMI 20~26.9 kg/m²

C. 运动后最大心率为 85 次/min

D. 建议每次运动 30 min,每周 5 d 以上进行运动

E. 尽量不与子女同住

12. 李某,女,68 岁,身高 1.60 m,体重 61 kg,平素比较注意自我保健。护士对其进行自我健康管理指导,不正确的是( )。

A. BMI 指数在正常范围

B. 早餐宜有 1 个鸡蛋、1 杯奶、1~2 种主食

C. 中餐和晚餐宜各有 1~2 种主食、1~2 个荤菜、1~2 种蔬菜、1 种豆制品

D. 每天摄入足量的鱼禽肉蛋类食物,水产品 40~50 g,畜禽肉 40~50 g,蛋类 40~50 g

E. 每日饮用 300~500 mL 牛奶

13. 王某,女,72 岁,一直以来都注重健康管理。以下属于一级预防行为的是( )。

A. 每天打扫卫生,保持居住环境干净   B. 新冠期间,主动接种疫苗

C. 每天坚持喝一杯牛奶   D. 定期体检

E. 家庭安装净水器

14. 陈某,男,78 岁,农村人,生活完全不能自理,育有一女,女儿已结婚生子,目前

老人与女儿女婿一起生活，不太能适应城市生活，常感孤独。女儿女婿因工作原因无法居家照顾老人，目前适合老年人的养老方式是(   )。

A.社区居家养老   B.医养结合养老

C.以房养老   D.乡村田园养老

E.机构养老

15.陈某，男，78岁，丧偶，大学教授退休，患有 COPD、高血压、糖尿病等慢性疾病，近一年来血压、血糖控制不佳，气促、胸闷症状明显。育有一子，儿子出国工作。目前适合老年人的养老方式是(   )。

A.社区居家养老   B.医养结合养老

C.以房养老   D.乡村田园养老

E.机构养老

二、简答题

1.简述老年人健康管理服务内容。

2.简述老年延续性护理的类型。

自测题答案

一、1.D 2.E 3.A 4.A 5.D 6.C 7.B 8.B 9.E 10.B 11.E 12.E 13.D 14.A 15.B

二、1.老年人健康管理服务内容有：每年为老年人提供一次健康管理服务，包括生活方式和健康状况评估、体格检查、辅助检查和健康指导。

(1)生活方式和健康状况评估：通过问诊及老年人健康状态自评了解其基本健康状况、体育锻炼、饮食、吸烟、饮酒、慢性疾病常见症状、既往所患疾病、治疗及目前用药和生活自理能力等情况。

(2)体格检查：包括体温、脉搏、呼吸、血压、身高、体重、腰围、皮肤、浅表淋巴结、肺部、心脏、腹部等常规体格检查，并对口腔、视力、听力和运动功能等进行粗测判断。

(3)辅助检查：包括血常规、尿常规、肝功能(血清天冬氨酸氨基转移酶、血清丙氨酸氨基转移酶和总胆红素)、肾功能(血清肌酐和血尿素氮)、空腹血糖、血脂(总胆固醇、甘油三酯、低密度脂蛋白胆固醇、高密度脂蛋白胆固醇)、心电图和腹部 B 超(肝、胆、胰、脾)检查。

(4)健康指导：告知评价结果并进行相应健康指导。

1)对新发现活已确诊的原发性高血压和 2 型糖尿病等患者开展相应的慢性病健康管理。

2)对患有其他疾病的(非高血压或糖尿病)，应及时治疗或转诊。

3)对发现有异常的老年人建议定期复查或向上级医疗机构转诊。

4)进行健康生活方式以及疫苗接种、骨质疏松预防、防跌倒措施、意外伤害预防和自救、认知和情感等健康指导。

5)告知或预约下一次健康管理服务的时间。

2.老年延续性护理的类型有：

(1)信息延续：患者出院前及时完善患者的个人健康档案，包含患者的一般信息、疾病资料、兴趣爱好、生活习惯、治疗计划等。信息与每个照护阶段的照护者共享，并同时向患者发放。

（2）管理延续：对患者不断变化的需求做出反应，对患者的健康状况实施连续、一致的管理。主要体现为：成立延续护理小组，成员定期上门或电话随访，监督患者自我管理计划的执行情况并根据不足之处进行有针对性的健康教育，及时回应患者的需求。

（3）关系延续：患者与一个或者多个卫生服务提供者之间的一种能够持续的治疗性关系。主要体现为：患者在每个照护阶段都能及时得到照护者的支持和回应，并且渠道畅通，主要通过电话、QQ、微信、智慧信息平台等交互方式，实现信息快速共享，医院、社区、患者都可以在信息平台上进行互动交流。

第九章

老年人安宁疗护

✦ 学习目标

知识目标：

(1)能复述国内外安宁疗护发展史、目前面临的挑战与发展方向。

(2)能陈述安宁疗护概念、目标、模式、安宁疗护的服务内容及安宁疗护护士的职责。

(3)能说明老年人预立医疗照护计划的意义。

(4)能列举老年人死亡教育的内容。

能力目标：

(1)能初步为临终老年人提供安宁疗护。

(2)能初步为丧偶老年人提供哀伤辅导。

素质目标： 具备尊重、关心、关爱终末期老年人的职业素养。

✦ 案例导入

案例

吴爷爷，84岁，大学文化，无宗教信仰，配偶尚在，一个女儿。一年前诊断肺癌，进行了化疗，但身体状况不断恶化，再次住院已经有脑和骨骼转移，有呼吸困难和疼痛。女儿要求竭尽全力救治，而吴爷爷表示已无法承受化疗的痛苦，愿意接受有质量的安宁疗护，最后家人尊重吴爷爷的决定，将其转入安宁疗护病房。一个月后，吴爷爷安详且没有遗憾地离开人世。

思考

1. 什么是安宁疗护？

2. 安宁疗护的服务内容有哪些？

3. 如何对吴爷爷配偶实行哀伤辅导？

随着社会经济的向前发展以及人们生活水平的不断提高，"善终"是人们对生命尊严和质量的必然追求。近年来，以提升老年人临终生命质量为目标的安宁疗护服务成为积极老龄化、健康老龄化的重要手段。

第一节　概述

一、安宁疗护的起源与发展

（一）国外安宁疗护的起源与发展

安宁疗护起源于英国的临终关怀（hospice care）。"hospice"其原意是"驿站""客栈""救济院"等，是中世纪基督教信徒朝圣时建立起来的休息或者养病的驿站，这些机构大多秉承基督教的博爱精神来照顾患者。现代临终关怀事业发端于1967年西西里·桑德斯博士在英国伦敦创建的圣克里斯托弗临终关怀院，使无法治愈的临终患者能够实现安宁有尊严地走向死亡，这是现代临终关怀事业的开始，被誉为"点燃了临终关怀运动的灯塔"。

继圣克里斯托弗临终关怀院之后，临终关怀首先在英国得到了快速发展，截止到2016年，英国临终关怀院有约220家。由于英国政府重视，民众认知和参与程度高，服务模式多样化等特点，英国成为了世界临终关怀的典范。继英国之后，美国、澳大利亚、日本等60多个国家和地区相继开展了临终关怀服务。1980年，美国将临终关怀纳入国家医疗保险法案。在亚洲，日本是开展安宁疗护服务最早的国家之一。1981年，日本最早的安宁疗护医院圣立三方医院在浜松成立。同年，厚生省发布了《临床医生指引》，规范化指导临终关怀实践。

（二）我国安宁疗护的起源与发展

我国安宁疗护理念可以追溯到唐代的"悲田院"、北宋时期的"福田院"、元朝时期的"济众院"、明朝时期的"养济院"及清朝的"普济堂"等。这些机构专门照护没有依靠的孤寡老人、残障人和穷人，并在他们死亡后给予各种仪式的殡葬服务。这些机构的设置理念与西方临终关怀的思想异曲同工，为现代安宁疗护的兴起和发展奠定了一定的前期基础。我国率先开展安宁疗护工作的是香港和台湾地区。1982年，香港九龙圣母医院首先提出善终服务；1986年，香港成立了善终服务会。1983年，我国台湾地区开始开展安宁疗护工作；1990年，在马偕纪念医院成立了台湾地区第一家临终关怀住院机构；1996年，安宁缓和居家护理纳入全民健康保险；2000年5月，台湾地区通过《安宁缓和医疗条例》地方立法，从此，台湾地区临终关怀服务中不做心肺复苏术正式合法。我国内地现代安宁疗护起源于1988年7月天津医学院（现天津医科大学）临终关怀研究中心的成立，这是我国内地第一家安宁疗护专门研究机构，并且该中心还建立了我国第一家临终关怀病房，成为我国安宁疗护发展史上重要的里程碑。另外，在1993年5月，中国心理卫生协会临终关怀专业委员会成立；2006年10月，中国生命关怀协会成立；2018年5月，中华护理学会安宁疗护专业委员会成立。这些学术组织和社会团体的建立为促进我国安宁疗护事业的发展发挥了重要作用，也成为了我国安宁疗护发展史上另一个重要的里程碑。

近年来，在"健康中国"理念的推动下，安宁疗护得到了全面快速的发展。2016年，中共中央、国务院印发《"健康中国2030"规划纲要》，强调要实现从胎儿到生命终点的全程健康服务和健康保障，全面维护人民健康，要完善医疗卫生服务体系，加强安宁疗护等医疗机构建设。2017 年 2 月，原国家卫生和计划生育委员会修改《医疗机构管理条例实施细则》，将安宁疗护中心作为医疗机构的类别之一，并下发《安宁疗护实践指南（试行）》和《安宁疗护中心基本标准（试行）》等规范性文件，明确了安宁疗护中心的基本标准和管理规范。同年 10 月，我国启动了第一批全国安宁疗护试点工作。2019 年 5 月，我国启动了第二批全国安宁疗护试点工作，并要求试点地区将安宁疗护工作纳入区域卫生规划。2023 年 4 月，第三批国家安宁疗护试点地区名单公布。截至 2023 年，全国共有安宁疗护试点地区 152 个。国家安宁疗护试点工作开展，进一步推动了我国安宁疗护的发展。

（三）我国安宁疗护发展中存在的问题与未来的工作方向

截止 2023 年末，我国 65 岁及以上人口超过 2.1 亿，占总人口的 15.40%，其中 80 岁及以上人口超过 3500 万人，约占总人口的 2.54%，高龄老年人的多病共存、失能、半失能和失智比例不断升高。随着终末期老龄人口比例逐渐增加，安宁疗护的需求也迅速增长。相对于老龄化进展速度和规模，目前我国还没有具有中国特色的行之有效的安宁疗护。

1.我国安宁疗护发展中存在的问题

(1)社会认知度低　受我国传统思想的影响，公众忌讳谈论死亡话题。同时，受"孝道""人道"思想的影响，家属在患者临终前通常会寻找医疗资源延长患者生命，患者本人面对死亡也会恐惧和不安，对安宁疗护的整体认知还处于较低水平。

(2)服务供给不足　目前我国安宁疗护专业服务机构数量较少且主要集中在大中城市，而且各地的关怀机构尚未形成有机整体，全国范围内缺乏统一的操作流程及实践标准，管理与规范不完善，导致无法满足数量庞大的老年人口安宁疗护需求。

(3)专业队伍尚未建立　安宁疗护需要经验丰富的医疗专家、护理专家、心理咨询师、康复师、社会工作者等组成的多学科团队的团结协作。医护团队在安宁疗护工作中承担着至关重要的角色。我国的安宁疗护起步较晚，目前我国从业人员的数量严重缺乏，专业以及综合素质均有待提高，同时，多学科团队成员的协作意识不强，沟通交流较少，未能做到有效合作，使得安宁疗护的发展受限。

(4)社会资源缺乏　安宁疗护的发展需要国家政府及社会各界的大力支持。国外的安宁疗护项目大多是由国家政府、慈善机构、基金会、宗教社团等资助，如美国、日本等国家将临终关怀的费用纳入社会医疗保险。但目前我国的医疗卫生资源有限，关于安宁疗护的政策和财政支持较少，而具有安宁疗护需求的患者人数众多，我们无法为所有有安宁疗护需求的患者提供服务，使得安宁疗护的发展面临着经济困难。

2.未来安宁疗护工作方向

(1)建立完整的安宁疗护学科　做好安宁疗护项目的培训，大力开展公众"死亡教育"，引导全社会正确看待"生死"。高校开设"生命教育"课程，引导学生思考对待生命的态度。通过中国生命关怀协会等平台，汇聚医学、护理学、伦理学等多学科专业力量，制订安宁疗护服务共识或指南，更好地指导基层医务工作。

(2)完善安宁疗护服务模式　从人才、模式、体系等多方面进行考量，对标国家政策、行业标准，构建"医院-社区-居家"三级照护体系，推进"身心社灵"四位一体的照护模式。

(3)促进安宁疗护服务回归社区和家庭　构建以社区为基础、以居家为单位、以医院为支撑的安宁疗护服务,促进安宁疗护服务回归社区和家庭。

(4)完善安宁疗护信息化管理体系　将安宁疗护诊疗体系纳入分级诊疗制度建设、医联体建设、远程医疗服务体系建设中。将辖区内的患者纳入安宁疗护管理体系入册建档、统筹管理,明确三级医院、社区安宁疗护机构的功能定位,通过数字化信息化互联网将"医院-社区-居家"工作紧密联系,提升基层医疗机构安宁疗护相关人员诊疗能力,建立完善覆盖全人、全家、全队、全社区、全生命周期的安宁疗护服务体系。

二、安宁疗护概念及目标

(一)安宁疗护概念

《安宁疗护实践指南(试行)》中对安宁疗护的定义是:以疾病终末期患者和家属为中心,以多学科协作模式进行实践,主要内容包括疼痛及其他症状控制、舒适照护、心理、精神及社会支持,以提高终末期患者生命质量,帮助患者舒适、安详、有尊严地离世。临终关怀、舒缓医疗、姑息治疗等统称为安宁疗护。

(二)安宁疗护的目标

1. 维护患者尊严　尊重患者对生命末期治疗的自主权力,尊重患者的文化和习俗需求,采取患者自愿接受的治疗方法,并在照护过程中,注意患者多方面的感受,而不是只关注疾病,提升患者的尊严感。

2. 减轻患者痛苦　不以治愈疾病为目标,是通过控制各种症状,减轻各种身体的不适,提高其生活质量,而不是以千方百计延长患者的生存时间为目标,否则可能会增加患者的痛苦。

3. 帮助患者平静离世　多安排与患者及其家属沟通交流,了解患者未被满足的需要、人际关系圈及在生命末期还想要实现的其他愿望,努力帮助其实现,达到内心平和、精神健康,尽量无遗憾地平静离开人世。

4. 减轻丧亲者的负担　在安宁疗护多学科队伍的照护帮助下,减轻家属的照护负担,并给丧亲者提供居丧期的帮助和支持,如老人去世后的安葬等社会事务,帮助丧亲者度过哀伤阶段。

三、安宁疗护的服务内容

(一)症状控制

症状控制是指对终末期患者出现的疼痛、呼吸困难、咳嗽、咳痰、恶心、呕吐、睡眠、觉醒障碍等不适症状进行有效地评估和管理,最大限度地减轻痛苦,缓解症状,改善生活质量。

(二)舒适照护

舒适照护包括病室环境管理、床单位管理、口腔护理、肠内/肠外营养护理、静脉导管维护、留置导尿管护理、会阴护理、协助沐浴和床上擦浴、床上洗头等。尽可能满足终末期患者的舒适需求。舒适照护不仅仅是环境与生理上的舒适，还包括精神心理舒适和社会文化舒适。

（三）心理支持

心理支持是对患者及其家属的心理状况进行动态评估，了解其心理需求和意愿，协助其应对悲观、恐惧、绝望、焦虑、抑郁等情绪和心理应激反应。

（四）社会支持

社会支持是指通过增强患者、家属、多学科团队、社工、志愿者等相互沟通，及时提供相应的信息支持、情绪心理支持、照护技能支持、社会资源等，协调和解决患者可能出现的问题，使终末期患者感到被尊重、被理解、被支持，顺利地应对终末期社会关系转变、社会角色退化、社会功能减弱等问题。

（五）精神抚慰

精神抚慰是一种帮助减轻或消除个体心理上的痛苦和困扰的过程。在照护过程中，尊重患者信仰和价值观，了解其在生命最后阶段的心愿和需要，尽量满足患者需求，帮助其达成心愿，使其内心实现平和，心灵得到慰藉，精神得到安宁，平静地接受死亡。

（六）死亡教育

在安宁疗护的过程中，死亡教育可以缓解人们对于死亡相关的恐惧，帮助建立对死亡的正确认知，重视患者临终意愿，帮助终末期患者正确面对即将到来的死亡，帮助患者家属正确看待亲人的死亡。

（七）哀伤辅导

哀伤辅导是指专业人员协助丧亲者或即将离世患者的家属在合理时间内产生正常哀伤，以使丧亲者与死者家属能够重新开始正常生活。

四、安宁疗护模式

（一）医院安宁疗护

1. 门诊安宁疗护　门诊安宁疗护是由医院专门开设的安宁疗护诊室，并由安宁疗护医生进行评估和诊疗的一种模式。

2. 住院安宁疗护　住院安宁疗护是将安宁疗护对象收住在综合医院设立的独立安宁疗护病房，或是内置于综合医院肿瘤科或老年科安宁疗护病床，通过安宁疗护多学科团队合作，给予患者身体、心理、社会和精神多方位的照护支持。

3. 安宁共照巡诊服务模式　该模式最先是从我国台湾地区引入，是指由院内安宁疗护团队与原治疗团队协作，共同为终末期患者提供安宁疗护服务，是建立安宁疗护理念全院化，跨场域、跨科别的安宁疗护模式。安宁共照模式作为一种住院服务模式，可以让有需求的患者在普通病房接受安宁疗护服务，提高临终患者生存质量。

(二)社区安宁疗护

社区安宁疗护模式是指以社区卫生服务中心为依托的安宁疗护团队为本区域内的终末期患者及其照护者提供社区上门与病房相结合的安宁疗护服务。

1.社区上门服务 社区卫生服务中心安宁疗护医护团队定期接受安宁疗护专科培训,对终末期患者进行家庭访视和各类咨询服务,患者离世后,社区安宁疗护团队还需定期追踪家属哀伤状况,根据需要开展哀伤辅导工作,帮助其度过哀伤期。

2.社区安宁疗护病房 社区卫生服务中心设置有安宁疗护科,为患者提供安宁疗护服务。典型代表是我国安宁疗护发展的第一批试点单位,如"上海模式",在该模式中,多学科团队(multi-disciplinary treatment,MDT)各司其职,实施病房管理,为安宁疗护患者制订个性化的照护方案。

(三)居家安宁疗护

居家安宁疗护模式是指患者在家中由家属照顾,通过医院、社区、志愿者等多学科服务团队每周一到两次的上门评估与照顾,为患者及家属提供症状控制、舒适照顾、心理支持和人文关怀等服务。远程居家照护作为一种新型的照护模式,是指由专业医护人员利用网络信息技术的传输、管理与协调功能,为服务对象提供疾病及照护知识、技能指导的一种居家照护模式。远程居家照护能够促进患者自我管理、提高其生命质量、优化照护资源配置,该模式具有较大的应用潜力与应用优势。

(四)医养结合机构安宁疗护

医养结合机构安宁疗护是通过充分利用医养结合机构医疗资源来改善终末期老年人及其家属生活质量的照护模式。将医疗资源和养老资源结合起来,不但可以提供安宁疗护服务,还能提供康复训练、保健治疗、养老服务等。医养结合安宁疗护模式,非常适合高龄、身体衰弱、失去自理能力、失去心智的老年人的养老需求,是一种十分必要的新型养老模式。

五、安宁疗护护士的职责

(一)护士是安宁疗护资料的评估者

护士是患者资料的评估者。护士运用评估工具对终末期患者和其家属进行评估,预测病情的变化,了解其需求,并结合自身的专业理论知识和临床经验对结果进行评判,为制订有针对性的护理干预措施提供依据,同时也为临床医生诊疗计划制订和修改提供参考。

(二)护士是安宁疗护实践的主要实施者

护理服务贯穿了安宁疗护实践的各个环节。护士通过症状控制、舒适照护、心理、精神及社会支持等,为患者提供全人、全程、全心、全家、全社区、全队"六全"照顾,并不断调整照护方案,为患者提供最佳照护。患者去世后,护士持续为其家属提供哀伤辅导和社会支持,促进家属实现角色的转变,重新回归正常的社会生活。

（三）护士是安宁疗护团队的重要沟通者

安宁疗护 MDT 一般由医生、护士、营养师、药师、心理咨询师、社会工作者等组成，护士是 MDT 的沟通者和协调者。护士既是 MDT 工作人员与患者之间沟通的桥梁，也是多学科团队内部相互沟通的纽带。多学科团队以终末期患者及家庭为中心，以"提供最佳照护"为目标，发挥各自的专业特长，以解决患者及其家属的照护需求为目的制订多学科照护计划。护士在多学科照护目标的确定、照护计划的制订、照护问题的解决中发挥着举足轻重的作用，以让终末期患者得到及时、有效、最佳的照护。

（四）护士是安宁疗护专科的双重教育者

首先，护士是安宁疗护的健康教育者。护士在照护患者过程中给予终末期者及其家属用药、饮食、基本照护等有效的健康指导。其次，护士也是护理同行的教育者。安宁疗护在服务对象上具有特殊性，是一门专科性、实践性很强的专科。经过专科培训，临床经验丰富的护理专家与护理骨干在实践中不断探索和总结经验并以教育者的身份传递知识和经验，对护士进行系统的结构化培训，提升护理服务能力、质量与水平。

（五）护士是安宁疗护发展的创新研究者

安宁疗护学科的发展离不开科研创新的推动。护士是安宁疗护实践的主要实施者，与患者接触密切，最了解终末期患者及其家属需求，基于丰富的专业知识和临床经验，寻找最佳研究证据或进行相关原始研究，推动专科变革与促进学科发展。

第二节　老年人的安宁疗护技术

一、临终老年人常见身体症状与护理

（一）疼痛

疼痛是一种令人不愉快的主观感觉，未得到控制的疼痛会对患者的生存质量造成严重的负面影响，使患者感到无望甚至绝望。据报道，50%的社区老年人存在影响正常功能的疼痛，至少一半的疗养院居住者报告每日都有疼痛，终末期的老年患者发生疼痛的比例更高。终末期老年人发生疼痛的原因除肿瘤外，冠心病、心力衰竭、COPD、关节炎、骨质疏松症、脑卒中等慢性疾病也会引起疼痛。疼痛会影响患者的心理、认知、社会和精神状态。反之，情绪、认知、社会和精神因素也会影响疼痛体验。

疼痛的治疗包括以下几点：①病因治疗：如针对肿瘤局部压迫所行的手术、放疗、化疗等。②药物治疗：采用 WHO 推荐的"镇痛阶梯疗法"，规范使用镇痛药。③非药物治疗：如微创介入手术、中医治疗。

针对疼痛，常见的护理措施如下：①疼痛评估：鼓励老人主动表达疼痛，传递无须忍痛的观念。准确评估老年患者疼痛的部位、程度、诱发因素，及时与医生沟通。②用非药

物方法缓解疼痛：如冷/热敷，按摩、针灸、音乐疗法、芳香疗法、心理治疗等。③用药护理：要告知使用药物治疗的老年患者和其家属药物名称、服药方法、剂量，说明要这样服用的理由，提高其依从性。动态评估镇痛药的效果，询问观察老年人有无恶心、呕吐、便秘等不良反应，根据需要及时增加剂量或更换其他药物。

（二）呼吸困难

呼吸困难是临终老年人的常见症状，治疗包括：①病因治疗：如对心力衰竭患者给予强心治疗；有胸腔积液、心包积液则给予穿刺抽积液等。②药物治疗：常规口服小剂量吗啡是治疗终末期慢性呼吸困难的一线药，但阿片类药服用过量可以引起呼吸中枢抑制，要注意观察，及时调整。苯二氮䓬类药物可以减轻呼吸困难带来的不适感，气雾剂如沙丁胺醇、沙美特罗吸入可以扩张支气管，缓解呼吸困难症状。③非药物治疗：氧疗、中医治疗、音乐治疗、放松治疗等。

主要护理措施有：①密切观察生命体征及氧饱和度，床旁备好吸引器，及时清理口咽分泌液。②当老年人呼吸表浅、急促、困难或有潮式呼吸时，予以吸氧，病情允许时可适当取半坐卧位或抬高头与肩。③保持病房环境安静舒适，温湿度适宜，开窗通风或手持风扇可增加空气流通，有助于缓解呼吸困难。④对张口呼吸者，用湿巾或棉签湿润口腔，睡着时用薄湿纱布遮盖口部，能避免口腔黏膜干燥、痰痂形成。

（三）谵妄

谵妄是一种短暂的（数小时至数天）、大多可恢复的、表现为认知功能损害和意识水平下降的神经认知综合征，症状随时间变化而波动。一项回顾性分析发现，在安宁疗护病房死亡的患者中，90%的患者发生过谵妄。谵妄发生的原因分非药物因素和药物因素两类。非药物因素有：感染、环境的变化、过度刺激（太热、太冷）、全身衰竭、疲劳、焦虑、抑郁、疼痛、粪便嵌塞、尿潴留等；药物因素：阿片类、抗组胺类、化疗药、糖皮质激素等药物不良反应都是引起谵妄的危险因素。

谵妄的治疗首先是对因治疗，纠正引起谵妄的可能病因，从根本上控制病情。如果病因不明确或病因无法纠正，患者又表现亢进，应给予药物治疗，常用药物有精神病类药物和苯二氮䓬类药物。患者躁动不安时需要 24 h 专人守护，密切观察，保证老年人安全。

二、舒适的护理

老年终末期患者的舒适照护应从满足患者进食、饮水、排泄、活动、清洁、环境等方面的舒适需求，制订并实施个性化的舒适照护方案，满足机体生理功能所需，提高患者的舒适水平。

（一）营造舒适的居住环境

1. 临终老年人居住环境应整洁、清洁、安静、阳光充足、温度和湿度适宜，室内色调以暖色调为主，定时开窗，保证空气流通。
2. 保持床单位清洁，及时更换污染的床单被套。
3. 房间可摆放绿植、艺术品、家庭照片等，营造温馨氛围。

（二）做好个人的清洁卫生处置

1.协助做好每日的清洁卫生处置，衣着整洁。

2.为有需要的老人提供口腔护理、会阴护理、沐浴或床上擦浴、床上洗头，保持仪表整齐，清洁无异味，维护老人尊严。

3.协助保持舒适体位，定时帮助卧床老人更换体位，预防压力性损伤发生。

4.可容许、帮助平日喜欢化妆的老年人化妆。

（三）根据需求做好相关护理

协助老年人进食及饮水；进行肠内营养、肠外营养的护理；有静脉导管者做好静脉导管护理；留置导尿管者做好导尿管护理等。

（四）协助临终老年人选择临终和死亡地点

尊重老人意愿，与家属一起商量确定临终和死亡地点。

三、临终老年人的心理特点与护理

（一）临终老年人的心理特点

临终老年人面临死亡时，其心理反应受到性别、职业、文化程度等影响表现会有所不同，但大多会经历下面五个心理变化过程：否认、愤怒、协议、忧郁及接受。

1.否认期　当得知自已生命已处于最后阶段时表现出震惊与否认，常不承认自己病情已经不可逆转，有些老人甚至认为自己过去也经历过多次抢救都过来了，这次也会好转，认为这可能是医生的错误判断，自已仍有较长的存活时间。心理否认是终末期患者最初出现的一种心理防御机制，这种心理应激的适应时间长短因人而异，大部分患者能很快停止否认，而有的患者直到迫近死亡仍处于否认期。

> 考点：临终老年人的心理特点

2.愤怒期　当有关自已疾病变化的坏消息持续被证实时，患者出现愤怒、怨恨、嫉妒等心理反应。常迁怒于家属及医护人员，或责怪世道不公平，经常无缘无故地摔打东西，抱怨照顾者对自己照顾不够，对医护人员的治疗和护理百般挑剔，以发泄内心的苦闷与无奈。

3.协议期　此期患者希望能发生奇迹。为了尽量延长生命或提高自己的生存质量，他们希望有好的治疗方法，并会做出许多承诺作为延长生命的交换条件。处于此阶段的患者对生存还抱有希望，也肯努力配合治疗。

4.忧郁期　经历了前三个阶段之后，终末期老人的身体更加虚弱，病情进一步恶化，这时他们会感到一种巨大的失落，表现为悲伤、情绪低落、退缩、沉默、抑郁和绝望等负面情绪。此阶段他们希望与亲朋好友见面，希望亲人、家属每时每刻陪伴在身旁。

5.接受期　患者开始接受即将面临死亡的事实，表现出对生命最后阶段的平静和坦然，对外界反应淡漠，有的呈嗜睡状态，静等死亡的到来。

【护考真题链接】2022 年-A2 型题

患者，女，78 岁，因子宫内膜癌术后三年，规范化疗十个疗程，现全身多处转移，医生评估其生存期在 3 个月内，向其儿子解释母亲病情通过目前治疗仅能减轻症状，建议通过安宁疗护提升最后阶段的舒适度和生活质量，但该患者认为这是医生的错误判断，自已仍有较长的存活时间。患者现在的心理状况属于(　　)。

A. 否认期　　　　　　　　　　B. 愤怒期
C. 协议期　　　　　　　　　　D. 抑郁期
E. 接受期

答案：A

分析：否认期：当得知自己生命已处于最后阶段时表现出震惊与否认，常不承认自己病情已经不可逆转，有些老人甚至认为自己过去也经历过多次抢救都过来了，这次也会好转，认为这可能是医生的错误判断，自已仍有较长的存活时间。心理否认是终末期患者最初出现的一种心理防御机制。

(二)临终老年人的心理护理

1. 及时准确地评估识别临终老年人的心理特征，对症施护。

2. 耐心倾听老人诉说，坦诚沟通，护士可以握老人的手、触摸老人的肩膀，头部，对虚弱无法用言语交谈或听力障碍的老年人，通过表情、眼神、手势表达理解和关爱。

3. 允许并鼓励临终老年人表达自己的情绪如恐惧、不安、愤怒，充分理解临终老年人的痛苦，给予安抚和疏导，并注重保护其自尊心。

4. 应根据临终老年人对其病情的认知程度，维持适当的希望。

5. 允许亲属陪伴，鼓励老年人的亲朋好友、单位同事等社会成员多来探视，减少孤独和悲哀。

6. 尊重老年人的信仰，尽可能满足老年人提出的各种合理要求，实现老年人的愿望，使老年人更好地配合治疗，以减轻痛苦，控制症状。

7. 在最后的日子应提供安静、舒适的环境，不要过多打扰老年人，尊重其选择，让其家人陪伴老年人，参与临终护理。

第三节　老年人预立医疗照护计划与死亡教育

一、老年人预立医疗照护计划

(一)预立医疗照护计划的概念

预立医疗照护计划(advance care planning，ACP)是指个人在意识清楚的时候，在获得病情状况、疾病预后和可能采取的临终救护措施等相关信息下，凭借个人生活经验及价值观，在与医务人员和/或亲友沟通之后，表明自己将来进入临终状态时愿意接受的治疗与护理的意愿。ACP 的讨论结果以书面或者在线健康档案等方式记录下来，在患者丧失自我决策能力时启用。ACP 是一个连续性的不断完善的动态过程，可以定期或者在必要时进行更新和修改。

(二)老年人预立医疗照护计划的意义

受中国传统家庭观的影响，家属往往是老年人病情治疗方案和是否告知病情的决定者，是老年人在丧失沟通决策能力下的医疗代理人。出于情感方面的"不舍"及遵从孝道，多数家属坚持为临终老年人使用心肺复苏、机械通气等生命支持治疗措施，给老年人的身心带来一定伤害和痛苦。有研究指出，若老年人未预先表达临终医疗照护意愿，容易导致过度治疗。这不仅降低了临终老年人的生命质量，还增加了公共医疗开支，更重要的是老年人得不到符合个人意愿的临终护理。因此，老年人事先表达临终意愿，与家属及医护人员共同协商制订医疗照护计划，对提高老年人生命质量，减轻家属心理负担，避免医疗资源不合理使用具有重要意义。

二、老年人的死亡教育

死亡教育在欧美国家的发展已有半个多世纪，目前已形成较为完善的教育体系。20 世纪末，中国台湾地区首先将死亡教育引入，发展至今已构建以死亡教育为核心内容的生命教育体系。我国内地受传统文化影响，认为死亡是个忌讳话题，死亡教育发展相对较慢，现仍处于起步阶段。死亡作为生命的重要部分，是每个人必然要经历的过程，如何面对自己和他人的死亡是重要的人生课题之一。

(一)死亡的概念与分期

1. 死亡的概念　是指血液循环全部停止及由此导致的呼吸、心跳等身体重要生命活动的终止，即死亡是指个体生命活动和功能永久性终止。

2. 脑死亡的概念　指包括脑干在内的全脑功能不可逆转的丧失。

3. 死亡分期　死亡不是生命的突然结束，而是一个从量变到质变的过程，医学上一般将死亡分为以下三期：

(1)濒死期(agonal stage)：又称临终期，是临床死亡前主要生命器官功能极度衰弱、逐渐趋向停止的时期。此期的主要特点是中枢神经系统脑干以上部位的功能处于深度抑制状态或丧失，而脑干功能依然存在。表现为意识模糊或丧失，各种反射减弱或逐渐消失，肌张力减退或消失。

(2)临床死亡期(clinical death stage)：是临床上判断死亡的标准。此期中枢神经系统抑制已由大脑皮质扩散到皮质以下部位，延髓处于极度抑制状态。表现为心跳、呼吸完全停止，各种反射消失，瞳孔散大，但各种组织细胞仍有微弱而短暂的代谢活动。此期一般持续 5~6 min，若得到及时有效的抢救治疗，生命有复苏的可能。若超过这个时间，大脑将发生不可逆的变化。

(3)生物学死亡期(biological death stage)：即细胞死亡(cellular death)。此期从大脑皮质开始，整个中枢神经系统及各器官新陈代谢完全停止，并出现不可逆变化，整个机体无任何复苏的可能。随着生物学死亡期的进展，相继出现尸冷、尸斑、尸僵及尸体腐败等现象。

考点：死亡的分期

🔊【护考真题链接】2022 年-A2 型题

患者，男，70 岁，因脑出血急诊入院。目前患者各种反射消失，瞳孔散大，心跳停止，呼吸停止，脑电波平坦。目前该患者处于(　　)。

A.生物学死亡期　　　　　　　B.深昏迷期
C.濒死期　　　　　　　　　　D.临床死亡期
E.临终状态

答案：D

分析：临床死亡期是临床上判断死亡的标准。此期中枢神经系统抑制已由大脑皮质扩散到皮质以下部位，延髓处于极度抑制状态。表现为心跳、呼吸完全停止，各种反射消失，瞳孔散大，但各种组织细胞仍有微弱而短暂的代谢活动。此期一般持续 5~6 min，若得到及时有效的抢救治疗，生命有复苏的可能。若超过这个时间，大脑将发生不可逆的变化。

(二)老年人死亡教育

1.死亡教育的概念　是指向老年人乃至全社会传达适当的死亡相关知识，引导他们树立科学、合理、健康的死亡观，正确对待他人及自己死亡问题的教育。相较于其他年龄段群体来说，老年会接触到更多同伴的死亡，其死亡恐惧感明显增加。对老年人及其家属进行死亡教育，有助于他们调适负面的心理和情绪，重新认识生命的意义，更好地接受自己的老去和即将到来的死亡，提升生命晚期的生存质量。

2.老年人死亡教育的内容　我国著名的健康教育专家黄敬享教授认为，对老年人进行死亡教育的内容主要包括以下几点：

(1)克服怯懦思想：运用恰当的沟通技巧，基于老年人的信任程度及需求，提供恰当的疾病信息，消除患者因不确定感产生的恐惧焦虑；帮助老人获得有关死亡、濒死、安宁疗护相关知识，让老人了解和正视死亡。

(2)正确地对待疾病：疾病危及人的健康和生存，和疾病作斗争，某种意义上就是和死亡作斗争。积极的心理活动有利于提高患者的免疫功能，良好的情绪、乐观的态度和充足的信心是战胜疾病的良药。护士要告知老年人在患病时要用积极心态坦然面对，不要被疾病吓倒。

(3)树立正确的生命观：运用开放式提问或个性化交流等方法从老人感兴趣的话题入手，引入人生观、价值观、生死观的讨论，激发老人与生活质量相关的价值观和偏好，肯定生命的价值，提升生命意义和价值感，增强其生命尊严和对死亡事件的应对与处置能力。

(4)对死亡做好充分的心理准备：生死是自然现象，应该泰然处之。对"死"的思考，实际上是对"整个人生观"的思考。一个老人只要自认为度过了有意义的一生，就能坦然地面对死亡。尽量使剩余的时间过得有意义，认识和尊重临终的生命价值，对于临终的老年人非常重要，也是死亡教育的真谛所在。

第四节　居丧期护理

一、老年人死后护理

(一)尸体料理

患者死亡后,我们要拉上隔帘或屏风,维护逝者的隐私,并减少对同病室其他患者的影响。请家属和我们一起共同对逝者进行尸体料理。头下垫枕头防止面部淤血发紫;清理逝者身体的污渍;帮助闭上口眼,将棉花堵塞逝者的口、鼻、耳、肛门、阴道等防止分泌物、大小便流出污染衣物;拔除各种管道;清理皮肤伤口;根据习俗穿好衣服、开好死亡证;通知殡仪馆人员商量尸体火化等;和家属一起清理好死者的遗物交家属处理。在逝者离开病房之前,全体工作人员给死者行告别仪式,送逝者离开病房。做好死者的尸体护理,体现对死者的尊重,也是对丧亲者心理的极大抚慰。

> **考点：尸体料理**

【护考真题链接】2022 年-A1 型题

如患者死亡,为患者进行尸体护理时,头下垫枕头的目的是(　　)。

A. 使尸体包裹后外观良好　　　　B. 便于尸体护理

C. 防止面部淤血发紫　　　　　　D. 防止下颌下垂

E. 便于家属辨认

答案：C

(二)协助葬礼

向家属讲明丧葬办理程序,以免悲伤中的家属茫然失措,毫无头绪。目前我国内地城市丧葬办理程序如下:

1.开具死亡证明　老人去世后,及时通知家属携带死者的户口本,交由医生为死者开具医学死亡证明。

2.联系殡仪馆　打电话给殡仪馆或丧葬服务点人员,要求其上门和家属一起协商丧葬处理流程,预定服务项目、服务时间及殡葬商品,了解有关遗体处理的搬运、保存、化妆、入殓和火化等服务的细节,协商关于殡殓仪式、礼厅布置等服务细节,了解家属对丧葬的要求等。

3.净身处理　为逝者做好净身处理(同尸体料理)。

4.接送遗体　按预定时间,家属持死亡证明在指定地点等候灵车接送遗体。

5.遗体火化　遗体运送至殡仪馆,整理仪容,遗体告别,遗体火化,选购骨灰盒,领取火化证明,领取骨灰。

6.安放骨灰　不同地域殡葬事宜的程序可能有所不同,作为医护人员,我们应尊重不同习俗、不同文化背景的葬礼，并提供支持和帮助。

二、丧偶老年人的哀伤辅导

(一) 哀伤的概念与分期

1. 哀伤 是指对丧失所爱之人的反应，包括思想、情感、行为和生理改变。一般而言，哀伤是每个丧亲者都会经历的情感体验，其反应的模式和强度随时间延长而逐渐减轻或消失。

2. 哀伤的分期 哀伤的三个阶段如下：

(1) 回避阶段：最初得知死讯时无法接受、不知所措、极度哀伤，表现为震惊、麻木、混乱、否认、惊吓、情绪失去控制，有时因陷入其中表现为混乱和崩溃，可持续数小时至数周，甚至数月。

(2) 面对阶段：始于生者在认知与情感上确认逝者已死的事实，直至生者有力量重新投入生活。表现为难过、愤怒、遗憾、沉默、孤独、悲哀、无助、空虚、虚弱等反应，严重者甚至会产生自杀的念头。这个时期所有的支持仪式都结束，支持者逐渐离开，独自面对现实。因此，居丧者此期非常痛苦，最需要人陪伴。此期可持续数月至两年不等。

(3) 适应阶段：重新调整和恢复正常生活，睡眠和饮食恢复正常、症状和幻觉减退等，开始与人交流和表达，逐渐恢复到正常生活中。此期持续时间可达数月、数年，甚至一生之久，甚至亦可能会倒退至前面任何一个阶段。

(二) 丧偶老年人的哀伤辅导

1. 哀伤辅导 (grief counseling) 是帮助正常哀伤的丧亲者在合理时间范围内完成哀悼过程，促进其健康地适应没有逝者的现实生活。哀伤辅导的提供者包括经培训的专业人员 (如医生、护士、心理学家或社会工作者)，经培训的志愿者 (在专业人士支持下提供服务) 或自助团体 (如富有同情心的家属和朋友)。

2. 丧偶老年人的哀伤辅导

(1) 接受失落的事实：帮助丧偶老年人接纳死者已逝的事实；鼓励生者面对死亡和谈论失落，如当时在哪里、在干什么等，通过与他人共情来接纳死者已逝的事实。

(2) 陪伴和聆听：陪伴、安抚和聆听胜过无数句说教的话语。哀伤辅导时切忌对丧偶老人说诸如"请节哀顺变""要坚强""不要哭"等一些制止其宣泄情绪的语言，可以引导其从正向回忆开始，谈论与逝者往事，分享所爱之人的人生片断等。护理人员聆听时可以握着老人的手，一边听一边点头给予适当的回应，不随意加入自己的判断和分析，让他们自然地表露内心的哀伤，以同理心给予他们情感上的支持。此外，还可以适当地运用眼神交流、形体语言和恰当的身体触摸来与之交流，如鼓励的眼神、轻轻搭肩头、用力握握手、点头等都可表达支持。

(3) 指导宣泄情绪：允许适当哭泣，如果哭得太久或太激动，要采取适当的安抚行为，平复其激动的心情。给丧偶老年人足够的时间去表达，不要急于安慰或者递送纸巾，因为这表达不要哭的信息。

(4) 协助重新适应新生活：通过角色扮演和问题解决等方法协助居丧者提高应对新生

活的能力。但不建议居丧者在丧偶初期做出任何重大的生活决定，如进行财产分割，匆忙结婚建立新家庭。因为此期居丧者的情绪会影响一个人正常的判断能力。

（5）阐明正常的哀伤行为：协助居丧者认识哀伤的正常反应，鼓励居丧者坦然接受自己当下的情绪和行为，并提供必要的资源与帮助；避免不恰当地发泄情绪，如酗酒、乱发脾气、自虐或虐待他人等。

（6）提供持续支持：通过团队辅导、追思活动及个别指导等形式给予持续的支持，尤其是在某些纪念日或节日时，居丧者易触景生情而引发哀伤，要为居丧者提供足够的支持和帮助，以协助居丧者度过哀伤期。

（7）允许个体差异：每个人的哀伤表现与步伐都是独特的，不要预设标准，应根据个体特点选择适合的方式与方法。

（8）评估转诊的需要：如果遇到严重悲伤者，应寻求心理治疗师或精神科医生的帮助或转诊服务。

（高竹林）

【本章小结】

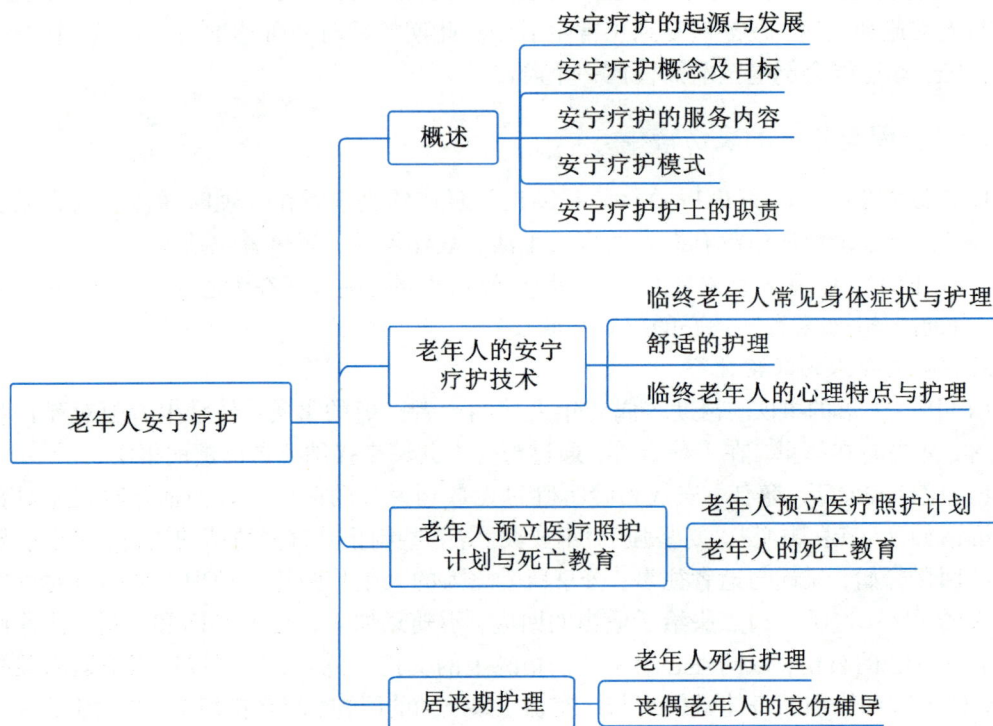

【自测题】

一、选择题

A1 型题

1. 中国内地第一家安宁疗护专门研究机构成立的时间和地点是(　　)。

A. 1988 年,上海　　　　　　　　B. 1978 年,北京

C. 1986 年,西安　　　　　　　　D. 1988 年,天津

E. 1992 年,广州

2. 安宁疗护的模式包括(　　)。

A. 医院、社区、居家和医养结合机构安宁疗护模式

B. 养老院、医院、社区和医养结合机构安宁疗护模式

C. 养老院、医院、医养结合机构、居家安宁疗护模式

D. 居家、宁养院、医院、社区安宁疗护模式

E. 居家、宁养院、社区、医院安宁疗护模式

3. 下列不属于安宁疗护目标的是(　　)。

A. 帮助患者平静离世　　　　　　B. 减轻患者痛苦

C. 减轻丧亲者的负担　　　　　　D. 努力治愈原发疾病

E. 维护患者尊严

4. 安宁疗护舒适护理描述,错误的是(　　)。

A. 生理舒适　　　　　　　　　　B. 环境舒适

C. 心理舒适　　　　　　　　　　D. 社会舒适

E. 颜值舒适

5. 下列属于环境舒适护理内容的是(　　)。

A. 安排家属陪伴鼓励　　　　　　B. 允许亲友、同事探视

C. 保持病室清洁、明亮、安静　　D. 做好个人清洁卫生

E. 适时召开病友会

6. 关于生理舒适,描述错误的是(　　)。

A. 床上擦浴　　　　　　　　　　B. 家属陪伴

C. 协助进食　　　　　　　　　　D. 更换体位

E. 口腔护理

7. 针对疼痛常见的护理措施,错误的是(　　)。

A. 准确评估疼痛的部位、程度、诱发因素

B. 对于不严重的疼痛,可以忍耐

C. 可用非药物方法缓解疼痛如冷/热敷,按摩、针灸等

D. 对于使用药物治疗的患者,要告知患者和家属药物名称、服药方法、剂量

E. 动态评估镇痛药的效果

8. 关于预立医疗照护计划,错误的是(　　)。

A. 在个人意识清楚时进行

B. 独立完成

C. 表明自己将来进入临终状态时愿意接受的治疗与护理的意愿

D. 在丧失自我决策能力时启用

E. 可以定期或者在必要时进行更新和修改

9. 关于临终老人呼吸困难主要护理措施,错误的有(　　)。

A. 密切观察生命体征及氧饱和度

B. 床旁备好吸引器,及时清理口咽分泌液

C. 吸氧,病情允许时可取半坐卧位或抬高头与肩

D. 保持病房环境安静舒适,温湿度适宜,开窗通风

E. 如形成痰痂立即行气管切开

10. 哀伤辅导的提供者不包括(　　)。

A. 经培训的医生、护士、心理学家

B. 经培训的社会工作者

C. 经培训的志愿者(在专业人士支持下提供服务)

D. 个体医生

E. 自助团体(如富有同情心的家属和朋友)

A2 型题

11. 李爷爷,87 岁,心力衰竭引起多器官衰竭,最后的日子住在安宁疗护病房,护士要保证他舒适。舒适护理不包括(　　)。

A. 生理舒适 　　　　　　　　B. 心理舒适

C. 社会舒适 　　　　　　　　D. 环境舒适

E. 创伤治疗

12. 刘爷爷,79 岁。胃癌晚期,病情日趋恶化。今天患者看上去心情和精神还好,护士小刘计划给患者实施死亡教育,以下教育内容不合适的是(　　)。

A. 学习死亡相关知识 　　　　B. 刻意隐瞒病情

C. 理性认知疾病和死亡 　　　D. 树立正确的生死观

E. 回顾人生与赋予意义

13. 李奶奶,76 岁。老伴一个月前因突发脑出血去世,李奶奶接受不了现实,整天不愿说话,时而悄悄落泪,吃饭睡眠都不好。邻居来看望她时,她总是责怪自己没有照顾好老伴,没有按时带老伴体检,说自己一个人活着还不如跟老伴一起走的好。安宁疗护士要跟李奶奶进行哀伤辅导,分析她现在属于哀伤的哪个阶段(　　)。

A. 否认阶段 　　　　　　　　B. 回避阶段

C. 适应阶段 　　　　　　　　D. 接受阶段

E. 面对阶段

14. 某公寓高奶奶,84 岁。老伴因肝硬化于 2 个月前去世,老两口一辈子感情非常好,老伴的离世让高奶奶难以适应,整日以泪洗面,一个人闷在家不愿出去。她又患有糖尿病,儿女十分担心,求助护士给予指导,以下不妥的是(　　)。

A. 引导奶奶通过哭泣发泄情绪

B. 让儿女多陪伴

C. 教育高奶奶要面对现实,不要活在过去

D. 鼓励奶奶发展业余爱好,如养花

E. 鼓励奶奶走亲访友

15. 李爷爷,72 岁。5 个月前发现胆管癌,出现肺、胸膜、腹腔淋巴结转移,主要由 70 岁的老伴和独生子轮流陪伴。李爷爷多次入院,先后行化疗、放疗、靶向治疗,病情还是在恶化,身体状况越来越差,没好转希望,心情也很郁闷。家人也悲伤不已,整天沉默不语,一家人几乎没有语言上的交流,气氛非常沉重。为了提高李爷爷生活质量,作为护士,指导其家人为其选择有效的方式是(　　)。

A. 到顶级的医院做手术 　　　　　B. 继续化疗、放疗

C. 放弃治疗,顺其自然 　　　　　D. 选择隐居放松,希望奇迹出现

E. 选择安宁疗护

二、简答题

1. 怎样为临终老年人实施心理护理?

2. 老年人死亡教育的主要内容包括哪些?

自测题答案

一、1. D　2. A　3. D　4. E　5. C　6. B　7. B　8. B　9. E　10. D　11. E　12. B　13. E　14. C　15. E

二、1. 临终老年人的心理护理:

(1)及时准确评估、识别临终老年人的心理特征,对症施护。

(2)耐心倾听老人诉说,坦诚沟通。护士可以握老人的手、触摸老人的肩膀,头部,对虚弱无法用言语交谈或听力障碍的老年人,通过表情、眼神、手势表达理解和关爱。

(3)允许并鼓励临终老年人表达自己的情绪如恐惧、不安、愤怒,充分理解临终老年人的痛苦,给予安抚和疏导,并注重保护其自尊心。

(4)应根据临终老年人对其病情的认知程度,维持适当的希望。

(5)允许亲属陪伴,鼓励老年人的亲朋好友、单位同事等社会成员多来探视,减少孤独和悲哀。

(6)尊重老年人的信仰,尽可能满足老年人提出的各种合理要求,实现老年人的愿望,使老年人更好地配合治疗,以减轻痛苦,控制症状。

(7)在最后的日子应提供安静、舒适的环境,不要过多打扰老年人,尊重其选择,让其家人陪伴老年人,参与临终护理。

2. 老年人进行死亡教育的内容主要包括以下几点:

(1)克服怯懦思想。

(2)正确地对待疾病。

(3)树立正确的生命观。

(4)对死亡做好充分的心理准备。

第十章
实训指导

实训一　协助老年人进食

协助老年人进食是补充老年人身体所需营养的一种照护方法。

【学时】

1学时。

【实训目的】

1.能够准确地复述协助老年人进食的注意事项。

2.能够熟练地协助老年人进食。

3.评估全面、准确,能以老年人为中心,尊重体贴老年人,重视老年人主诉,工作认真细致,具有良好的沟通能力和严谨的工作态度。

【实训准备】

(一)照护员自身评估与准备
着装整洁、指甲已修剪、洗净双手、戴口罩。
(二)环境准备
环境干净整洁,温湿度适宜,光线明亮,无异味。
(三)物品准备
餐具(碗、筷、汤匙),软硬度均适合老年人的食物、纸巾、漱口杯内盛温开水。
(四)老人准备
老年人排空大小便,洗净双手。

【实训过程】

(一)核对解释,沟通评估
1.端食物至床边,核对床号、姓名。

2.告知老年人操作目的、方法、配合方法和注意事项，并告知本次的进食时间和进餐食物。

3.评估老年人身体状况、肢体活动能力、吞咽功能，有无餐前用药，有无义齿。

(二)协助老年人摆放体位

协助老年人采取适宜的进食体位(轮椅坐位、床上坐位、半坐卧位、侧卧位)，为老年人带戴上围裙或将毛巾垫在老年人颌下及胸前部位。

1.轮椅坐位　协助老年人坐上轮椅，后背贴紧椅背，腰部系上安全带，双脚置于脚踏板上，为老年人后背及患侧垫好软垫，将老年人推至餐桌旁并调整到合适位置，拉上刹闸，固定轮椅。

2.床上坐位　将床头摇起协助老年人呈坐位，照护员将靠垫垫在老年人后背及膝下，保证坐位舒适稳定。然后在老年人面前放置餐桌或餐板。

3.半坐卧位　将床头摇起协助老年人呈半坐卧位，在老年人身体两侧及膝下垫软枕，保证体位舒适稳定，老年人头偏向一侧。

4.侧卧位　将床头摇起，与床水平线呈30°角，照护员协助老年人侧卧，肩背部垫软枕，保证体位舒适稳定。

(三)协助老年人进食

1.能自行进餐的老年人　鼓励能够自行进餐的老年人自己进餐。指导老年人上身坐直并稍向前倾，头稍向下垂，并嘱老年人进餐时细嚼慢咽，进餐时不要讲话，以免发生呛咳。

2.不能自行进餐的老年人　对于不能自行进餐的老年人由照护员帮助其进餐。照护员先用手臂内侧触及碗壁估计食物温热程度。用汤匙喂食时，每次食物量为汤匙的1/3，待老年人完全咽下食物后再喂食下一口。

3.视力障碍但能自己进食的老年人　对于视力障碍，但能自己进食的老年人，照护员告知老年人食物种类，并按时钟平面图放置食物，告知老年人食物所在方位，接着将盛有温热食物的餐碗和汤匙分别放入老年人的手中，叮嘱老年人缓慢进食。进食有骨头的食物，要特别告知老年人要小心进食，进食鱼类要先协助剔除鱼刺。

(四)进食后

1.协助老年人漱口，用纸巾擦净口角水痕。

2.告知老年人进餐后不能立即平卧，保持进餐体位30 min后再卧床休息。

(五)操作后的处置

1.协助老年人取舒适体位，整理床单元，必要时拉起床栏。

2.七步洗手、记录老年人进食时间、食物种类、饭量及进食情况。

3.整理用物，用流动水清洁餐具，必要时进行消毒。

(六)完成实训报告

【评价】

1.操作规范、准确，动作轻柔、细致，无安全隐患，老年人感觉舒适与满意。

2.从学生实践主动性、操作技能、人文关怀与沟通礼仪等方面进行综合评价。

3.在讨论过程中用学生自评、小组互评与教师评价相结合的方法。

4.学生尊重、体贴老年人，与老年人沟通良好，体现整体护理观。

【注意事项】

1.进餐前触碰碗壁评估食物温度，温度太高，会发生烫伤；温度太低，会引起胃部不适。

2.喂食速度视老年人情况而定，每次喂食1/3汤匙，避免噎食。

3.对于有咀嚼或吞咽困难的老年人，应将食物打碎成糊状；对有视力障碍的老年人，进餐前照护员主动告知食物的名称与摆放位置。

4.老年人进餐后不宜立即平卧，防止食物反流。

实训二　协助老年人更换衣物

协助老年人更换衣物是协助老年人保持清洁，促进舒适的一种照护方法。

【学时】

1学时。

【实训目的】

1.能够准确地复述协助老年人更换衣物的注意事项。

2.能够熟练地为老年人更换衣物。

3.评估全面、准确，以老年人为中心，尊重体贴老年人，重视老年人主诉，工作认真细致，具有良好的沟通能力和严谨的工作态度。

【实训准备】

(一) 照护员自身评估与准备

着装整洁、指甲已修剪、洗净并温暖双手、戴口罩。

(二) 环境准备

环境干净整洁，温湿度适宜，关闭门窗，必要时屏风遮挡。

(三) 物品准备

清洁的开襟上衣或套头上衣、裤子。

(四) 老人准备

根据实际情况协助老年人取坐位或平卧位。

【实训过程】

(一) 核对解释，沟通评估

1.携用物至床边，核对床号、姓名。

2.告知老年人操作目的、方法、配合方法和注意事项。

3.评估老年人意识状态、身体状况与自理能力状况。

（二）协助更换开襟上衣

1. 协助老年人呈坐位，或摇起床头呈半坐卧位。

2. 协助老年人解开衣扣。脱去近侧衣袖（如老年人一侧肢体不灵活，先脱健侧），将衣服从背后绕到另一侧，褪下对侧衣袖（患侧衣袖）。

3. 展开清洁的开襟上衣，辨别衣身、衣袖。

4. 照护员从对侧袖口端套入手臂（如老人一侧肢体不灵活，从患侧袖口端套入），握住老年人的手套入衣袖，另一手将衣领提拉至肩部。

5. 嘱老年人身体稍前倾，将衣服在老年人身后展开。

6. 将老年人近侧手臂向斜下方或斜上方伸入衣袖（握住老年人健侧的手套入衣袖）。

7. 协助老年人整理上衣、衣领，扣好纽扣，使老年人感觉舒适。

（三）协助老年人更换套头衣服

1. 协助老年人呈坐位或摇起床头，呈半坐卧位。

2. 将老年人套头上衣的下端全部向上拉至胸部。

3. 嘱老年人稍低头，一手扶住老年人的肩部，另一手抓住老年人套头上衣的后面，从背后向前脱下衣身部分。

4. 拉住近侧衣袖袖口（如老人一侧肢体不灵活，先脱健侧），脱下衣袖，用同样的方法脱下对侧衣袖（握住老年人患侧的手协助脱下患侧衣袖）。

5. 辨别套头上衣的前后面，照护员一手从对侧袖口处伸入（如老人一侧肢体不灵活，先从患侧袖口处伸入），握住老年人对侧手（患侧手），将衣袖套入老年人手臂，用同法穿好另一侧衣袖。

6. 嘱老年人稍低头，照护员双手分别持衣身前后片的下沿至衣领开口处，套入老年人头部。

7. 将衣身向下拉至平整。

（四）协助老年人更换裤子

1. 为老年人松开裤带，协助老年人身体左倾，将裤子右侧部分向下拉至臀下；再协助老年人身体右倾，将裤子左侧部分向下拉至臀下。

2. 嘱老年人屈膝，照护员双手分别拉住老年人两侧裤腰部分向下褪至膝部以下。

3. 抬起老年人一侧下肢，褪去同侧裤腿，用同样的方法，褪去另一侧裤腿。

4. 取清洁裤子，辨别正反面。

5. 照护员一手从裤管口套入至裤腰开口，轻握老年人脚踝，另一手将裤管向老年人大腿方向提拉，用同样的方法穿上另一条裤管。

6. 嘱老年人屈膝，照护员两手分别拉住两侧裤腰部分向上提拉至老年人大腿根部。

7. 协助老年人身体左倾，将右侧裤腰部分向上拉至腰部，再协助老年人身体右倾，将裤子左侧部分向上拉至腰部。

8. 系好裤带，松紧适宜，将裤子整理平整。

（五）操作后的处置

1. 协助老年人取舒适体位，整理床单元。

2. 七步洗手、记录协助老年人穿脱衣裤的时间及更换情况。

3. 整理用物。

（六）完成实训报告

【评价】

1.操作规范、准确，动作轻柔、细致，无安全隐患，注意保护老年人隐私，老年人感觉舒适、满意。

2.从学生实践主动性、操作技能、人文关怀与沟通礼仪等方面进行综合评价。

3.在讨论过程中用学生自评、小组互评与教师评价相结合的方法。

4.学生尊重、体贴老年人，与老年人沟通良好，体现整体护理观。

【注意事项】

1.协助老年人更换衣裤时注意安全，防止老年人受伤。

2.协助老年人更换衣裤前，先辨别衣裤的正反面、前后面，以免穿反。

3.动作轻柔、快捷，注意保暖，避免老年人受凉。

实训三　协助老年人更换纸尿裤

协助老年人更换纸尿裤是为排便失禁的老年人保持会阴部及床单清洁的一种照护方法。

【学时】

1学时。

【实训目的】

1.能够准确地复述为老年人更换纸尿裤的注意事项。

2.能够熟练地为老年人更换纸尿裤。

3.评估全面、准确，以老年人为中心，尊重体贴老年人，重视老年人主诉，工作认真细致，具有良好的沟通能力和严谨的工作态度。

【实训准备】

（一）照护员自身评估与准备
着装整洁、指甲已修剪、洗净并温暖双手、戴口罩。

（二）环境准备
环境干净整洁，温湿度适宜，关闭门窗，必要时屏风遮挡。

（三）物品准备
适合老年人臀部尺寸的一次性纸尿裤、水盆盛有40~45 ℃的温水、毛巾、手套、水温计、卫生纸。

（四）老人准备
老年人平卧于床上。

【实训过程】

（一）核对解释，沟通评估

1.携用物至床边，核对床号、姓名。

2.告知老年人操作目的、方法、配合方法和注意事项。

3.评估老年人躯体活动能力及上下肢肌力情况。

（二）协助老年人脱裤至膝

1.将水盆及毛巾放在床旁椅上。

2.协助老年人屈膝，脱裤子至膝盖。

（三）协助老年人脱纸尿裤及清洗会阴部皮肤

1.松开纸尿裤粘扣，近侧粘扣（粘贴面向内）卷至老人身下，将纸尿裤前片（污染面向内）卷至老人两腿间。

2.照护员确认水温，戴上手套，用卫生纸擦拭尿、便污渍。浸湿毛巾后拧干，擦拭老年人会阴部，同时观察皮肤情况。

3.照护员脱下手套，双手分别扶住老年人的肩部、髋部，协助老年人向近侧翻转身体呈侧卧位。

4.照护员戴上手套，将污染的纸尿裤内面对折于臀下，拧干湿毛巾，擦拭臀部皮肤，观察老年人臀部皮肤情况。

5.撤下污染的纸尿裤，脱手套。

（四）协助老年人穿纸尿裤

1.辨别清洁纸尿裤前后片，打开平铺于床上（纸尿裤后片置于老年人平卧位的臀部区域）。

2.协助老年人取平卧位。

3.从老年人两腿间向前、向上兜起纸尿裤前片，将前片两翼向两侧拉紧，后片粘扣粘贴于纸尿裤前片粘贴区，松紧适宜。

4.整理大腿内侧纸尿裤边缘至平整服帖。

5.协助老年人穿好裤子。

（五）操作后的处置

1.协助老年人取舒适体位。

2.整理床单元，开窗通风。

3.七步洗手、记录纸尿裤更换时间、会阴部及臀部皮肤情况，如有异常及时报告。

4.整理用物，垃圾分类处理。

（六）完成实训报告

【评价】

1.操作规范、准确，动作轻柔、细致，无安全隐患，注意保护老年人隐私，老年人感觉舒适、满意。

2.从学生实践主动性、操作技能、人文关怀与沟通礼仪等方面进行综合评价。

3.在讨论过程中用学生自评、小组互评与教师评价相结合的方法。

4. 学生尊重、体贴老年人，与老年人沟通良好，体现整体护理观。

【注意事项】

1. 根据老年人胖瘦情况选择尺寸适宜的纸尿裤。

2. 更换纸尿裤时动作轻柔，将大腿内侧纸尿裤边缘整理服帖，防止侧漏，避免拖、拉、拽等操作。

3. 更换纸尿裤时，观察排泄物的性状、量、颜色、气味，如有异常及时报告医生。

4. 纸尿裤被污染后应及时更换，提高老年人舒适度，减轻异味，保持皮肤清洁卫生。

实训四　预防压力性损伤

压力性损伤多见于长期卧床的老年人。照护人员为老年人勤翻身、保持皮肤清洁干燥，避免局部组织长时间受压，严格执行照护措施，可以有效减少压力性损伤的发生。

【学时】

1 学时。

【实训目的】

1. 能够准确地复述为老年人实施预防压力性损伤措施的注意事项。

2. 能够熟练地为老年人实施预防压力性损伤的措施。

3. 评估全面、准确，以老年人为中心，尊重体贴老年人，重视老年人主诉，工作认真细致，具有良好的沟通能力和严谨的工作态度。

【实训准备】

(一) 照护员自身评估与准备
着装整洁、指甲已修剪、洗净并温暖双手、戴口罩。

(二) 环境准备
环境干净整洁，光线适中，温湿度适宜，关闭门窗，必要时屏风遮挡。

(三) 物品准备
软枕数个、水盆盛 40~45 ℃温水、软毛巾、翻身记录单、笔、浴巾。

(四) 老人准备
老年人排空大小便，平卧于床上。

【实训过程】

(一) 核对解释，沟通评估
1. 携用物至床边，核对床号、姓名。

2. 告知老年人操作目的、方法、配合方法和注意事项。

3. 评估老年人躯体活动能力及上下肢肌力情况。

(二)协助老人翻身侧卧

1. 一手抬起老年人头部,另一手将枕头移至近侧。

2. 协助老年人双手交叉置于胸腹部,双腿屈曲,照护员双手分别扶住老年人肩部和髋部,协助老年人向近侧翻转为侧卧位。

3. 照护员双手环抱老年人臀部移至床中线处。

(三)放置软枕,检查受压部位

1. 在老年人胸前放置软枕。

2. 在老年人上侧腿膝盖内侧处放置软枕。

3. 检查仰卧位好发部位处的皮肤情况,如有压力性损伤,确认皮肤损伤程度及皮肤损伤面积。

(四)擦洗背臀部

1. 协助老年人脱衣,盖浴巾于老年人背上。

2. 照护员确认水温,一只手包裹温热毛巾,另一手打开老年人背部浴巾并反折铺于老年人背臀下。

3. 由腰骶部沿脊柱向上擦至肩颈部。

4. 螺旋向上擦洗一侧背部,用同样的方法擦洗另一侧背部。

5. 环形擦洗一侧臀部,用同样的方法擦洗另一侧臀部。

6. 用浴巾蘸干背臀部水分,协助老年人穿好上衣。

7. 在老年人背部放置软枕或楔形垫支撑后背。

(五)操作后的处置

1. 协助老年人取舒适体位,根据老年人的病情进行健康教育。

2. 整理床单元,使床单元无潮湿、平整干燥无皱褶,必要时拉起床栏。

3. 七步洗手、记录翻身时间、体位及皮肤情况,如有异常及时报告。

4. 整理用物。

(六)完成实训报告

【评价】

1. 操作方法规范、准确,动作轻柔、细致,无安全隐患,注意保护老年人隐私,老年人感觉舒适、满意。

2. 从学生实践主动性、操作技能、人文关怀与沟通礼仪等方面进行综合评价。

3. 在讨论过程中用学生自评、小组互评与教师评价相结合的方法。

4. 学生尊重、体贴老年人,与老年人沟通良好,体现整体护理观。

【注意事项】

1. 技能实施过程中防止照护员的手表、指甲划伤老人皮肤。定期修剪老人的指甲,防止自伤。便器等护理用具保持完好。

2. 技能实施过程中避免拖、拉、推等动作,以免擦伤皮肤,翻身时注意为老人保暖并防止坠床。

3. 防止局部长期受压,认真检查各体位受压皮肤的情况。对有头发遮挡的枕骨粗隆、耳部背面，应认真仔细检查。

实训五　助行器的使用与指导

让老年人使用助行器是协助老年人支撑体重、保持平衡、协助活动的一种照护方法。

【学时】

2 小时。

【实训目的】

1. 能够准确地复述助行器使用与指导的注意事项。

2. 能够熟练地指导老年人使用助行器。

3. 评估全面、准确，以老年人为中心，尊重体贴老年人，重视老年人主诉，工作认真细致，具有良好的沟通能力和严谨的工作态度。

【实训准备——四角拐杖使用与指导】

(一)照护员自身评估与准备

着装整洁、指甲已修剪、洗净双手、戴口罩。

(二)环境准备

环境干净整洁，宽敞平坦、光线明亮，无障碍物、无积水。

(三)物品准备

四角拐杖、安全腰带。

(四)老人准备

老年人穿宽松、合体衣裤，穿防滑鞋，排空大小便，坐在椅子上。

【实训过程——四角拐杖使用与指导】

(一)核对解释，沟通评估

1. 携用物至床边，核对床号、姓名。

2. 告知老年人操作目的、方法、配合方法和注意事项。

3. 评估老年人一般情况(如生命体征、意识及认知等)、老年人上下肢肌力情况、肢体活动情况、肌肉有无萎缩、关节有无僵硬等。

4. 评估老年人裤子的长度、鞋子的防滑性，以及老年人以往使用助行器的情况。

(二)检查助行器

1. 检查助行器。教老年人检查四角拐杖的手把、橡胶垫、调节高度的按钮是否完好。

2. 教老年人调节四角拐杖的高度。老年人身体直立握住手杖，手杖脚垫位于健侧脚小趾外侧 15 cm 处，手杖高度与股骨大转子处等高。

(三)讲解示范

1. 手杖置于老年人健侧肢体。

2. 三点步行。先伸出拐杖,再迈出患足,再迈出健足,反复进行。

3. 两点步行。伸出拐杖同时抬腿迈出患足,再迈出健足,反复进行。

4. 上台阶。先上健侧腿,再上手杖,再上患腿,反复进行。

5. 下台阶。先下拐杖,再下患腿,再下健腿,反复进行。

(四) 保护练习

1. 为老年人系好安全腰带,指导老年人身体直立,健侧手拿拐杖,拐杖放在健侧脚外侧 15 cm 处。

2. 照护员站在老年人患侧保护,一手托住老年人患侧手臂,一手抓住老年人背后的安全腰带。

3. 指导老年人三点式行走、两点式行走、上楼梯、下楼梯。

4. 行走过程中,注意观察老年人身体情况与行走的稳定性,道路有无障碍物或水渍。

(五) 操作后的处置

1. 协助老年人回到床上休息,取舒适卧位,询问老年人的主观感受。

2. 将拐杖放在老人触手可及的固定位置。

3. 七步洗手、记录老年人训练时间及训练情况。

(六) 完成实训报告

【实训准备——腋杖使用与指导】

(一) 照护员自身评估与准备

着装整洁、指甲已修剪、洗净双手、戴口罩。

(二) 环境准备

环境干净整洁,宽敞平坦、光线明亮,无障碍物、无积水。

(三) 物品准备

腋杖。

(四) 老人准备

老年人穿宽松、合体衣裤,穿防滑鞋,排空大小便,坐在椅子上。

【实训过程——腋杖使用与指导】

(一) 核对解释,沟通评估

1. 携用物至床边,核对床号、姓名。

2. 告知老年人操作目的、方法、配合方法和注意事项。

3. 评估老年人一般情况(如生命体征、意识及认知等)、老年人上下肢肌力情况、肢体活动情况、肌肉有无萎缩、关节有无僵硬等。

4. 评估老年人裤子的长度、鞋子的防滑性,以及老年人以往使用助行器的情况。

(二) 检查腋杖

1. 检查腋杖 教老年人检查腋杖的拐顶、把手、脚垫、把手调节按钮、高度调节按钮是否完好。

2. 教老年人调节腋杖的高度 老年人取站立位,腋杖底端应距离足跟外侧 15~20 cm,拐顶距腋窝 2~3 横指或老年人身高减去 40 cm 的长度为腋杖长度。股骨大转子的高度为把手的位置。

(三)讲解示范

1.站立　站立时双拐并到一起,立于患侧,嘱老年人一手握住双拐的把手,另一手撑住椅子,双手用力将身体撑起完成站立。接着,嘱老年人将一支拐杖交于健侧手中,双拐平行放置于身体两侧。

2.四点法　先向前移动患侧拐杖,接着迈出健侧下肢,再移动健侧拐杖,最后迈出患侧下肢,反复进行。

3.三点法　两侧拐杖一同向前,然后患侧下肢向前迈出,接着健侧下肢向前跟上患侧,反复进行。

4.两点法　向前移动患侧拐杖的同时迈出健侧下肢,向前移动健侧拐杖的同时迈出患侧下肢,反复进行。

5.上台阶　健侧下肢迈到台阶上,健侧下肢用力伸直,身体稍向前倾,同时将患侧下肢和双拐移到台阶上,反复进行。

6.下台阶　先把双拐放在下一级台阶上,接着将患侧下肢前移,双臂用力撑住双拐,健侧下肢移到下一级台阶,反复进行。

7.坐下　嘱老年人背向椅子,双拐并在一起,立于患侧,一手握住双拐把手,另一手撑住椅子扶手,身体重心转移到健侧下肢,缓慢坐下。

(四)保护练习

1.照护员站在老年人患侧保护。

2.指导老年人使用腋杖站立、四点法、三点法、两点法、上台阶、下台阶及坐下练习。

3.行走过程中,注意观察老年人身体情况与行走的稳定性,道路有无障碍物或水渍。

(五)操作后的处置

1.协助老年人回到床上休息,取舒适卧位,询问老年人的主观感受。

2.将腋杖放在老人触手可及的固定位置。

3.七步洗手、记录老年人训练时间及训练情况。

(六)完成实训报告

【实训准备——步行器使用与指导】

(一)照护员自身评估与准备
着装整洁、指甲已修剪、洗净双手、戴口罩。

(二)环境准备
环境干净整洁,宽敞平坦、光线明亮,无障碍物、无积水。

(三)物品准备
步行器。

(四)老人准备
老年人穿宽松、合体衣裤,穿防滑鞋,排空大小便,坐在椅子上。

【实训过程——步行器使用与指导】

(一)核对解释,沟通评估
1.携用物至床边,核对床号、姓名。

2. 告知老年人操作目的、方法、配合方法和注意事项。

3. 评估老年人一般情况(如生命体征、意识及认知等)、老年人上下肢肌力情况、肢体活动情况、肌肉有无萎缩、关节有无僵硬等。

4. 评估老年人裤子的长度、鞋子的防滑性,以及老年人以往使用助行器的情况。

(二)检查步行器

1. 检查步行器 教老年人检查步行器的框架是否牢固、四个脚是否有磨损、四个角高度是否相同、各卡槽固定是否完好。

2. 教老年人调节步行器的高度 将步行器置于老年人面前,人站在框中,左右两边包围保护,双上肢自然下垂,将把手高度调节至手腕高度。

(三)讲解示范

1. 四步法 健侧步行器向前移动一步,患侧下肢移动一步,接着患侧步行器向前移动一步,迈出健侧下肢,反复进行。

2. 三步法 将步行器调至框架结构,不能扭动。指导老人双手提起或挪动步行器向前一步,老年人双手支撑并握紧把手,患足向前迈出,健足向前跟上,反复进行。

(四)保护练习

1. 照护员站在老年人患侧保护。

2. 指导老年人使用四步法、三步法练习。

3. 行走过程中,注意观察老年人身体情况与行走的稳定性,道路有无障碍物或水渍。

(五)操作后的处置

1. 协助老年人回到床上休息,取舒适卧位,询问老年人的主观感受。

2. 将步行器放在老人触手可及的固定位置。

3. 七步洗手、记录老年人训练时间及训练情况。

(六)完成实训报告

【评价】

1. 操作规范、准确,无安全隐患,注意保护老年人,老年人感觉舒适、满意。

2. 从学生实践主动性、操作技能、人文关怀与沟通礼仪等方面进行综合评价。

3. 在讨论过程中用学生自评、小组互评与教师评价相结合的方法。

4. 学生尊重、体贴老年人,与老年人沟通良好,体现整体护理观。

【注意事项】

1. 行走过程中,保障老年人安全,避免跌倒。

2. 行走过程中,观察老年人有无劳累,询问感受,如果出现疲乏,立即休息,循序渐进地增加行走的活动量。

3. 行走中避免拉、拽老年人胳膊,以免造成老年人跌倒或骨折。

4. 观察并叮嘱老年人行走时应目视前方而不是看地面。

实训六　轮椅转运

　　轮椅转运是协助不能行走但能坐起的老年人进行室外活动,促进血液循环和体力恢复的一种照护方法。

【学时】

1学时。

【实训目的】

　　1.能够准确地复述为老年人实施轮椅转运的注意事项。

　　2.能够熟练地为老年人实施轮椅转运。

　　3.评估全面、准确,以老年人为中心,尊重体贴老年人,重视老年人主诉,工作认真细致,具有良好的沟通能力和严谨的工作态度。

【实训准备】

(一)照护员自身评估与准备

着装整洁、指甲已修剪、洗净双手、戴口罩。

(二)环境准备

环境干净整洁,宽敞平坦、光线明亮,无障碍物、无积水。

(三)物品准备

轮椅的轮胎气压充足、钢丝无断裂,刹车、刹闸制动良好,脚踏板翻动灵活、无松动,安全带性能良好,坐垫、靠背、手把完好,必要时备毛毯、别针、软枕。

(四)老人准备

老年人穿合体衣裤,排空大小便,平卧于床。

【实训过程】

(一)核对解释,沟通评估

　　1.核对老年人的床号、姓名。

　　2.告知老年人操作目的、方法、配合方法和注意事项。

　　3.评估老年人病情、一般情况(如生命体征、意识及认知等)、配合程度、老年人上下肢肌力情况、肢体活动情况、关节有无僵硬、皮肤有无压力性损伤及鞋子的防滑性等。

(二)安置轮椅并协助老人起床

　　1.将轮椅推至老年人患侧床旁,轮椅与老年人床尾呈30°~45°角,固定刹闸,确认脚踏板已翻起。天冷时可将毛毯平铺于轮椅上,两边展开,毛毯上端高过老人颈部15 cm。

　　2.协助老年人坐于床边,手掌支撑床面,双腿下垂,协助老年人穿鞋袜。

(三)协助上轮椅

　　1.照护员两脚前后分开,弓步站立,前脚膝关节的内侧抵住老年人健侧膝关节的外侧，嘱老年人将手放在照护员肩上。

2.照护员两手臂穿过老年人腋下，环抱其腰部并夹紧，两人身体靠近，照护员屈膝时嘱老年人抬臀，伸膝时同时站起，协助老年人站立，询问有无不适。

3.照护员以自己的身体为轴带动老年人一起转向轮椅，将老年人稳定地移至轮椅上。

4.照护员绕到轮椅后方，协助老年人身体向椅背后移动，老年人后背贴紧椅背坐稳。协助老年人调整为舒适体位，必要时垫坐垫及使用毛毯保暖。

5.放下脚踏板，将老年人脚放在脚踏板上，用束腰带保护老年人安全，松紧适宜。

（四）轮椅转运

1.推轮椅前，确认老年人是否坐好及身体无不适，天气寒冷时，注意保暖。

2.平地推轮椅时，照护员手握椅背把手平稳缓慢前进，避开不平的地面及障碍物。

3.上坡道时，照护员手握椅背把手，两臂保持屈曲，身体前倾，向上推行。下坡道时，采用倒退下坡的方法，嘱老年人抓稳轮椅扶手，身体靠近椅背，照护员确认无障碍物后，缓慢倒退而行。

4.进电梯时，照护员背向电梯门，轮椅以倒退方式进入电梯，进入电梯后刹车制动。出电梯时，确认电梯停稳，松开车闸，轮椅以倒退方式出电梯。

（五）协助下轮椅

1.将轮椅与床尾呈 $30° \sim 45°$ 角，刹闸制动，协助老年人双脚平稳踏在地面上，向上翻起脚踏板，打开安全带，解开毛毯。

2.照护员两脚前后分开，弓步站立，前脚膝关节的内侧抵住老年人健侧膝关节的外侧，嘱老年人将手放在照护员肩上。

3.照护员两手臂穿过老年人腋下，环抱其腰部并夹紧，两人身体靠近，照护员屈膝时嘱老年人抬臀，伸膝时同时站起，协助老年人站立，询问有无不适。

4.照护员以自己的身体为轴带动老年人一起转向床前，将老年人稳定地移向床边并坐在床上。

5.协助老年人脱鞋袜，上床休息。

（六）操作后的处置

1.协助老年人取舒适卧位，整理床单元，必要时拉起床栏。

2.轮椅推到固定存放处，收起轮椅并刹车制动。

3.七步洗手、记录老年人活动时间、活动情况及轮椅使用情况。

（七）完成实训报告

【评价】

1.操作规范、准确，动作轻稳、无安全隐患，老年人感觉舒适、满意。

2.从学生实践主动性、操作技能、人文关怀与沟通礼仪等方面进行综合评价。

3.在讨论过程中用学生自评、小组互评与教师评价相结合的方法。

4.学生尊重、体贴老年人，与老年人沟通良好，体现整体护理观。

【注意事项】

1.根据室外温度适当增加衣服或毛毯，以免老年人着凉。

2.老年人每次乘坐轮椅的时间不可过长，每隔30 min要协助老年人站立或适当变换体位，避免臀部长期受压造成压力性损伤。

3.轮椅推行过程平稳匀速，遇到障碍物或拐弯处，应提前告知老年人并提示，保证老人安全舒适，并随时观察老年人病情变化。

4.进出门或遇到障碍物时，勿用轮椅撞门或障碍物。

实训七　跌倒的预防与处理

跌倒是老年人常见的日常损伤之一，老年人跌倒可能导致不同程度与不同类型的损伤，如出血，摔伤所致的擦伤、挫伤、扭伤、骨折等，应尽快判断损伤的情况并及时采取紧急处理措施。

【学时】

1学时。

【实训目的】

1.能够准确地复述预防老年人跌倒的要点。

2.能够准确地复述老年人跌倒处理的注意事项。

3.能够熟练地处理跌倒时的老年人。

4.评估全面、准确，以老年人为中心，尊重体贴老年人，重视老年人主诉，工作认真细致，具有良好的沟通能力和严谨的工作态度。

【实训准备】

(一)照护员自身评估与准备

着装整洁、指甲已修剪、洗净双手。

(二)环境准备

环境干净整洁，光线适宜。

【实训过程——意识清楚老年人】

(一)沟通评估

1.发现老年人跌倒，评估环境是否安全，确认环境安全后快速来到老年人身边，安慰并给予心理支持。

2.评估老年人意识、性别、年龄、身体状况、是否能够坐起或站立。

(二)意识清楚者救助

1.询问老年人跌倒情况及对跌倒过程有无记忆，如不能记起或出现头痛等情况，可能为晕厥或颅脑损伤等意外，立即拨打急救电话。

2.有外伤、出血者，立即止血、包扎并护送老年人就医。

3.检查有无腰、背部疼痛，双腿活动异常或感觉异常等提示腰椎损害的情形，若有或无法判断,应立即拨打急救电话。

4.查看有无肢体疼痛、畸形、关节异常、肢体位置异常等提示骨折的情形,若有或无法判断,不要随意搬动,以免二次损伤,应立即拨打急救电话。

5.对皮肤出现瘀斑、肿胀者进行局部冷敷,消除肿胀。

【实训过程——意识不清楚老年人】

(一)沟通评估
1.发现老年人跌倒,快速来到老年人身边。
2.评估老年人意识、性别、年龄、身体状况。

(二)意识不清楚者救助
1.指定周边人员拨打急救电话。
2.有呕吐者,头偏向一侧,清理口鼻分泌物。
3.对心跳呼吸骤停者,立即行心肺复苏术。
4.如需搬动,谨慎搬动,保证平稳。

(三)操作后的处置
1.询问老年人有无不适,测量生命体征。
2.协助老年人休息,取舒适卧位,整理床单元。
3.七步洗手、记录老年人跌倒时间、原因及实施救助过程。

(四)完成实训报告

【评价】

1.操作规范、准确,动作轻柔、细致,无安全隐患。
2.从学生实践主动性、操作技能、人文关怀与沟通礼仪等方面进行综合评价。
3.在讨论过程中用学生自评、小组互评与教师评价相结合的方法。
4.学生尊重、体贴老年人,与老年人沟通良好,体现整体护理观。

【注意事项】

1.老年人跌倒后不要急于扶起,要先判断意识,再酌情处理。
2.老年人跌倒后意识不清或虽意识清醒,但经判断情况较严重,应立即拨打急救电话。
3.救护过程中随时观察老年人的意识状态,识别异常情况及时报告,酌情处理。
4.不要随意扶起或搬动老年人,若需搬动,保证平稳,尽量平卧休息。

【老年人预防跌倒的风险防范】

(一)心理护理
通过教育,使老年人了解自身的健康状况和活动能力,克服不服老、不愿麻烦别人的心理,在需要帮助时主动向他人求助,以减少跌倒的发生。

(二)环境安全
对于衰弱或行动不便的老年人,应做到床单元设置合理,确保地面干燥,灯光照明适宜，走廊两侧及厕所安有扶手，浴室放置防滑垫，过道上不堆积杂物，夜间有必要的照明，安装必要的报警和监控设备。此外，将热水瓶、鞋子、便器等常用物品摆放在方便老年人使用的位置。

(三)穿着安全

衣、裤、鞋要合适，不穿过长、过宽会绊脚的长裤或长裙；走动时尽量不穿拖鞋；穿脱鞋、裤、袜时坐着进行。

(四)活动安全

走动前先站稳再起步，变换体位时(如便后起身、上下床、低头弯腰捡物、转身、上下楼梯等)动作要慢。日常生活起居做到"3 个 30 秒"(醒后 30 秒再起床，起床 30 秒再站立，站立 30 秒再行走)。避免从事重体力劳动和危险性活动，避免过度劳累，不要在人多的地方走动。老年人一旦出现不适症状应马上就近坐下或由他人搀扶卧床休息。

活动不便的老年人，可使用安全的辅助工具如轮椅、助行器等；有感知障碍者，可佩戴老视镜或助听器。

(五)运动锻炼

规律的运动锻炼(特别是平衡训练)可减少 10% 的跌倒发生率。运动锻炼的形式可根据老年人的年龄、活动能力、个人兴趣进行选择，如散步、慢跑、太极拳、平衡操、运动操等。

(六)重视相关疾病的防治

积极防治可诱发跌倒的疾病，如控制高血压、心律失常和癫痫发作等，以减少和防止跌倒的发生。

(七)合理用药

避免给老年人使用易引起跌倒的药物，若必须使用，用药前做好宣传教育和健康教育。如告诉服用镇静催眠药的老年人未完全清醒时不要下床；服用降压药的老年人，更换体位前要确认身体无不适。

实训八　异物卡喉的预防处理

异物卡喉的处理是为异物阻塞气道的老人解除梗阻的一种照护方法。

【学时】

1 学时。

【实训目的】

1.能够准确地复述老年人异物卡喉的常见原因及预防措施。

2.能够准确地复述为老年人进行异物卡喉处理的注意事项。

3.能够熟练地为老年人进行异物卡喉的处理。

4.评估全面、准确，以老年人为中心，尊重体贴老年人，工作认真细致具有良好的沟通能力和严谨的工作态度。

【实训准备】

(一)照护员自身评估与准备

着装整洁、指甲已修剪、洗净双手。

(二)环境准备

环境干净整洁,光线明亮。

【实训过程——清醒老年人】

(一)判断评估

1. 根据老年人表现,快速来到老年人身旁。

2. 评估老年人气道梗阻情况,有无意识不清,身体情况及是否能够站起。

3. 询问老年人原因,确认异物卡喉。

4. 大声呼喊他人帮助。

(二)实施救助

1. 对于气道部分梗阻,意识清醒的老年人,应鼓励其咳出堵塞物,因为咳嗽比任何冲击法有效。如果咳嗽力度越来越差或不能发声,立即用海姆立克急救法进行急救。

2. 协助老年人取立位,双腿张开,弯腰、头低于胸部水平位置。

3. 照护员双脚前后分开站在老年人身后,双臂从老年人腋下穿过,双手臂环抱老年人腰部。

4. 照护员一手握拳,拳头拇指的掌指关节突出点顶住老年人腹部正中线脐上两横指处。另一手紧握握拳之手,向内、向上快速用力冲击,迫使异物冲出气管。

5. 反复实施,直至堵塞物排出为止。

(三)操作后的处置

1. 询问老年人有无不适,测量生命体征,检查有无并发症。

2. 协助老年人休息,整理床单元。

3. 七步洗手、记录老年人异物堵塞时间、堵塞情况及实施救助过程。

(四)完成实训报告

【实训过程——意识不清老年人】

(一)判断评估

1. 根据老年人表现,快速来到老年人身旁。

2. 评估老年人气道梗阻情况,有无意识不清,身体情况及是否能够站起。

3. 大声呼喊他人帮助。

(二)实施救助

1. 协助老年人就地仰卧,头偏向一侧。

2. 照护员两腿分开骑跨在老年人大腿外侧。

3. 照护员双手叠放,掌根顶住腹部(脐上方),连续快速向内、向上冲击,反复实施,直至堵塞物排出为止。

4. 清理口腔异物。解除气道异物梗阻的过程中若出现心搏骤停,应立即行心肺复苏术。

(三)操作后的处置

1. 询问老年人有无不适，测量生命体征，检查有无并发症。

2. 协助老年人休息，整理床单元。

3. 七步洗手、记录老年人异物堵塞时间、堵塞情况及实施救助过程。

(四)完成实训报告

【评价】

1. 操作方法规范、准确。

2. 从学生实践主动性、操作技能、人文关怀与沟通礼仪等方面进行综合评价。

3. 在讨论过程中应用学生自评、小组互评与教师评价相结合的方法。

4. 学生尊重、体贴老年人，体现急救意识。

【注意事项】

1. 老年人发生异物卡喉时应就地抢救，分秒必争。

2. 解除气道异物梗阻的过程中若出现心搏骤停，应立即行心肺复苏术。

【异物卡喉的常见原因及预防措施】

(一)吞咽功能较差

吞咽功能较差的老年人，如精神障碍老年人或中重度 AD、脑损伤等患有脑部疾病老年人，脑血管意外有吞咽障碍者，其吞咽肌运动不协调而使食物卡住咽喉甚至误入气管。

预防要点：精神障碍或中重度 AD 老年人进食时注意观察、加强管理，避免抢食与暴食。吞咽障碍者进食时随时提醒其细嚼慢咽；对不能自行进食者，小口喂食，必须确认上一口已经完全咽下才能喂下一口，切不可操之过急。吞咽障碍者应尽量避免进食汤圆、水饺、年糕等滑溜或黏性糯米粉制作的食物，宜进食糊状食物以利于吞咽。

(二)进食时的不当活动

哭闹、讲话、嬉笑时进食，尤其是进食瓜子、花生米、豆类、坚果、糖块、果冻等食物时，异物容易通过开放的会厌软骨处滑入喉头甚至气管。

预防要点：避免进食时说笑、哭闹、走路、玩耍或做其他运动，不要口含小、圆、滑的物品，如硬币、小球、纽扣、橡皮、笔帽等，有认知障碍的老年人尤应注意。

（莫全娜）

参考文献

[1] 胡秀英, 肖惠敏. 老年护理学[M]. 5版. 北京：人民卫生出版社, 2022.

[2] 张小燕, 刘军英. 老年护理[M]. 4版. 北京：人民卫生出版社, 2022.

[3] 王建业. 老年医学[M]. 北京：人民卫生出版社, 2021.

[4] 刘晓红, 陈彪. 老年医学[M]. 3版. 北京：人民卫生出版社, 2020.

[5] 中国营养学会. 中国居民膳食营养素参考摄入量（2023）[M]. 北京：人民卫生出版社, 2023.

[6] 中国营养学会. 中国居民膳食指南（2022）[M]. 北京：人民卫生出版社, 2022.

[7] 陈静, 息淑娟. 老年保健[M]. 2版. 北京：人民卫生出版社, 2022.

[8] 赵丽萍, 何桂香. 老年护理学[M]. 长沙：湖南科技出版社, 2022.

[9] 张孟喜, 何桂香, 李艳群. 老年护理学：老年综合征的评估与照护[M]. 长沙：中南大学出版社, 2020.

[10] 谌永毅, 杨辉. 安宁疗护[M]. 北京：人民卫生出版社, 2023.

[11] 黄金. 老年护理学[M]. 北京：高等教育出版社, 2020.

[12] 龙艳芳. 老年人安宁疗护技术规范[M]. 长沙：中南大学出版社, 2023.

[13] 朱霖. 老年人健康管理实务[M]. 北京：人民卫生出版社, 2022.

[14] 吴丽, 李希科. 老年护理[M]. 北京：科学出版社, 2023.

[15] 杨莘, 程云. 老年专科护理[M]. 北京：人民卫生出版社, 2019.

[16] 冯晓丽, 李勇. 老年照护[M]. 北京：中国人口出版社, 2022.

[17] 辛胜利, 霍春暖, 屠其雷. 养老护理员（初级）[M]. 北京：中国劳动社会保障出版社, 2023.

[18] 杨琼, 钱耀荣, 高希海. 老年照护[M]. 上海：同济大学出版社, 2020.

[19] 陈云飞, 赵卿. 护理学基础[M]. 北京：人民卫生出版社, 2021.

[20] 林宝. 完善养老保障与服务体系积极应对人口老龄化[J]. 中国人口科学, 2023, 37(4)：14-18.

[21] 和明杰. 中国与世界人口老龄化进程及展望对比研究[J]. 老龄科学研究, 2023, 12(11)：37-45.

[22] 孙超, 奚桓, 张洁, 等. 老年综合评估门诊建设中国专家共识[J]. 中华老年医学杂志, 2023, 42(6)：656-663.

[23] 施红, 赵烨婧, 邓琳子. 老年综合评估的临床意义与应用进展[J]. 中国心血管杂志, 2021, 26(5)：413-417.

[24] 李婉玲，王玫，郭玉丽，等.老年人健康综合评估理念及其工具应用研究进展[J].护理研究，2023，37(13)：2359-2364.

[25] 周海燕，黄珍霞，彭琴，等.老年综合评估在老年慢性病患者健康管理中的应用研究[J].实用预防医学，2023，30(7)：853-856.

[26] 李慧芳，杨贵荣，杨长春.老年综合征及老年综合评估应用进展[J].中国全科医学，2020，23(8)：993-998.

[27] 民政部社会事务司.民政部发布《中国康复辅助器具目录(2023年版)》[J].中国民政，2023(24)：43-44.

[28] 国家重点研发项目(2018YFC2002400)课题组，中国老年医学学会医养结合促进委员会.高龄老年共病患者多重用药安全性管理专家共识[J].中华保健医学杂志，2021，23(5)：548-554.

[29] 李荔，李莎，卫芸，等.社区老年人多重用药率及其相关因素的系统综述[J].中国全科医学，2021，24(25)：3161-3170.

[30] 国家重点研发计划项目(YFC、YFC)课题组，中国老年医学学会医养结合促进委员会.医养结合机构老年共病患者安全用药专家共识[J].中华保健医学杂志，2021，23(6)：561-568.

[31] 殷颖，张娴.养老机构老年人用药安全管理的研究进展[J].全科护理，2023，21(34)：4804-4808.

[32] 程婷，涂惠，郭婷，等.老年患者多重用药管理的最佳证据总结[J].中华护理教育，2023，20(2)：217-222.

[33] 文皓，汪世秀，吕静，等.老年慢性病患者医院-家庭过渡期安全用药管理的研究进展[J].护理学杂志，2023，38(19)：117-121.

[34] 周婷婷，谢莉玲，孙文静，等.社区慢性病患者安全用药管理研究进展[J].护理研究，2021，35(20)：3673-3676.

[35] 张明月，徐红.粪菌移植在老年慢性便秘中的应用现状[J].中国老年学杂志，2023，43(22)：5615-5619.

[36] 陈旭娇，严静，王建业，等.老年综合评估技术应用中国专家共识[J].中华老年医学杂志，2017，36(5)：471-477.

[37] 卢翠莲，张慧，符雪彩，等.老年住院患者慢性疾病和老年综合征患病情况分析[J].中华老年医学杂志，2019，38(8)：913-916.

[38] 刘丹，陈洋，陈莉，等.行走中的安宁疗护——基于巡诊服务的安宁共照模式在三级医院的实践探索[J].军事护理，2024，41(2)：102-105.

[39] 郭俊晨，许湘华，刘超毅，等.安宁疗护患者远程居家照护方案的构建及初步应用[J].中华护理杂志，2024，59(5)：517-525.

[40] 刘畅，韦华.家庭资源与慢性病管理效果研究综述[J].中国老年保健医学，2022，20(6)：115-118.

[41] 中华人民共和国国务院办公厅.国务院办公厅关于印发中国防治慢性病中长期规划(2017—2025年)的通知[J].青海政报，2017(3)：17-23.

[42] 朱璇，陈爱云.国外经典慢性病管理模式对我国慢性病管理的启示[J].中国全科医学，2023，26(1)：21-26.

［43］孙鹃娟.健康老龄化视域下的老年照护服务体系：理论探讨与制度构想［J］.华中科技大学学报（社
      会科学版），2021，35（5）：1-8，42.

［44］谢立黎，安瑞霞，汪斌.发达国家老年照护体系的比较分析——以美国、日本、德国为例［J］.社会建
      设，2019，6（4）：32-40.

［45］韩辉武，雷雨洁，卓红霞，等.老年人药物相关性跌倒预防与管理的证据总结［J］.中国护理管理，
      2024，24（3）：336-341.

［46］吴延，王广玲，聂作婷，等.2022年版《世界指南：老年人跌倒的预防与管理》解读［J］.中国全科医
      学，2023，26（10）：1159-1163，1171.

［47］王雪菲，宗小燕，莫永珍.《跌倒预防：社区老年人的风险评估与管理指南（2021）》跌倒风险评估解
      读［J］.实用老年医学，2022，36（11）：1185-1188.

［48］王芳，苏静，孙菲菲，等.老年慢性病患者健康自我管理能力现状及影响因素［J］.山东第一医科大
      学（山东省医学科学院）学报，2023，44（8）：587-591.

［49］唐星，黄文杰，李秀满，等.老年慢性病患者自我健康管理能力调查分析［J］.中国老年保健医学，
      2022，20（4）：83-85.

［50］唐钧.长期照护险关注老年基本需求［J］.中国人力资源社会保障，2024，（2）：56.

［51］孙燕明.《中国老年人膳食指南（2022）》发布［J］.食品界，2023，（2）：28-30.

［52］周炎振.社区老年人养老模式选择意愿及照护需求研究［D］.浙江理工大学，2023.

［53］谢微，于跃.我国医养结合养老模式合作机制构建及其优化路径研究［J］.行政论坛，2022，29（6）：
      150-156.

［54］薛原，陈程.江苏省社区居家养老现状、问题与发展建议［J］.市场周刊，2022，35（11）：1-4.

［55］谢纯青，张耀文，张科，等.不同增稠剂对口咽期吞咽障碍患者渗漏误吸的影响［J］.中国康复医学
      杂志，2020，35（3）：283-287.

［56］王如蜜.成人吞咽障碍临床吞咽评估指导手册［M］.北京：北京科学技术出版社，2018.

［57］窦祖林.吞咽障碍评估与治疗［M］.北京：人民卫生出版社，2017.

［58］中国老年医学学会营养与食品安全分会，中国循证医学中心，《中国循证医学杂志》编辑委员会，
      《Journal of Evidence-Based Medicine》编辑委员会.老年吞咽障碍患者家庭营养管理中国专家共识
      （2018版）［J］.中国循证医学杂志，2018，18（6）：547-559.

［59］曹艳菊，冯瑞娟，牛丽君，等.北京市军队离退休老年人吞咽障碍患病率及相关因素分析［J］.中华
      老年心脑血管病杂志，2023，25（3）：286-288.

［60］刘雅鑫，蒋运兰，黄孝星，等.中国老年人吞咽障碍患病率的Meta分析［J］.中国全科医学，2023，
      26（12）：1496-1502+1512.

［61］Heissel A，Heinen D，Brokmeier L L，et al. Exercise as medicine for depressive symptoms：A systematic
      review and meta-analysis with meta-regression［J］.Br J Sports Med，2023，57（16）：1049-1057.

［62］Pellasa J，Damberga M. Accuracy in detecting major depressive episodes in older adults using the Swedish
      versions of the GDS-15 and PHQ-9［J］.Upsala Journal of Medical Sciences，2021，20：126.

［63］Richards D，Ekers D，McMillan D，et al. Cost and Outcome of Behavioural Activation versus Cognitive

Behavioural Therapy for Depression (COBRA): a randomised, controlled, non-inferiority trial[J]. Lancet, 2016, 388(10047): 871-880.

[64] Teo H R, Cheng H W, Cheng J L, et al. Global prevalence of social isolation among community-dwelling older adults: a systematic review and meta-analysis[J]. Arch Gerontol Geriatr, 2023, 107: 104904.

[65] 中国医师协会疼痛科医师分会, 中华医学会疼痛学分会, 国家疼痛专业医疗质量控制中心, 北京市疼痛治疗质量控制和改进中心. 癌症相关性疼痛评估中国专家共识(2023版)[J]. 中国疼痛医学杂志, 2023(12): 881-886.

[66] 吴大胜, 陶蔚, 朱谦. 神经病理性疼痛评估与管理中国指南(2024版)[J]. 中国疼痛医学杂志, 2024, 30(1): 5-14.

[67] 纤维肌痛临床诊疗中国专家共识编写组. 纤维肌痛临床诊疗中国专家共识[J]. 中国疼痛医学杂志, 2021, 27(10): 721-727.

[68] 中国老年保健医学研究会老年疼痛疾病分会. 老年骨质疏松性疼痛诊疗与管理中国专家共识(2024版)[J]. 中国疼痛医学杂志, 2024, 30(4): 241-250.

[69] 吕岩, 程志祥. 中国慢性创伤后疼痛诊疗指南(2023版)[J]. 全科医学临床与教育, 2023, 21(11): 964-967.

[70] 高静, 杨雪, 李龙心, 等. 全球领导人营养不良倡议(GLIM)标准在老年人群营养不良诊断中的应用[J]. 实用老年医学, 2023, 37(3): 295-299.

[71] 中国老年护理联盟, 中南大学湘雅护理学院(中南大学湘雅泛海健康管理研究院), 中南大学湘雅医院(国家老年疾病临床医学研究中心), 北京医院(国家老年医学中心、国家老年疾病临床医学研究中心). 营养不良老年人非药物干预临床实践指南[J]. 中国全科医学, 2023, 26(17): 2055-2069.

[72] 贾珊珊, 张坚. WS/T 552—2017《老年人营养不良风险评估》标准解读[J]. 中国卫生标准管理, 2018, 9(9): 1-2.

[73] Zhu M, Wei J, Chen W, et al. Nutritional risk and nutritional status at admission and discharge among chinese hospitalized patients: a prospective, nationwide, multicenter study[J]. J Am Coll Nutr, 2017, 36(5): 357-363.

[74] 郁阿翠, 陈喜, 杨萌娜, 等. 老年人营养不良状况及影响因素分析[J]. 实用老年医学, 2022, 36(8): 822-826+832.

[75] Schuetz P, Seres D, Lobo D N, et al. Management of disease-related malnutrition for patients being treated in hospital[J]. Lancet, 2021, 398(10314): 1927-1938.

[76] 中华医学会老年医学分会, 《中华老年医学杂志》编辑委员会. 中国老年衰弱相关内分泌激素管理临床实践指南(2023)[J]. 中华老年医学杂志, 2023, 42(2): 121-143.

[77] O'Caoimh R, Sezgin D, O'Donovan M R, et al. Prevalence of frailty in 62 countries across the world: a systematic review and meta-analysis of population-level studies[J]. Age and Ageing, 2021, 50(1): 96-104.

[78] Ki S, Yun J H, Lee Y, et al. Development of Guidelines on the Primary Prevention of Frailty in Community-Dwelling Older Adults[J]. Annals of Geriatric Medicine and Research, 2021, 25(4):

237-244.

［79］Gosselink R. Appraisal of Clinical Practice Guideline：Physical Frailty：ICFSR International Clinical Practice Guidelines for Identification and Management［J］. Journal of Physiotherapy, 2022, 68（1）：75-75.

［80］Izquierdo M, Merchant R A, Morley J E, et al. International Exercise Recommendations in Older Adults（ICFSR）：Expert Consensus Guidelines［J］. Journal of Nutrition Health & Aging, 2021, 25（7）：824-853.

［81］中华医学会老年医学分会. 老年人衰弱预防中国专家共识（2022）［J］. 中华老年医学杂志, 2022, 41（5）：503-511.

［82］黄健, 张旭. 中国泌尿外科和男科疾病诊断治疗指南2022版［M］. 北京：科学出版社, 2022.

［83］中华医学会泌尿外科学分会尿控学组. 男性压力性尿失禁诊断与治疗中国专家共识［J］. 中华泌尿外科杂志, 2022, 43（9）：641-645.

［84］张竞, 张艳艳, 张杨. 老年尿失禁患者康复诊疗技术新进展［J］. 实用老年医学, 2023（1）：22-25.

［85］中国老年医学学会睡眠医学分会. 老年睡眠呼吸暂停综合征诊断评估专家共识［J］. 中国全科医学, 2022, 25（11）：1283-1239.

［86］中国医师协会神经内科医师分会睡眠障碍专业委员会, 中国睡眠研究会睡眠障碍专业委员会, 中华医学会神经病学分会睡眠障碍学组. 中国成人多导睡眠监测技术操作规范及临床应用专家共识［J］. 中华医学杂志, 2018, 98（47）：3825-3831.

［87］Garcia-Borreguero D, Cano-Pumarega I. New concepts in the management of restless legs syndrome［J］. BMJ, 2017, 356：j104.

［88］中国老年学和老年医学学会. 老年慢性失眠慢病管理指南［J］. 中西医结合研究, 2023, 15（5）：311-324.